Philipp Teichfischer / Eva Brinkschulte (Hg.)

Johann Lukas Schönlein (1793–1864): Unveröffentlichte Briefe

Philipp Teichfischer / Eva Brinkschulte (Hg.)

Johann Lukas Schönlein (1793–1864): Unveröffentlichte Briefe

Zum 150. Todestag

Franz Steiner Verlag

Gedruckt mit freundlicher Unterstützung des Ärztlichen Kreisverbands Bamberg

Ärztlicher
Kreisverband
Bamberg

Umschlagabbildung:
Johann Lukas Schönlein. J. Seib, Photograph, Frankfurt a.M., ca. 1860
Staatsbibliothek Bamberg, V Ad 143

Bibliografische Information der Deutschen Nationalbibliothek:
Die Deutsche Nationalbibliothek verzeichnet diese Publikation in der Deutschen Nationalbibliografie; detaillierte bibliografische Daten sind im Internet über <http://dnb.d-nb.de> abrufbar.

Druck: Hubert & Co., Göttingen
Gedruckt auf säurefreiem, alterungsbeständigem Papier.
Printed in Germany.
ISBN 978-3-515-10856-0 (Print)
ISBN 978-3-505-10859-1 (E-Book)

INHALT

DANKSAGUNG

Unser Dank gilt zunächst Frau Ursula Hummel (Alfeld/Leine), die uns bei der Transkription vieler Schönlein-Briefe eine große Hilfe war. Des Weiteren möchten wir uns bei Frau Prof. Dr. Marion Maria Ruisinger (Universität Erlangen; Deutsches Medizinhistorisches Museum Ingolstadt), Herrn Dr. Albert Borchardt (Deutsches Apotheken-Museum Heidelberg) und Frau Anne Roestel (Deutsches Apotheken-Museum Heidelberg) für Ihre Unterstützung bei der Auflösung der Schönleinschen Rezepte bedanken. Großer Dank gilt außerdem Frau Gertrud Döllner aus Bamberg, deren Expertise zur Bamberger Geschichte an einigen Stellen sehr hilfreich war und die die Briefe von Schönlein an Dionysius Linder transkribiert hat. Weiterhin soll hier dankend Herr Prof. Dr. Bernhard Schemmel (Universität Bamberg) Erwähnung finden, der wertvolle Hinweise zum Verbleib von Schönlein-Briefen geben konnte und vor Ort Recherchen für uns durchgeführt hat. Unser Dank gebührt ebenfalls Herrn Prof. Dr. Wolfgang Schramm (Universität Warschau), der die Endkorrektur besorgt hat. Namentlich nicht erwähnt werden hier die zahlreichen weiteren Helfer aus den verschiedensten Archiven und Bibliotheken, die uns bei unseren Recherchen unterstützt haben und denen ebenfalls unser größter Dank gilt. Gedankt sei hier namentlich folgenden Institutionen für die Genehmigung des Abdrucks von Schönlein-Briefen als Faksimile in der Buchmitte: Naturkundemuseum Bamberg, Staatsbibliothek zu Berlin – Preußischer Kulturbesitz, University of Chicago Library, Jagiellonen Bibliothek Krakau, Bayerisches Hauptstaatsarchiv München und Zentralbibliothek Zürich.

Für die generöse finanzielle Unterstützung möchten wir uns zudem herzlichst beim Ärztlichen Kreisverband Bamberg bedanken.

VORWORT

Den Anstoß für die erneute Beschäftigung mit Johann Lukas Schönlein – und somit einen der Ausgangspunkte für die vorliegende Briefedition – gab die Übergabe des Nachlasses von Heinz P.R. Seeliger (1920–1927) durch die *Deutschsprachige Mykologische Gesellschaft* (*DMykG*) an das Magdeburger Institut für Geschichte, Ethik und Theorie der Medizin im Jahr 2010. Die Initiative wurde besonders durch Dr. Ulrike Brunnmüller und Prof. Dr. Herbert Hof befördert – ihnen gilt unser besonderer Dank. Heinz P.R. Seeliger, der ab 1963 den Lehrstuhl für Hygiene und Mikrobiologie inne hatte und Direktor des Instituts an der Universität Würzburg war, gilt als einer der Pioniere der klinischen Mykologie in Deutschland. Er war von 1971–1975 Vizepräsident der *International Society for Human and Animal Mycology* (*ISHAM*) und von 1978–1982 Präsident der *International Union of Microbiological Societies* (*IUMS*). Seeliger war aber zudem ein medizinhistorisch interessierter Mensch und hatte ein besonderes Interesse an der historischen Bearbeitung des Verhältnisses von Johann Lukas Schönlein und Robert Remak und an ihren Arbeiten zur frühen Mykologie in Deutschland.

Bei der Durchsicht und Aufarbeitung von Seeligers Korrespondenz ließen sich seine Bemühungen um verschiedene anlässlich von Tagungen und Kongressen in Würzburg und Bamberg initiierter Ausstellungsprojekte dokumentieren. Seine Anfragen bei verschiedenen Stadt-, Staats- und Universitätsarchiven lieferten auch einige Faksimile und Transkriptionen von Autographen der beiden Mediziner.

Diese Ausgangspunkte führten zu weiteren Projekten – so z.B. zu einem Beitrag „History of medical Mycology in Berlin in 19th Century“ auf dem internationalen Kongress der ISHAM 2012 in Berlin und dem Aufsatz „*Nachlassgeschichten* – über den Schönlein-Biographen Erich Ebstein (1880–1931) und die Wiederentdeckung eines Teils des Schönlein-Nachlasses“. Die sich daran anschließende systematische Suche nach erhaltenen Autographen und deren Erfassung und Transkription in einer Datenbank bilden die Basis der vorliegenden Edition unveröffentlichter Briefe von Johann Lukas Schönlein.

Eva Brinkschulte und Philipp Teichfischer
Hamburg/Magdeburg im Juni 2014

EINFÜHRUNG

SCHÖNLEINS AKADEMISCHER WERDEGANG

Schönlein wurde am 30. November 1793 als Sohn eines Seilermeisters im bayerischen Bamberg geboren. Er studierte von 1811 bis 1816 zunächst in Landshut und ab November 1813 in Würzburg Medizin. Im Jahr 1816 promovierte er bei dem Physiologen und Anatomen Ignaz Döllinger (1770–1841) mit der Dissertation: „Von der Hirnmetamorphose“.[1] Im Sommersemester 1818 nahm Schönlein nach erfolgreicher Habilitation für pathologische Anatomie (1817) seine Lehrtätigkeit als Privatdozent an der Würzburger medizinischen Fakultät auf. 1819 wurde er zum außerordentlichen Professor für spezielle Pathologie und Therapie ernannt und übernahm zugleich die provisorische Leitung des Juliusspitals, eines der modernsten Krankenhäuser im damaligen Deutschland.[2] Schnell wurde Schönlein für seinen klinischen Unterricht bekannt, in den er viele für den deutschsprachigen Raum neuartige Methoden, wie Auskultation und Perkussion sowie chemische und mikroskopische Blut-, Urin- und Stuhluntersuchungen, einführte. 1824 wurde er zum ordentlichen Professor und offiziellen Leiter des Juliusspitals berufen.

Im Zuge der sog. Demagogenverfolgung nach dem Hambacher Fest (27.5.–1.6.1832) geriet Schönlein ins Visier der bayerischen Justiz und wurde im Herbst 1832 seiner Stelle als akademischer Lehrer und Klinikdirektor enthoben.[3] Daraufhin ging er im Frühjahr 1833 an die neugegründete Universität Zürich, an der ihm die ordentliche Professur für spezielle Pathologie und Therapie übertragen wurde. In Zürich wurde er zugleich erster Dekan der medizinischen Fakultät, Leiter des Züricher Kantonsspitals und im November 1833 Mitglied des Züricher Gesundheitsrates.

Als Ende der 1830er Jahre reaktionäre Kräfte die Oberhand im liberalen Zürich zu gewinnen drohten, wodurch auch die Existenz der Universität gefährdet schien, orientierte sich Schönlein wieder in Richtung Deutschland. 1839 bekam er einen Ruf als ordentlicher Professor für Pathologie und Therapie an die Friedrich-Wilhelms-Universität Berlin, dem er zum Sommersemester 1840 folgte. Gleichzeitig wurde er zum Direktor der inneren medizinischen Klinik an der Charité und zum Vortragenden Rat im preußischen Kultusministerium ernannt. 1841 stieg er zum zweiten Leibarzt des preußischen Königs Friedrich Wilhelm

1 Schönlein 1816.

2 Bleker et al. 1995.

3 Schönlein wurde seiner Stelle als Universitätslehrer und Leiter des Juliusspitals enthoben, aber nicht aus dem bayerischen Staatsdienst entlassen, sondern als Medizinalrat nach Passau versetzt – Caspary 1972, S. 51 ff. Um seine Entlassung bat er dann angesichts der erfolgten Berufung nach Zürich am 25.1.1833 selbst – vgl. hierzu in dieser Edition Brief Nr. 11, S. 75.

IV. (1795–1861) und zum Obermedizinalrat auf. Nach dem Tod von Johann Wilhelm von Wiebel (1767–1847) wurde Schönlein erster Leibarzt des Königs. Im gleichen Jahr wurde er Leiter der königlichen Hofapotheke und schließlich 1857 Wirklicher Geheimer Obermedizinalrat. 1859 schied Schönlein aus seinen Dienstverhältnissen aus und kehrte im selben Jahr in seine Heimatstadt Bamberg zurück, wo er am 23. Januar 1864 starb.

SCHÖNLEINS BRIEFE

Die Wiederkehr von Schönleins 150. Todestag war Anlass dafür, in den letzten drei Jahren alle greifbaren, bislang unveröffentlichten Briefe Schönleins zusammenzutragen und kritisch zu edieren.[4] Ausgangspunkt der in diesem Zusammenhang unternommenen Recherchen war dabei ein zufälliger Archivfund,[5] der im Jahr 2010 zur Wiederentdeckung eines Teils des seit Ende des 2. Weltkrieges als zerstört geltenden wissenschaftlichen Nachlasses Schönleins führte: Im Nachlass des Arztes und Medizinhistorikers Erich Ebstein (1880–1931), der in der Staatsbibliothek Berlin aufbewahrt wird, fanden sich einige Schönlein-Autographen wieder, die Ebstein im Zuge seiner geplanten, allerdings nie realisierten Ergobiographie über Schönlein aus dem Leipziger medizinhistorischen Institut[6] zur weiteren Erschließung in seine Privatwohnung gebracht hatte. Der plötzliche Tod Ebsteins und der Personalwechsel auf der Leitungsebene des Instituts mögen zu dem aus heutiger Perspektive glücklichen Umstand beigetragen haben, dass einige Schönlein-Autographen nicht zurück ins Archiv des Instituts gelangten und dadurch letztlich dem Flammentod, der den Rest des Schönlein-Nachlasses während eines alliierten Bombardements im Jahr 1943 ereilte, entkamen.

HERKUNFT DER BRIEFE

Neben einigen wenigen Schönlein-Autographen[7] befinden sich im Ebstein-Nachlass auch ca. 110 zumeist als Abschrift erhaltene Schönlein-Briefe, die Ebstein aus verschiedenen Archiven und Bibliotheken zusammengetragen hat. Die meisten dieser Briefe stammen aus den Staatsbibliotheken in Bamberg,

4 Zu den hier befolgten editorischen Grundsätzen und zur wissenschaftlichen Erschließung vgl. unten S. 21 f. und S. 22 f.

5 Vgl. hierzu und zum Folgenden Brinkschulte und Teichfischer 2012.

6 Nach Karl Sudhoffs (1853–1938) Tod im Jahr 1938 bekam das Institut die Bezeichnung „Karl-Sudhoff-Institut", die es bis heute trägt. Das medizinhistorische Institut Leipzigs wurde offiziell am 1.4.1906 eröffnet und gilt damit als ältestes medizinhistorisches Institut Deutschlands. Schönleins wissenschaftlicher Nachlass, zu dem keine Briefe gehörten, wurde Anfang des 20. Jahrhunderts ins Leipziger Institut überführt – vgl. hierzu Brinkschulte und Teichfischer 2012, S. 14 f.

7 Eine genaue Auflistung dieser Autographen mit kurzer Inhaltsangabe findet sich in Brinkschulte und Teichfischer 2012, S. 23 f.

München und Berlin – es existieren sowohl hand- als auch maschinenschriftliche Abschriften, in manchen Fällen auch beides. Einige der Abschriften stammen von Briefen, die damals in Privatbesitz waren. Einen kleinen Teil der von Ebstein zusammengetragenen Briefe hat dieser bereits selbst zu Lebzeiten veröffentlicht.[8] Die Briefe an Lorenz Oken (1779–1851), die sich auch bei Ebstein in Abschrift befinden, waren bereits 1880 von Alexander Ecker (1816–1887) publiziert worden;[9] ein anderer Teil der Briefe wurde von Paul Schrödl (1895–1973)[10] und Bernhard Schemmel (geb. 1940)[11] publiziert. Einige weitere Briefe, die sich nicht als Abschrift im Ebsteinschen Nachlass nachweisen lassen, finden sich in den Publikationen von Dorothea Caspary und Gottfried Mälzer (geb. 1935).[12]

Die insgesamt 34 bislang unveröffentlichten Schönlein-Briefe aus dem Ebstein-Nachlass, davon 32 als Abschrift und zwei im Original, bilden gleichsam den Grundstock der insgesamt 151 Briefe der hier vorgelegten Edition.[13] Weitere 19 bislang unveröffentlichte Schönlein-Briefe sind zudem bei Kalliope (Verbundkatalog für Nachlässe und Autographen) verzeichnet.[14] Die restlichen

8 Ebstein 1912 a; Ebstein 1913; Ebstein 1920, S. 98–107.

9 Ecker war Nachfolger von Friedrich Leuckart (1794–1843) auf dem Lehrstuhl für Physiologie, vergleichende Anatomie und Zoologie an der Universität Freiburg. Die Oken-Briefe werden als Kopien in der Universitätsbibliothek Freiburg aufbewahrt, die Originale liegen in der Bayerischen Staatsbibliothek in München. Vgl. Ecker 1880, S. 146–153.

10 Schrödl ist bis auf die Arbeiten zu Schönlein nicht weiter als Medizinhistoriker in Erscheinung getreten. Er hat die Briefe von Schönlein an den Ministerialsekretär des Königlich Bairischen Obermedizinalkollegiums, Carl Grau (?–1851), und die Briefe Schönleins an Friedrich Wilhelm IV. (1795–1861) veröffentlicht (Schrödl 1964; Schrödl 1965). Schrödl hat nicht auf Ebsteins Abschriften zugegriffen, sondern die Originalbriefe durch eigene Recherchen entdeckt.

11 Der ehemalige Direktor der Bamberger Staatsbibliothek hat die Briefe Schönleins an die Bamberger Bibliothekare Joachim Heinrich Jaeck (1777–1847) und Michael Stenglein (1810–1879) publiziert. In Ebsteins Nachlass finden sich darüber hinaus drei weitere Briefe an Jaeck (in der vorliegenden Edition Nr. 7, Nr. 34 und Nr. 100), einer davon im Original (Nr. 7), die beiden anderen in Abschrift. Auch Schemmel hat Ebsteins Nachlass und die darin enthaltenen Abschriften nicht gekannt, sondern ist durch eigene Recherchen auf die Originale gestoßen.

12 Caspary hat v. a. die Aktenbestände des Bayerischen Staatsarchivs Würzburg, des Rektoratsarchivs der Universität Würzburg und des Archivs des Juliusspitals in Würzburg durchgearbeitet und acht überwiegend behördliche Schönlein-Briefe aus seiner Würzburger Periode publiziert; Caspary 1972, S. 92–99. Mälzer ist im Altenstein-Nachlass auf drei Abschriften von Briefen Schönleins an Johann Friedrich Dieffenbach (1792–1847) und Karl vom Stein zum Altenstein (1770–1840) gestoßen; Mälzer 1994, S. 90–93.

13 Genauere Angaben hierzu finden sich in der chronologischen Auflistung der editierten Briefe unten S. 31 ff., jeweils unter der Rubrik „Archiv".

14 Insgesamt ergibt eine Suchanfrage (Stand: 13.5.2014) 37 Treffer zu Briefen von Schönlein, wobei es zu einigen Redundanzen (5 Doppelnennungen u. a. aufgrund der Korrumption von Metadaten) und einer Falschzuweisung gekommen ist. Außerdem befinden sich unter den gelisteten Handschriftendatensätzen zwei gedruckte (!) Traueranzeigen und zwei an unbekannt adressierte Billets, die im Rahmen der vorliegenden Edition nicht als Brief gewertet wurden. Die bereinigte Zahl der über Kalliope gefundenen Briefe beträgt demnach 28. Insgesamt neun dieser Briefe sind bereits an anderer Stelle veröffentlicht worden, sodass 19 der über Kalliope nachweisbaren Schönlein-Briefe in diese Edition aufgenommen wurden.

98 der hier abgedruckten 151 Briefe wurden durch Vorortrecherchen bzw. Rechercheanfragen an verschiedene Einrichtungen weltweit zu Tage befördert. 149 Briefe verteilen sich dabei auf insgesamt 29 öffentliche Einrichtungen in sechs verschiedenen Ländern zweier Kontinente (Europa, Nordamerika),[15] zwei Briefe befinden sich in Privatbesitz.[16]

Neben den an verschiedenen Orten bereits publizierten 83 Schönlein-Briefen[17] stellen die hier editierten 151 Briefe eine wichtigen Beitrag zur Schönlein-Forschung dar, die umso mehr auf diese Textgattung angewiesen ist, als Schönlein selbst kaum schriftstellerisch in Erscheinung getreten ist.[18]

ZUR ECHTHEIT DER BRIEFE

Unter den in die vorliegende Edition aufgenommenen 151 Briefen befinden sich 127 Originale, 20 Abschriften, drei von Schönlein diktierte und unterzeichnete Originalbriefe und ein Zeitungsabdruck eines Schönlein-Briefes. Von den 20 Abschriften stammen 17 aus dem Ebstein-Nachlass und drei aus dem Dorow-Nachlass. Da es im Ebstein-Nachlass 15 weitere Abschriften von Schönlein-Briefen gibt, deren Authentizität sich durch den Vergleich mit den dazugehörigen, heute noch existierenden Originalbriefen erwiesen hat, ist davon auszugehen, dass auch die anderen 20 Abschriften, zu denen die Originale bisher nicht wiederentdeckt werden konnten, als echt einzustufen sind. Auch im Falle der Abschriften von drei an Johann Friedrich Dieffenbach (1792–1847) gerichteten Schönlein-Briefen im Nachlass von Wilhelm Dorow (1790–1846) ergab der Vergleich einer ebenfalls dort aufbewahrten Abschrift von einem Schönlein-Brief mit dem heute in Chicago aufbewahrten Originalbrief absolute Übereinstimmung, weshalb von ihrer Echtheit auszugehen ist.

Der bereits als Zeitungsabdruck in der *Wöchentlichen Beilage* zum *Fränkischen Merkur* im Jahr 1834 erschienene Brief Schönleins an Dionysius Linder (1762–1838) ist ebenfalls als echt zu einzustufen – Schönlein bezieht sich an einer Stelle eines späteren Briefes an Linder auf diesen Briefabdruck.[19] Er wurde an dieser Stelle noch einmal in kommentierter Form abgedruckt, zum einen um die Briefe Schönleins an Linder, soweit bekannt, hier komplett zu verei-

15 Die hier abgedruckten Briefe werden heute in folgenden Ländern aufbewahrt: Schweden, Estland, Polen, Schweiz, Deutschland und den USA.

16 Es handelt sich um die Briefe Nr. 20 und Nr. 92. Digitalisate dieser Briefe befinden sich im Besitz des Magdeburger Instituts für Geschichte, Theorie und Ethik der Medizin.

17 Vgl. hierzu das „Verzeichnis bereits veröffentlichter Briefe", S. 203 ff.

18 Neben seiner Dissertationsschrift (Schönlein 1816) erschienen lediglich zwei kürzere Beiträge im *Archiv für Anatomie, Physiologie und wissenschaftliche Medicin* (vgl. Schönlein 1836 und Schönlein 1839 b), die Schönlein zunächst gar nicht als wissenschaftliche Publikationen vorgesehen, sondern dem Herausgeber der Zeitschrift – Johannes Müller (1801–1858) – brieflich für den Privatgebrauch mitgeteilt hatte. Müller ist es zu verdanken, dass diese Mitteilungen als Beiträge in seiner Zeitschrift erschienen.

19 Vgl. hierzu unten Brief Nr. 25, S. 90. Bei dem im *Fränkischen Merkur* abgedruckten Brief handelt es sich um Brief Nr. 22, S. 86.

nen, zum anderen weil der Brief an seinem originalen Erscheinungsort nur schwer zugänglich ist und daher wohl auch von der Forschung bislang nicht wahrgenommen wurde. Die Echtheit der von Schönlein diktierten Briefe steht ebenfalls außer Frage – zwei dieser von derselben Hand geschriebenen Briefe sind an Ewald Hasse (1810–1902) gerichtet und stammen aus Schönleins Anfangsperiode in Berlin (1841/1842); der andere Brief stammt ebenfalls aus dieser Periode und ist anscheinend von dem Patienten, den Schönlein hier dem Dresdner Arzt Friedrich August von Ammon (1799–1861) empfiehlt, selbst geschrieben worden.

BRIEFE NACH SCHAFFENSPERIODEN

Schönleins Schaffensperiode kann in drei große Zeitabschnitte untergliedert werden: (i) seine Würzburger Zeit (1813–1832/33); (ii) seine Züricher Zeit (1833–1839/40) und (iii) seine Berliner Zeit (1840–1859). Die Verteilung der hier abgedruckten Briefe auf diese Perioden sieht folgendermaßen aus: (i) 12 Briefe; (ii) 57 Briefe und (iii) 72 Briefe. Zehn der hier abgedruckten Briefe entstanden außerhalb dieser großen Schaffensperioden: Ein Brief stammt aus Schönleins Landshuter Zeit (1813), drei Briefe aus der Zeit zwischen seinem Weggang aus Würzburg und seiner Ansiedlung in Zürich (1833), drei Briefe aus der Zeit zwischen seiner Abreise aus Zürich und seiner Ankunft in Berlin (1840) und drei Briefe aus der Zeit nach seiner Pensionierung (1859–1862).[20] Insgesamt sind 134 Briefe genau datierbar, bei den verbleibenden 17 Briefen war eine ungefähre Datierung und Zuordnung zu den Schaffensperioden aufgrund inhaltlicher und formaler Aspekte möglich. Sieht man sich die Verteilung der im Folgenden abgedruckten Briefe[21] nach einzelnen Jahren an, ergibt sich folgendes Bild (Abb. 1):

20 Es handelt sich um die Briefe Nr. 1, S. 31; Nr. 14–Nr. 16, S. 77–82; Nr. 74–Nr. 76, S. 145–148 und Nr. 149–Nr. 151, S. 200–202.

21 Neun nicht genau auf ein bestimmtes Entstehungsjahr datierbare Briefe sind in dieser Darstellung nicht berücksichtigt.

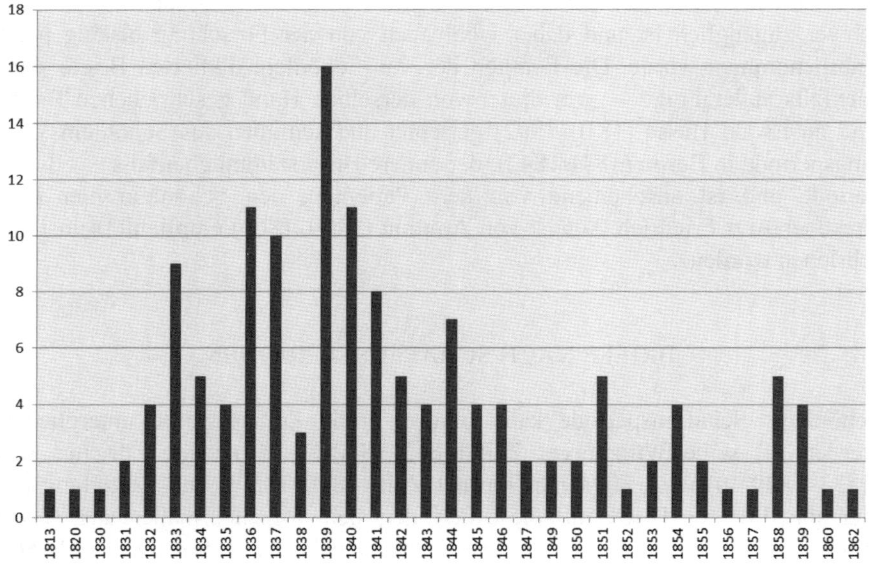

Abb. 1: Verteilung der datierbaren Briefe nach Jahren

Bezieht man in diese Darstellung noch die bereits an anderer Stelle veröffentlichten Briefe mit ein,[22] so ergibt sich folgende Verteilung (Abb. 2):

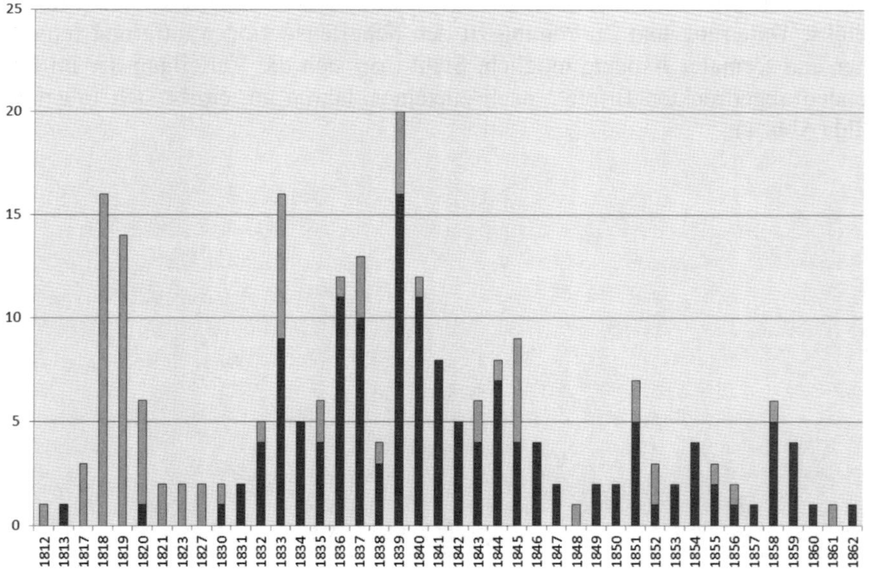

Abb. 2: Verteilung der unveröffentlichten und der veröffentlichten Briefe

22 Vgl. oben Fn. 17.

Für die Jahre 1814–1816, 1822, 1824–1826, 1828–1829 sowie für die beiden letzten Lebensjahre Schönleins, 1863–1864, sind keine Briefe überliefert.[23] Über den Zeitraum von 1830–1862 haben wir hingegen für jedes Jahr mindestens einen überlieferten Brief. Am dichtesten ist die Überlieferungslage für die Jahre 1818/1819 (16/14 St.), 1833 (16 St.) und 1839/1840 (20/12 St.) dokumentiert. Diese Jahre bilden gleichsam „Sockeljahre" in Schönleins Biographie: 1818/1819 hielt Schönlein seine ersten Vorlesungen als Privatdozent an der Würzburger medizinischen Fakultät. Einen im Jahr 1819 an ihn ergangenen Ruf an die Universität Freiburg lehnte Schönlein letztlich ab, weil sich ihm in Würzburg mit der Übertragung der provisorischen Leitung des Juliusspitals nach der Erkrankung des bisherigen Leiters Nikolaus Anton Friedreich (1761–1836) unverhofft neue berufliche Perspektiven boten.[24] 1833 stellt dagegen das Jahr des unfreiwilligen Abschieds aus Würzburg dar – Schönlein, aller akademischen Ämter enthoben, ging an die neugegründete Universität Zürich, um dort weiterhin als Hochschullehrer wirken zu können, ein Amt, das er als „Beruf [s]eines Lebens" bezeichnete.[25] 1839/1840 wiederum stellt die nächste Epochenschwelle in Schönleins Leben dar – nachdem er neuerlich sein Wirken als akademischer Lehrer bedroht sah,[26] folgte er einem Ruf an die Berliner Universität, wo sein Wirken und Schaffen schließlich seinen Höhepunkt erreichte und 1859 mit der Pensionierung endete.[27]

DIE BRIEFEMPFÄNGER

Von den Empfängern der Briefe in der vorliegenden Edition konnten 64 Personen mit vollständigen Personen- und Lebensdaten[28] identifiziert werden – auf diese entfallen insgesamt 115 der hier editierten Briefe. Zu weiteren vier Personen, an die jeweils ein Brief gerichtet ist, konnten die Personen- und Lebensdaten nur unvollständig gefunden werden.[29] Die Empfänger der verbleibenden 32 Briefe sind völlig unbekannt – darunter befinden sich auch Briefe an Institutionen und Krankengeschichten, die keinen konkreten Empfänger haben.

Unter den 64 identifizierten Empfängern befinden sich 37 Personen, an die nur jeweils ein Brief von Schönlein gerichtet ist, an die restlichen 27 Empfänger

23 Ebenfalls keine Briefe sind für die Jahre vor 1812 überliefert.

24 Schönlein hat die bayerische Regierung über den Ruf nach Freiburg und seine Ablehnung dieses Rufes sogleich informiert – BayHStA, MInn, Nr. 23554, Bl. 8. Vgl. hierzu auch Schrödl 1964, Nr. 4, S. 313.

25 Vgl. den Brief an J. K. Orelli, in dieser Edition Nr. 8, S. 69.

26 Vgl. den Brief an C. M. Hirzel, in dieser Edition Nr. 59, S. 129.

27 Vgl. Virchow 1865; Knorr 1938; Ackerknecht 1964; Caspary 1972; Bleker 1987; Guth 1994.

28 Darunter werden hier verstanden: Vor- und Nachname sowie Geburts- und Sterbedatum.

29 Es handelt sich um Dr. Müller (Brief Nr. 54, S. 123), Charles Klein (Brief Nr. 81, S. 151), Johann Friedrich Weidhas (Brief Nr. 101, S. 165) und Chr. H. Dedel (Brief Nr. 123, S. 180).

sind mindestens jeweils zwei Briefe adressiert. Die meisten der erhaltenen Briefe – sieben Stück – sind an Karl Otto von Raumer (1805–1859) in seiner Funktion als preußischer Minister für geistliche, Unterrichts- und Medizinalangelegenheiten gerichtet. Es folgen mit je fünf Briefen Schönleins Berliner Kollege Johann Friedrich Dieffenbach und der Leiter des Bamberger Naturhistorischen Museums Dionysius Linder. Je vier Briefe sind an den Präsidenten des Züricher Gesundheitsrates Johannes Hegetschweiler (1789–1839), den Bonner akademischen Zeichner und Lithographen Christian Hohe (1798–1868), den schweizerischen Philologen und Hochschulpolitiker Johann Kaspar Orelli (1787–1849) sowie den Würzburger Juristen Johann Adam von Seuffert (1794–1857) gerichtet. An die beiden preußischen Kultusminister Karl vom Stein zum Altenstein (1770–1840) und Johann Friedrich Albrecht von Eichhorn (1779–1856), die beiden Züricher Bürgermeister Johann Jakob Hess (1791–1857) und Conrad Melchior Hirzel (1793–1843) sowie Schönleins Verwandten, den Bamberger Bibliothekar Joachim Heinrich Jaeck (1777–1847), sind jeweils drei Briefe adressiert. Hinzu kommen 15 weitere Empfänger, an die jeweils zwei Briefe gerichtet sind. Die folgende Graphik soll die Verteilung der hier abgedruckten Briefe noch einmal veranschaulichen (Abbildung 3):

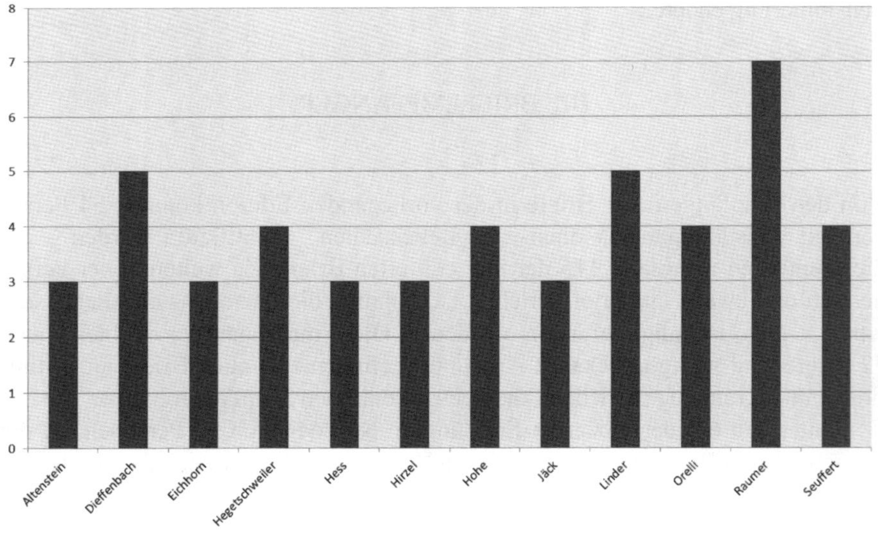

Abb. 3: Verteilung nach Korrespondenzpartner (mind. drei Briefe)

Bezieht man in diese Darstellung wiederum die bereits veröffentlichten Briefe Schönlein ein, so erweitert sich der Kreis der bekannten Empfänger von Schönlein-Briefen auf insgesamt 73. Zu den Personen, an die mindestens drei Briefe Schönleins gerichtet sind, gehören der Sekretär des bayerischen Obermedizinalkollegiums Carl Grau (28 St.), Schönleins Verwandter, der Bamberger Bibliothekar Joachim Heinrich Jaeck (13 St.), der preußische König Friedrich

Wilhelm IV. (9 St.), der deutsche Naturforscher Lorenz Oken (5 St.), die Gattin des erstgenannten Carl Grau, Caroline Grau (4 St.), und der Bamberger Bibliothekar Michael Stenglein (4 St.). Es ergibt sich folgendes Bild (Abbildung 4):

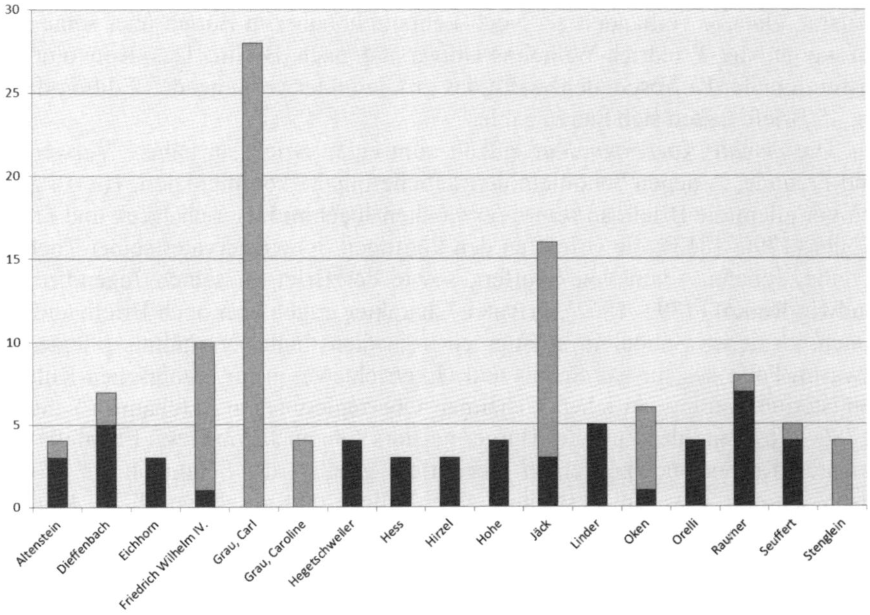

Abb. 4: Verteilung nach Korrepondenzpartnern (mind. drei Briefe unveröffentlichte und/oder veröffentlichte Briefe)

THEMATISCHE ZUORDNUNG DER BRIEFE

Die meisten der hier abgedruckten Briefe lassen sich einem oder mehreren der folgenden vier großen inhaltlich-pragmatischen Bereichen zuordnen: ärztliche Korrespondenz, institutionelle Korrespondenz, private Korrespondenz und/oder Sammler-Korrespondenz.

Zur *ärztlichen Korrespondenz* werden hier u. a. Briefe gerechnet, die Schönlein an einen anderen Arzt adressiert hat, etwa um sich über ein Heilverfahren, eine Krankengeschichte oder einen Termin abzusprechen. Dazu werden hier aber auch Briefe gezählt, die Schönlein in Form einer Konsultation bzw. eines Patientenbriefes verfasst hat und die keinen konkreten Adressaten besitzen. In solchen Fällen kannte Schönlein wahrscheinlich den genauen Empfänger – den weiterbehandelnden Arzt – nicht. Weiterhin zählen hierzu Briefe, die Schönlein als behandelnder Arzt an meist höhergestellte Patienten geschrieben hat. Insgesamt lassen sich ca. 40 Briefe des vorliegenden Korpus der im weiteren Sinne ärztlichen Korrespondenz zuordnen.

Unter *institutioneller Korrespondenz* werden hier Briefe verstanden, die Schönlein als Mitglied einer Institution an andere Mitglieder dieser oder einer anderen Institution geschrieben hat. So schreibt er etwa als Mitglied der Züricher Universität in dienstlicher Angelegenheit an den damaligen Züricher Gesundheitsrat. Oder er verhandelt als Noch-Lehrstuhlinhaber in Zürich über seine Berufung an die Friedrich-Wilhelms-Universität nach Berlin. Das Konvolut an institutioneller Korrespondenz stellt das größte in der vorliegenden Edition dar – ca. 45 Briefe lassen sich hierzu zählen.

Die *private Korrespondenz* enthält zum einen Briefe an nähere Verwandte und Freunde, in denen Schönlein vertrauliche Inhalte kommuniziert. Hierzu zählen vor allem die Briefe an seine Verwandten Joachim Heinrich Jaeck und Franz Göller (1790–1853), die Briefe an den künftigen Schwiegervater seiner Tochter Cäcilie, Johann Adam von Seuffert, sowie der Brief an seinen Jugendfreund Ludwig Rumpf (1793–1862). Privaten Charakter tragen aber auch Briefe an Personen, zu denen Schönlein anfangs ein rein dienstliches Verhältnis pflegte, so etwa im Falle des für das Schul- und Unterrichtswesen im preußischen Kultusministerium verantwortlichen Geheimen Oberregierungsrates Johannes Schulze (1786–1869) und des Züricher Bürgermeisters Johann Jakob Hess. Ebenfalls zur privaten Korrespondenz werden hier Briefe gezählt, die Schönlein als Privatmann schreibt, etwa um bestimmte geschäftliche und gesellschaftliche Angelegenheiten zu regeln. Insgesamt ca. 30 Briefe der vorliegenden Edition können zur privaten Korrespondenz im engeren Sinne gerechnet werden.

Ein weiteres Korpus innerhalb dieser Edition bilden die Briefe, die *Schönlein als Sammler und Verteiler* von Büchern, Münzen und Naturalien zeigen. In diesen Briefen äußert Schönlein nicht nur Kaufinteressen, sondern offeriert potentiellen Käufern vor allem exotische Naturalien. Ein Teil dieser Briefe zeigt Schönlein aber auch als großzügigen Gönner und Mäzen, der verschiedene Sammlungsstücke nicht verkauft, sondern stiftet. Das Korpus dieser Briefe umfasst insgesamt ca. 30 Briefe.

TEXTGATTUNG „BRIEF“

Der vorliegenden Auswahl an Schönlein-Autographen liegt keine streng formale Definition der Textgattung „Brief“ zugrunde. Vielmehr wurde darauf Wert gelegt, dass die hier editierten Briefe ein Mindestmaß an gemeinsamen Merkmalen aufweisen, wozu die Gerichtetheit an (mindestens) einen potentiellen Empfänger gehört, wobei dieser nicht unbedingt explizit erwähnt sein muss. So wurden hier Autographen als Briefe aufgenommen, die sich ausdrücklich nicht an einen bestimmten Empfänger richten und demzufolge auch keinerlei Anredeformel beinhalten. Dennoch hat Schönlein diese Krankengeschichten ganz offensichtlich für einen ihm zum Zeitpunkt der Briefabfassung wohl unbekannten Arzt geschrieben. Für die Aufnahme als „Brief“ war hier demzufolge entscheidend, dass es zumindest einen (oder auch mehrere) *potentielle* Empfänger gegeben hat, denen Schönlein vertrauliche Informationen über eine Patientin bzw. einen Patienten zukommen ließ. Die anderen hier abgedruckten Briefe besitzen hingegen in der Regel eine Anredeformel, die oft auch auf das Verhältnis Schönleins zum Briefempfänger verweist – typische Anredeformeln sind etwa: „College“, „Freund“, „Herr Präsident“, „Herr Staatsminister“ usw. Bei der Aufnahme in diese Edition war zudem nicht entscheidend, ob die Briefe tatsächlich datiert sind oder ob sie nähere Adressangaben aufweisen. Bei einigen Briefen mögen diese Angaben verlorengegangen sein, bei anderen hingegen nie existiert haben.

Nicht als Briefe wurden folgende Textarten angesehen: Atteste, Stimm- bzw. Wahlzettel, Gutachten, Rezepte ohne Krankengeschichte, Zettel mit Prüfungsfragen sowie kleinere Zettel und Billets ohne Anrede und erkennbaren Sinnzusammenhang. Diese Textarten, die für die Schönlein-Forschung sehr wohl das eine oder andere interessante Detail liefern könnten, wurden nicht in die vorliegende Briefedition aufgenommen, sowohl aus rein formalen als auch pragmatischen Gründen: Die Zahl der hier abzudruckenden Autographen wäre enorm gestiegen. Die vom „klassischen Brief“ oftmals stark abweichende Form hätte sich zudem störend auf den ästhetischen Gesamteindruck der Edition ausgewirkt. Auch sind einige dieser Autographen inhaltlich nur schwer zuzuordnen, sodass der durch ihre Aufnahme erzeugte Mehrwert für den Leser vergleichsweise gering ausgefallen wäre.

EDITIONSPRINZIPIEN

Die hier vorgelegte Edition beansprucht nicht, eine in jeder Hinsicht philologisch-textkritische Briefausgabe darzustellen. So wurde etwa darauf verzichtet, Zeilenumbrüche im Brief oder Durchstreichungen Schönleins abzubilden. Folgende Prinzipien fanden Anwendung, die das wissenschaftliche Arbeiten mit den Briefinhalten erlauben sollen:

Abkürzungen: Von Schönlein verwendete Abkürzungen wurden, falls ungebräuchlich, in eckigen Klammern innerhalb des Brieftextes bzw. in erläuternden Fußnoten aufgelöst. Anstelle von „u.“ wurde durchgängig „und“ geschrieben.

Absätze im Brief wurden beibehalten und durch Einrückung gekennzeichnet.

Adress- und Datumsangaben des Schreibers wurden nicht als Brieftext behandelt – auf Adressangaben wurde in der Edition völlig verzichtet, Datumsangaben wurden in vereinheitlichter Form an den Briefanfang über die Anrede gestellt. Bei unsicheren Datierungen wurden Briefe, bei denen zumindest die Jahreszahl bekannt ist, ans Ende der Briefe eines Jahrgangs gestellt. Briefe, bei denen nur die ungefähre Zeitspanne ihres Entstehens angegeben werden kann, wurden an das Ende der Briefe des letzten Jahres dieser Zeitspanne gestellt.

Briefseiten: Besteht ein Brief aus mehreren Briefseiten, wurden Seitenzahlen in eckigen Klammern eingefügt, z. B. [*Seite 2:*].

Durchstreichungen des Schreibers wurden nicht eigens markiert.

Emendationen: Offensichtliche Fehler des Schreibers wurden als solche gekennzeichnet und im Fußnotenbereich berichtigt.

Konjekturen erstrecken sich generell nur auf offensichtlich fehlende Textteile. Sie wurden durch eckige Klammer und Kursivierung des Klammerinhalts gekennzeichnet.

Lesarten: Unsichere Lesarten wurden in eckige Klammern gesetzt und kursiviert, z.B. „[*unsicher*]". Gänzlich unleserliche Wörter im Brieftext wurden durch eckige Klammer und drei Punkte markiert, z. B. „[...]"

Orthographische Besonderheiten wurden beibehalten, dazu gehören insbesondere die zeittypische Verwendung von „y" statt „i" (z. B. „seyn"), „ß" statt „ss" (z. B. „daß"), „th" statt „t" (z. B. „rathen"), „i" statt „ie" (z. B. „kommuniziren") in Fremdwörtern, die Schreibweise von Umlauten, z. B. „ae" statt „ä" (z. B. „Aerzte"), oder die Zusammenschreibung von Komposita (z. B. „RettungsApparate") u. a. In diesem Sinne wurden auch Abschriften – etwa die bei Ebstein erhaltenen – zurückkorrigiert: So schreibt Ebstein maschinenbedingt immer „ss", wo Schönlein aber „ß" verwendet.

Unterstreichungen im Text korrespondieren, soweit nicht anders angegeben, mit Hervorhebungen durch den Schreiber, z. B. „Hervorhebung". Unterstreichungen durch andere Personen wurden nicht in den Brieftext aufgenommen, aber in Fußnoten indiziert.

Zeilenumbrüche in den Originalbriefen wurden nicht markiert.

ERSCHLIESSUNG: KOMMENTARE, REGESTEN UND REGISTER

Um das wissenschaftliche Arbeiten mit den hier edierten Briefen zu erleichtern, wurden die Briefe mit einem Fußnotenapparat versehen, der umfangreiche Erläuterungen und Kommentare zu den Briefinhalten enthält. Im Besonderen finden sich hier Angaben zu Personen, Ereignissen und Gegenständen, deren Kenntnis die Kontextualisierung der Briefe ermöglicht. Hauptreferenzwerk für Personenangaben stellte die *Allgemeine Deutsche Biographie* (*ADB*) bzw. die *Neue Deutsche Biographie* (*NDB*) dar. Fanden sich in diesen biographischen Nachschlagewerken keine Angaben zu den gesuchten Personen, wurde auf Nachschlagewerke wie Callisens *Medicinisches Schriftsteller-Lexicon* (1830–1845), Pagels *Biographisches Lexikon hervorragender Ärzte des neunzehnten Jahrhunderts* (1901) oder andere Nachschlagewerke ausgewichen. In seltenen Fällen wurde auch auf Wikipedia-Einträge referenziert.

Um die zahlreichen von Schönlein erwähnten botanischen und zoologischen Termini zu identifizieren, wurde hauptsächlich auf elektronische Datenbanken wie *WoRMS* (*World Register of Marine Species*), *Fossilworks* (paleobiologische Datenbank), *AnimalBase* (SUB Göttingen) oder *SysTax* (Datenbankverbund für Systematik und Taxonomie) zurückgegriffen.

Vor Beginn des eigentlichen Briefteils findet sich ein *Alphabetisches Verzeichnis der Briefe* (S. 25 ff.) – Briefe mit unbekanntem Empfänger sind hier nicht aufgeführt. Ebenso vor der Präsentation der Briefinhalte befindet sich ein *chronologisches Verzeichnisder Briefe* (S. 31 ff.) mit Angaben zum heutigen Aufbewahrungsort, zur Seitenzahl in dieser Edition und mit einem Regest. Der Abdruck der hier edierten 151 Briefe im anschließenden Briefteil erfolgt ebenfalls chronologisch. Im Anschluss an die Präsentation der Briefinhalte folgt ein *Verzeichnis der bereits veröffentlichten Schönlein-Briefe* (S. 203 ff.) – zu diesen wurden allerdings keine Regesten angefertigt.

Das *Register* am Ende der Edition (S. 209 ff.) wurde in Personen-, Orts- und Sachregister unterteilt. Als „Orte" wurden hier geographische Bezeichnungen für Städte, Länder, Regionen, Landschaften und Gewässer verstanden (S. 213 ff.). Auch Schlösser und Adressbezeichnungen wurden hier zu den Orten gerechnet. Hingegen nicht zu den Orten wurden Entitäten wie Hotelnamen, Krankenhäuser, universitäre Einrichtungen u. ä. gezählt – diese sind entsprechend im Sachregister verzeichnet (S. 217 ff.). Alle Registereinträge wurden an die heute übliche Schreibung angepasst. Die Registereinträge beziehen sich sowohl auf die eigentlichen Brieftexte als auch auf den erläuternden Fußnotenbereich.

FAKSIMILES

In der Buchmitte befinden sich ohne Seitenzählung insgesamt acht Schönlein-Briefe aus dem Zeitraum 1832–1846. Den Anfang macht dabei ein Brief aus Schönleins letzten Wochen in Würzburg, bevor er nach Zürich geht; den Abschluss bildet ein Brief aus Berlin, in dem Schönlein den Tod seiner Gattin anzeigt. Bei der Auswahl der Briefe wurde darauf geachtet, dass Beispiele aus allen vier hier definierten inhaltlich-pragmatischen Briefkategorien vertreten sind (siehe oben *Thematische Zuordnung der Briefe*, S. 19), die zudem die drei großen Schaffensperioden abdecken (siehe oben Briefe nach Schaffensperioden, S. 15).

AUSBLICK: BRIEFE AN SCHÖNLEIN

Ein von den Herausgebern gemachter glücklicher Fund bei Nachfahren von Johann Lukas Schönlein hat im letzten Jahr ca. 150 Briefe *an* Schönlein zu Tage befördert. Zu den Briefschreibern gehören Persönlichkeiten wie August Herzog von Leuchtenberg (1810–1835), Charles Louis Napoléon Bonaparte (1808–1873), Arnold Escher von der Linth (1807–1872), Friedrich Wilhelm IV. (1795–1861), Jacob und Wilhelm Grimm (1785–1863; 1786–1859), Alexander von Humboldt (1769–1859) und Fürst Wilhelm zu Sayn-Wittgenstein-Hohenstein (1770–1851) sowie zahlreiche Mitglieder der königlichen Familie Preußens.

Diese Briefe konnten aus Zeitgründen nicht mehr in die vorliegende Edition aufgenommen werden. Aber auch aus inhaltlich-systematischer Perspektive schien es angeraten, für diese Briefe eine eigene Edition zu planen, die voraussichtlich im Jahr 2015/16 erscheinen wird. Sie sollen dazu beitragen, unser Bild von Schönlein als Arzt, Wissenschaftler, Mäzen und Sammler zu ergänzen.

ALPHABETISCHES VERZEICHNIS DER BRIEFEMPFÄNGER

CHRONOLOGISCHES VERZEICHNIS DER BRIEFE

Nr. 1 Brief (A)[30] an Franz Göller (11.9.1813).

Archiv: Staatsbibliothek zu Berlin – Preußischer Kulturbesitz, NL Erich Ebstein, Kasten 8, Nr. 144. Maschinenschriftliche Transkription; Verbleib des Originals unklar.
Regest: Schönlein schildert seinem Vetter einen Traum, in dem der Vetter ihm den Tod der Mutter mitteilte. Von zu Hause hat Schönlein seit einer Woche keinen Brief mehr erhalten und hofft nun, dass Göller ihn beruhigen kann.
Seitenzahl in dieser Edition: 59.

Nr. 2 Brief (O) an Franz Gerhard Wegeler (6.4.1820).

Archiv: Rheinische Landesbibliothek Koblenz, H 2006/5.
Regest: Schönlein schildert die letzten Stunden des verstorbenen Klein. Er gibt Auskunft über die Sektionsbefunde und über die Leichenfeier.
Seitenzahl in dieser Edition: 59.

Nr. 3 Brief (O) an das königlich-bayerische Staatsministerium des Inneren/Sektion des Kultus und des Unterrichts (1.8.1830).

Archiv: Bayerisches Hauptstaatsarchiv München, MInn, Nr. 23554, Bl. 46.
Regest: Schönlein bittet darum, seine Vorlesungen schon im August beenden zu dürfen, um eine wissenschaftliche Reise nach Wien und Ungarn unternehmen zu können.
Seitenzahl in dieser Edition: 61.

Nr. 4 Brief (O) an Johann Heinrich Franke (21.8.1831).

Archiv: Staatsbibliothek Bamberg, Autogr. S 65. Im Jahr 1991 beim Auktionshaus Stargardt (Berlin) erworben. Brief wird von Schemmel (Schemmel 1993) mit kurzer Inhaltsangabe erwähnt.
Regest: Schönlein bietet dem Empfänger eine Reihe von Naturalien an, die er von ehemaligen Schülern aus Niederländisch-Indien (Indonesien) geschickt bekommen hat. Er erkundigt sich, ob Frank auch in Zukunft Interesse an Naturobjekten von Java, Celebes, Sumatra und den Molukken hätte.
Seitenzahl in dieser Edition: 62.

Nr. 5 Brief (O) an Karl Sebastian von Pfeufer (2.12.1831).

Archiv: Staatsbibliothek zu Berlin – Preußischer Kulturbesitz, NL Erich Ebstein, Kasten 8, Nr. 139. Dieses Autograph hat Ebstein dem Antiqua-

30 „(A)“ = „Abschrift“; „(O)“ = Original.

riat Heinrich Stenderhoff (Münster) abgekauft – dort unter der Katalognummer 904 für 5 Reichsmark geführt.
Regest: Schönlein hofft darauf, die Forschungsergebnisse Pfeufers zur Cholera erscheinen zu sehen. Er glaubt nicht an die Mensch-zu-Mensch-Übertragung der Cholera, wohl aber an die Existenz eines Cholera-Kontagiums.
Seitenzahl in dieser Edition: 64.

Nr. 6 Brief (A) an Johann Friedrich Dieffenbach (5.11.1832).

Archiv: Geheimes Staatsarchiv Preußischer Kulturbesitz, VI. HA, NL Wilhelm Dorow. Dorow (1790–1846) könnte die Briefe im Zusammenhang mit den von ihm herausgegebenen *Denkschriften und Briefe zur Charakteristik der Welt und Litteratur* (Berlin 1837 ff.) abgeschrieben haben. In Auszügen ist der Brief bei Rohlfs zitiert (Hrsg.): Deutsches Archiv für Geschichte der Medicin und Medicinische Geographie. Leipzig 1883, 6. Jg., S. 471. Ebenfalls bei Lenz (Lenz 1910) zitiert.
Regest: Schönlein schildert Dieffenbach die Lage in Würzburg und bittet ihn, die Lage in Berlin zu sondieren: ob Aussicht bestünde, dass Schönlein eine Abteilung an der Charité bekäme, mit der Erlaubnis eine medizinische Klinik zu eröffnen.
Seitenzahl in dieser Edition: 65.

Nr. 7 Brief (O) an Joachim Heinrich Jaeck (7.11.1832).

Archiv: Staatsbibliothek zu Berlin – Preußischer Kulturbesitz, NL Erich Ebstein, Kasten 8, Nr. 140. Alle anderen bekannten Briefe Schönleins an Jaeck liegen in der Staatsbibliothek Bamberg und wurden – bis auf zwei Ausnahmen (vgl. die Briefe Nr. 34 und Nr. 100 der vorliegenden Ausgabe) – von Schemmel (Schemmel 1993) publiziert. Jaeck hat diesen Brief an seinen Bruder weitergeleitet, wie handschriftliche Notizen Jaecks auf Seite 4 des Briefes zeigen. Wie er dann in Ebsteins Hände gelangt ist, ist unklar.
Regest: Schönlein schildert die Ereignisse in Würzburg, u. a. die Abberufung mehrerer Professoren und deren Folgen für die Universität. Er bittet Jaeck, Abschriften seiner „Erklärung“ bezüglich des unautorisierten Nachdrucks seiner Vorlesungen an die Redaktionen verschiedener Zeitschriften weiterzuleiten.
Seitenzahl in dieser Edition: 67.

Nr. 8 Brief (O) an Johann Kaspar Orelli (1.12.1832).

Archiv: Zentralbibliothek Zürich, FA vOrelli 6. Bestandteil des Orelli-Nachlasses.
Regest: Schönlein berichtet von seiner Entfernung aus dem Lehramte und seiner Versetzung als Regierungsmedizinalrat nach Passau. Aufgrund dieser Vorgänge zeigt er seine Bewerbung an der Universität Zürich für die kommenden Tage an.
Seitenzahl in dieser Edition: 69 (Faksimile in der Buchmitte).

Nr. 9 Brief (O) an Johann Kaspar Orelli (30.12.1832).

Archiv: Zentralbibliothek Zürich, FA vOrelli 6. Siehe Brief Nr. 8.
Regest: Schönlein macht auf Anfrage von Orelli hin Vorschläge für die Besetzung der einzelnen zukünftigen medizinischen Lehrstühle der neugegründeten Universität Zürich.
Seitenzahl in dieser Edition: 70.

Nr. 10 Brief (O) an Lorenz Oken (15.1.1833).

Archiv: Staatsbibliothek München, Cgm. 6268, f. 165–166. Als Kopie ist der Brief auch in der Universitätsbibliothek Freiburg vorhanden, was in Kalliope nicht eigens ausgezeichnet wurde, weshalb es hier zu doppelter Zählung kommt.
Regest: Schönlein zeigt Oken seine Berufung nach Zürich an und teilt ihm seine Orelli und Hottinger unterbreiteten Vorschläge zur Besetzung der medizinischen Lehrstühle in Zürich mit und wirbt um seine Unterstützung.
Seitenzahl in dieser Edition: 72.

Nr. 11 Brief (O) an Ludwig I. von Bayern (25.1.1833).

Archiv: Bayerisches Hauptstaatsarchiv München, MInn, Nr. 23554, Bl. 32.
Regest: Schönlein bittet den König um Entlassung aus dem bayerischen Staatsdienst.
Seitenzahl in dieser Edition: 75 (Faksimile in der Buchmitte).

Nr. 12 Brief (O) an Conrad Melchior Hirzel (25.1.1833).

Archiv: Staatsarchiv Zürich, U 106 c. 1a Fasz. 1. In der Personalakte Schönleins erhalten.
Regest: Schönlein bestätigt den Empfang der Berufungsurkunde und signalisiert seine Bereitschaft, dem Ruf zu folgen.
Seitenzahl in dieser Edition: 75.

Nr. 13 Brief (O) an Johann Caspar Orelli (25.1.1833).

Archiv: Zentralbibliothek Zürich, FA vOrelli 6. Siehe Brief Nr. 8 und Nr. 9.
Regest: Schönlein teilt Orelli die nun erfolgte Berufung nach Zürich mit und kündigt seine Ankunft in Zürich für Mitte März an.
Seitenzahl in dieser Edition: 33.

Nr. 14 Brief (A) an Johann Adam von Seuffert (22.2.1833).

Archiv: Staatsbibliothek zu Berlin – Preußischer Kulturbesitz, NL Erich Ebstein, Kasten 8, Nr. 142. Maschinenschriftliche Transkription; Original verschollen. Ursprünglich im Besitz von Schönleins Tochter Cäcilie Seuffert, geb. Schönlein (1838–1919) – Ebstein stand mit Cäcilie seit ca. 1909 in Kontakt – vgl. hierzu (Brinkschulte und Teichfischer 2012) S. 11, Fn. 42. Auszugsweise von Virchow (Virchow 1865), S. 75 zitiert, hier allerdings mit der Datumsangabe: 21.2.1833.

Regest: Schönlein berichtet von den Verhältnissen an der Züricher Universität v.a. im Hinblick auf eine mögliche Anstellung Seufferts in Zürich.
Seitenzahl in dieser Edition: 77.

Nr. 15 Brief (A) an Johann Adam von Seuffert (15.3.1833).

Archiv: Staatsbibliothek zu Berlin – Preußischer Kulturbesitz, NL Erich Ebstein, Kasten 8, Nr. 142. Maschinenschriftliche Transkription. Siehe Brief Nr. 14.
Regest: Schönlein rechtfertigt seine Rückreise nach Deutschland. Er berichtet von den Lebensverhältnissen in Zürich und hofft auf ein baldiges Wiedersehen mit Seuffert in Frankfurt.
Seitenzahl in dieser Edition: 79.

Nr. 16 Brief (A) an Johann Adam von Seuffert (27.3.1833).

Archiv: Staatsbibliothek zu Berlin – Preußischer Kulturbesitz, NL Erich Ebstein, Kasten 8, Nr. 142. Maschinenschriftliche Transkription. Siehe Briefe Nr. 14 und Nr. 15.
Regest: Schönlein will für ein paar Tage nach Würzburg kommen. Seufferts geplante Ansiedlung in Frankfurt hält er für unrealistisch.
Seitenzahl in dieser Edition: 81.

Nr. 17 Brief (O) an unbekannt (3.6.1833).

Archiv: Staatsbibliothek zu Berlin – Preußischer Kulturbesitz, Slg. Darmstaedter 3 d 1830: Schönlein, Johann Lukas, 1921.26, Bl. 7.
Regest: Schönlein bedankt sich für den Erhalt von Blasensteinen und revanchiert sich mit ein paar Flaschen Rheinwein.
Seitenzahl in dieser Edition: 82.

Nr. 18 Brief (O) an unbekannt (1.9.1833).

Archiv: Staatsbibliothek zu Berlin – Preußischer Kulturbesitz, Slg. Darmstaedter 3 d 1830: Schönlein, Johann Lukas, 1920.299, Bl. 25. Abschrift in der Staatsbibliothek zu Berlin – Preußischer Kulturbesitz, NL Erich Ebstein, Kasten 8, Nr. 144.
Regest: Schönlein zeigt eine Naturalienlieferung aus Celebes an. Er äußert die Absicht, einen darunter befindlichen Paradiesvogel an Herzog Leuchtenberg zu schicken und diesen um Empfehlungsschreiben für zwei junge Naturforscher zu bitten, die er an die Ostküste Afrikas zu geographischer und naturhistorischer Forschung schicken möchte.
Seitenzahl in dieser Edition: 82.

Nr. 19 Brief (O) an Johann Caspar Orelli (Ende 1833).

Archiv: Zentralbibliothek Zürich, FA vOrelli 6. Original. Siehe Briefe Nr. 8, Nr. 9 und Nr. 13.
Regest: Schönlein berichtet Orelli von einem Besuch bei Spitalarzt J. L. Meyer, mit dem er seine Berufung in den Gesundheitsrat gefeiert hat.
Seitenzahl in dieser Edition: 84.

Nr. 20 Brief (O) an Johann Adam von Seuffert (10.2.1834).
Archiv: Privatbesitz.
Regest: Schönlein möchte Seuffert erneut dazu bewegen, nach Zürich zu kommen, um dort ein Lehramt an der Universität aufzunehmen.
Seitenzahl in dieser Edition: 84.

Nr. 21 Brief (O) an Julius Sichel (2.7.1834).
Archiv: Staatsbibliothek München, Sign.: Autogr. Schönlein, Johann Lukas. Anscheinend hat Strohl diesen Brief gekannt; (Strohl 1938), S. 282. Auch Virchow berichtet in seinem Nekrolog auf Schönlein, dass dieser Lebert und Jäger nach Mosambik schicken wollte; (Virchow 1865), S. 79, Anm. 45.
Regest: Schönlein schickt Hermann Lebert (1813–1878) an Sichel, um Antwort auf eine Anfrage zu erhalten. Er bittet Sichel um Unterstützung für Lebert, der nach Mosambik reisen möchte.
Seitenzahl in dieser Edition: 86.

Nr. 22 Brief (D) an Dionysius Linder (23.7.1834).
Archiv: Original ist verschollen – nur als Abdruck in der Wöchentlichen Beilage zum *Fränkischen Merkur* erhalten (Nr. 41, 12. Oktober 1834).
Regest: Schönlein sendet mehrere exotische Naturobjekte für das Naturalienkabinett seiner Heimatstadt.
Seitenzahl in dieser Edition: 86.

Nr. 23 Brief (O) an Johannes Hegetschweiler (4.10.1834).
Archiv: Staatsarchiv Zürich, S 57.1 (Teil 1).
Regest:. Schönlein bescheinigt dem Studenten J. Grimm eine gute klinische Beobachtungsgabe.
Seitenzahl in dieser Edition: 88.

Nr. 24 Brief (O) an Johannes Hegetschweiler (25.10.1834).
Archiv: Staatsarchiv Zürich, S 193.2, Bl. 34.
Regest:. Schönlein zeigt das Ende der jüngsten Pockenepidemie unter Beifügung einer entsprechenden Krankenliste an.
Seitenzahl in dieser Edition: 89.

Nr. 25 Brief (O) an Dionysius Linder (13.12.1834).
Archiv: Naturkundemuseum Bamberg.
Regest: Schönlein sendet mehrere exotische, überwiegend aus Ostindien stammende Naturobjekte für das Naturalienkabinett seiner Heimatstadt.
Seitenzahl in dieser Edition: 90 (Faksimile in der Buchmitte).

Nr. 26 Brief (O) an unbekannt (ca. 1833/1834).
Archiv: Staatsbibliothek zu Berlin – Preußischer Kulturbesitz, Slg. Darmstaedter 3 d 1830: Schönlein, Johann Lukas, 1912.48, Bl. 34.
Regest: Schönlein entschuldigt sich, einer Einladung nicht gefolgt zu

sein – der fast tägliche Umgang mit Blatternkranken gebiete Vorsichtsmaßnahmen im gesellschaftlichen Umgang.
Seitenzahl in dieser Edition: 93.

Nr. 27 Brief (O) an Johann Jakob Hess (2.5.1835).

Archiv: Zentralbibliothek Zürich, Ms V 303.141.
Regest: Schönlein berichtet von seiner Tätigkeit am Hofe von Leopold I. von Belgien und bittet Hess um Verlängerung seines Urlaubs um 2 Monate.
Seitenzahl in dieser Edition: 93.

Nr. 28 Brief (O) an Ludwig Rumpf (24.8.1835).

Archiv: Staatsbibliothek zu Berlin – Preußischer Kulturbesitz, Slg. Darmstaedter 3 d 1830: Schönlein, Johann Lukas, 1921.238, Bl. 21. Abschrift in der Staatsbibliothek zu Berlin – Preußischer Kulturbesitz, NL Erich Ebstein, Kasten 8, Nr. 144.
Regest: Schönlein erinnert Rumpf an ein versprochenes Profilbild vom Würzburger Keuper.
Seitenzahl in dieser Edition: 94.

Nr. 29 Brief (O) an Ferdinand Wydler (3.9.1835).

Archiv: Eutiner Landesbibliothek, Autogr. XVI. 4.
Regest: Schönlein gibt Ratschläge zum Gebrauch des Adelheidswassers, von Jodin und jodinsaurem Kali.
Seitenzahl in dieser Edition: 95.

Nr. 30 Brief (O) an unbekannt (11.10.1835).

Archiv: Universitätsbibliothek Uppsala, The Waller Manuscript Collection, Ms de-05071.
Regest: Schönlein zeigt eine Naturalienlieferung aus Celebes an und bietet dem Briefempfänger einen Teil davon zum Kauf an.
Seitenzahl in dieser Edition: 96.

Nr. 31 Brief (O) an Friedrich Leuckart (30.1.1836).

Archiv: Staatsbibliothek zu Berlin – Preußischer Kulturbesitz, Slg. Darmstaedter 3 d 1830: Schönlein, Johann Lukas, 1921.229, Bl. 20. Abschrift in der Staatsbibliothek zu Berlin – Preußischer Kulturbesitz, NL Erich Ebstein, Kasten 8, Nr. 144.
Regest: Schönlein bietet dem Briefempfänger eine Reihe an Sammlungsstücken aus Ostindien zum Kaufe an, darunter Schädel der dortigen Einwohner.
Seitenzahl in dieser Edition: 97.

Nr. 32 Brief (O) an Friedrich Leuckart (23.2.1836).

Archiv: Staatsbibliothek zu Berlin – Preußischer Kulturbesitz, Slg. Darmstaedter 3 d 1830: Schönlein, Johann Lukas, 1912.48, Bl. 19. Abschrift in der Staatsbibliothek zu Berlin – Preußischer Kulturbesitz, NL Erich Ebstein, Kasten 8, Nr. 144.

Regest: Schönlein schickt Leuckart auf dessen Wunsch hin ausgewählte Sammlungsobjekte und kündigt weitere Sendungen an, darunter Schädel aus Ostindien.
Seitenzahl in dieser Edition: 98.

Nr. 33 Brief (O) an Daniel Wilhelm Hartmann (6.4.1836).
Archiv: KB Vadiana St. Gallen, VadSlg S 350: ba: 366.
Regest: Schönlein bestätigt ein Angebot Hartmanns und bestellt 110 Exemplare einer Lithographie.
Seitenzahl in dieser Edition: 99.

Nr. 34 Brief (O) an Joachim Heinrich Jaeck (16.4.1836).
Archiv: Staatsbibliothek Bamberg, Akten A 2/25 (1835/36) Nr. 28 c (Schönlein). Abschrift in der Staatsbibliothek zu Berlin – Preußischer Kulturbesitz, NL Erich Ebstein, Kasten 8, Nr. 144.
Regest: Schönlein erbittet Aufklärung über den Verbleib von einigen der Bamberger Bibliothek geschenkten Büchern.
Seitenzahl in dieser Edition: 100.

Nr. 35 Brief (O) an Wilhelm Birett (25.4.1836).
Archiv: Zentralbibliothek Zürich, Autogr. ZB, Schoenlein.
Regest: Schönlein gibt ein schriftliches Auktionsangebot für mehrere Buchtitel ab.
Seitenzahl in dieser Edition: 93 (Faksimile in der Buchmitte).

Nr. 36 Brief (O) an Johannes Jacob Hegetschweiler (14.5.1836).
Archiv: Zentralbibliothek Zürich, Ms Briefe, Schoenlein.
Regest: Schönlein zeigt die Übersendung der Jahresberichte für das Kantonsspital und das Krankenhaus an der Spannweid an.
Seitenzahl in dieser Edition: 93 (Faksimile in der Buchmitte).

Nr. 37 Brief (O) an Christian Hohe (15.5.1836).
Archiv: Universitäts- und Landesbibliothek Bonn, Autographensammlung (Schoene–Schroe).
Regest: Schönlein dankt Hohe für die übersendeten Druckplatten und beauftragt ihn mit der Herstellung weiterer Lithographien von Petrefakten.
Seitenzahl in dieser Edition: 105.

Nr. 38 Brief (O) an Dionysius Linder (5.6.1836).
Archiv: Naturkundemuseum Bamberg.
Regest: Schönlein sendet mehrere exotische Naturobjekte für das Naturalienkabinett seiner Heimatstadt.
Seitenzahl in dieser Edition: 105.

Nr. 39 Brief (O) an Wilhelm Birett (2.7.1836).
Archiv: Staatsbibliothek Bamberg, Autogr. S 79. Im Jahr 1991 beim Auktionshaus Stargardt (Berlin) erworben. Abschrift in der Staatsbiblio-

thek zu Berlin – Preußischer Kulturbesitz, NL Erich Ebstein, Kasten 8, Nr. 144.
Regest: Schönlein dankt Birett für eine Reihe von ersteigerten Büchern und zeigt Interesse an einer Münze zu Ehren von Lucas Schreck.
Seitenzahl in dieser Edition: 109.

Nr. 40 Brief (O) an Daniel Wilhelm Hartmann (7.11.1836).
Archiv: KB Vadiana St. Gallen, VadSlg S 350: ba: 377.
Regest: Schönlein bittet Hartmann, ihm eine Zeichnung mit der Post zuzusenden.
Seitenzahl in dieser Edition: 110.

Nr. 41 Brief (O) an Dionysius Linder (26.11.1836).
Archiv: Naturkundemuseum Bamberg.
Regest: Schönlein sendet mehrere exotische Naturobjekte für das Naturalienkabinett seiner Heimatstadt.
Seitenzahl in dieser Edition: 110.

Nr. 42 Brief (O) an Christian Hohe (23.2.1837).
Archiv: Universitäts- und Landesbibliothek Bonn, Autographensammlung (Schoene–Schroe).
Regest: Schönlein kündigt eine Sendung Petrefakten an, die Hohe zeichnen soll. Außerdem soll Hohe eine bereits gefertigte Zeichnung auf Stein übertragen. Schönlein gibt weitere entsprechende Anweisungen.
Seitenzahl in dieser Edition: 111.

Nr. 43 Brief (O) an Johann (David) Ferdinand Koreff (9.3.1837).
Archiv: Zentralbibliothek Zürich, Ms V 303.141.
Regest: Schönlein bittet Koreff, während des Aufenthalts von Johann Jakob Hess in Paris dessen Behandlung zu übernehmen.
Seitenzahl in dieser Edition: 112.

Nr. 44 Brief (O) an Johann Heinrich Mayr (9.3.1837).
Archiv: Staatsarchiv Thurgau, 8'680'9, 1/2.
Regest: Schönlein schließt sich dem ärztlichen Urteil eines Kollegen an und liefert das Rezept für eine Salbe.
Seitenzahl in dieser Edition: 112.

Nr. 45 Brief (O) an Johannes Jacob Hegetschweiler (21.3.1837).
Archiv: Staatsarchiv Zürich, S 188.4 Nr. 44.
Regest: Schönlein gibt die Übersendung der Krankentabellen für das Kantonsspital und das Krankenhaus an der Spannweid bekannt.
Seitenzahl in dieser Edition: 113.

Nr. 46 Brief (O) an Joachim Steetz (22.4.1837).
Archiv: Staats- und Universitätsbibliothek Hamburg, CS 14: Schönlein: 1–2.

Regest: Schönlein bittet Steetz um freundliche Aufnahme und Empfehlung eines jungen Schweizer Naturforschers, der nach Brasilien reisen möchte.
Seitenzahl in dieser Edition: 113.

Nr. 47 Brief (O) an Christian Hohe (8.6.1837).
Archiv: Universitäts- und Landesbibliothek Bonn, Autographensammlung (Schoene–Schroe).
Regest: Schönlein gibt weitere Lithographien in Auftrag mit detaillierten Angaben zur Ausführung.
Seitenzahl in dieser Edition: 114.

Nr. 48 Brief (O) an unbekannt (8.7.1837).
Archiv: Staatsarchiv Luzern, PA 638/192.
Regest: Schönlein pflichtet der Diagnose eines Kollegen bei und macht entsprechende Therapievorschläge.
Seitenzahl in dieser Edition: 116.

Nr. 49 Brief (O) an Johann Jakob von Tschudi (16.7.1837).
Archiv: Universitätsbibliothek Basel, Tschudi G III 17, Nr. 165.
Regest: Schönlein bestätigt den Eingang einer Sendung Fische und zeigt J. C. Langs Aufbruch nach Angola an.
Seitenzahl in dieser Edition: 117.

Nr. 50 Brief (O) an Christoph Ernst Bach (21.7.1837).
Archiv: Universitätsbibliothek Uppsala, The Waller Manuscript Collection, Ms de-05072.
Regest: Schönlein bittet Bach darum, die Frau von Bürgermeister Hess und ein Fräulein Escher zu behandeln.
Seitenzahl in dieser Edition: 118.

Nr. 51 Brief (O) an Dionysius Linder (1837).
Archiv: Naturkundemuseum Bamberg.
Regest: Schönlein sendet mehrere exotische Naturobjekte für das Naturalienkabinett seiner Heimatstadt.
Seitenzahl in dieser Edition: 118.

Nr. 52 Brief (O) an Christian Hohe (1.2.1838).
Archiv: Staatsbibliothek Bamberg, Autogr. S 40. Erwähnung und kurze Inhaltsangabe bei (Schemmel 1993), S. 131.
Regest: Schönlein fragt an, ob Hohe Zeichnungen von weiteren Petrefakten anfertigen würde.
Seitenzahl in dieser Edition: 122.

Nr. 53 Brief (O) an unbekannt (10.6.1838).
Archiv: Staatsbibliothek zu Berlin – Preußischer Kulturbesitz, Slg. Darmstaedter 3 d 1830: Schönlein, Johann Lukas, 1912.44, Bl. 37. Abschrift in der Staatsbibliothek zu Berlin – Preußischer Kulturbesitz, NL Erich Ebstein, Kasten 8. Nr. 144.

Regest: Schönlein bitte um Ersteigerung einer Reihe von Büchern.
Seitenzahl in dieser Edition: 123.

Nr. 54 Brief (O) an unbekannt (25.6.1838).

Archiv: KB Vadiana St. Gallen, VadSlg NL 202: 36: 143 f.
Regest: Schönlein empfiehlt einem Kollegen, einer gemeinsamen Patientin für ihre Badekur in Bad Ems eine von ihm erstellte Krankengeschichte mitzugeben. Er verweist an den dortigen Arzt Franque, dem er auch die weitere Behandlung der Baronin überlassen möchte.
Seitenzahl in dieser Edition: 123.

Nr. 55 Brief (O) an Andreas Haupt (8.2.1839).

Archiv: Naturkundemuseum Bamberg.
Regest: Schönlein bedauert den Tod von Dionysius Linder (1762–1838) und beglückwünscht Haupt zu dessen Nachfolge. Schönlein drückt seinen Unmut darüber aus, dass es so wenig gebürtige Bamberger auf Forschungsreisen zieht und bekräftigt Haupt gegenüber sein Interesse an (finanzieller) Förderung solcher Unternehmungen.
Seitenzahl in dieser Edition: 124.

Nr. 56 Brief (A) an Philipp Jacob Cretzschmar (26.3.1839).

Archiv: Staatsbibliothek zu Berlin – Preußischer Kulturbesitz, NL Erich Ebstein, Kasten 8, Nr. 144. Maschinenschriftliche Transkription. Original verschollen, vormals in Privatbesitz.
Regest: Schönlein bittet Cretzschmar, Albert von Kölliker (1817–1905) die naturhistorischen Schätze Frankfurts (a. M.) zu zeigen.
Seitenzahl in dieser Edition: 125.

Nr. 57 Brief (A) an Johann Friedrich Dieffenbach (4.5.1839).

Archiv: Geheimes Staatsarchiv Preußischer Kulturbesitz, VI. HA, NL Wilhelm Dorow. Siehe auch oben die Angaben zu Brief Nr. 6.
Regest: Schönlein schickt Dieffenbach eine Abschrift seines Antwortschreibens an Altenstein auf die erfolgte Berufung nach Berlin. Außerdem berichtet Schönlein von den Schwierigkeiten, die ihm in Zürich wegen des bevorstehenden Weggangs gemacht werden.
Seitenzahl in dieser Edition: 126.

Nr. 58 Brief (O) an Karl vom Stein zum Altenstein (2.7.1839).

Archiv: Geheimes Staatsarchiv Preußischer Kulturbesitz, I. HA Rep. 76 Va Sekt. 2 Tit. IV Nr. 6 Bd. 4, Bl. 173–174.
Regest: Schönlein dankt Altenstein für die Übertragung der Leitung der Charité und die Erlaubnis in deutscher Sprache vortragen zu dürfen. Schönlein rechtfertigt seine späte Antwort auf ein Schreiben Altensteins mit Verweis auf die schwierige hochschulpolitische Situation in Zürich.
Seitenzahl in dieser Edition: 127.

Nr. 59 Brief (O) an Conrad Melchior Hirzel (3.7.1839).

Archiv: Staatsarchiv Zürich, U 106 c. 1a Fasz. 1.
Regest: Schönlein bitte um seine Entlassung aus den Funktionen als Universitätslehrer und Spitalsleiter.
Seitenzahl in dieser Edition: 129.

Nr. 60 Brief (O) an Andreas Haupt (19.7.1839).

Archiv: Naturkundemuseum Bamberg.
Regest: Schönlein kündigt die Lieferung einer sehr umfangreichen Naturalienlieferung an und verleiht der Sorge Ausdruck, dass ein Teil der Sammlungsgegenstände in den Besitz eines Bayreuther Regierungsrates gelangen könnte.
Seitenzahl in dieser Edition: 130.

Nr. 61 Brief (O) an Conrad Melchior Hirzel (13.8.1839).

Archiv: Staatsarchiv Zürich, U 106 c. 1a Fasz. 1.
Regest: Schönlein bekräftigt sein Entlassungsgesuch und dringt auf baldige Gewährung aufgrund der in Berlin eingegangenen Verpflichtungen.
Seitenzahl in dieser Edition: 133.

Nr. 62 Brief (O) an Karl vom Stein zum Altenstein (13.8.1839).

Archiv: Geheimes Staatsarchiv Preußischer Kulturbesitz, I. HA Rep. 76 Va Sekt. 2 Tit. IV Nr. 6 Bd. 4, Bl. 199–200.
Regest: Schönlein unterrichtet Altenstein von der negativen Antwort des Züricher Regierungsrates auf sein Entlassungsgesuch und bittet ihn um Rat.
Seitenzahl in dieser Edition: 134.

Nr. 63 Brief (O) an Johann Caspar Ott (25.8.1839).

Archiv: Zentralbibliothek Zürich, FA Ott 10q.
Regest: Schönlein kündigt an, die Konsultationen für Otts „Klientinnen“ in Bälde zu schicken.
Seitenzahl in dieser Edition: 135.

Nr. 64 Brief (O) an unbekannt (19.9.1839).

Archiv: Stadtmuseum Berlin, HU 99/ 342 QA.
Regest: Schönlein diagnostiziert das Halsleiden eines Obristen als *Angina chronica hämorrhoidalis* und unterbreitet entsprechende Therapievorschläge.
Seitenzahl in dieser Edition: 136.

Nr. 65 Brief (O) an Carl Reinhold August Wunderlich (30.9.1839).

Archiv: Universitätsbibliothek Tübingen, Mi XVIII 46.
Regest: Schönlein beantwortet eine Anfrage von Wunderlich dahingehend, dass er wohl kaum im kommenden Wintersemester in Berlin beginnen könne, weil die Züricher Regierung ihn nicht freigeben wolle.
Seitenzahl in dieser Edition: 137.

Nr. 66 Brief (O) an Hans Konrad von Muralt (5.10.1839).

Archiv: Staatsarchiv Zürich, U 106 c. 1a Fasz. 1.
Regest: Schönlein ersucht erneut um baldige Entlassung, da ihm nun das Berufungsdekret aus Berlin zugegangen sei mit der Einladung, seine Funktionen möglichst bald zu beginnen.
Seitenzahl in dieser Edition: 138.

Nr. 67 Brief (O) an Johann Caspar Ott (5.10.1839).

Archiv: Zentralbibliothek Zürich, FA Ott 10q.
Regest: Schönlein übersendet Ott die Konsultationen für dessen „Klientinnen" mit der Bemerkung, dass die Badekur zwar geholfen haben möge, sein ärztlicher Rat aber auch in Zukunft nicht entbehrlich sei.
Seitenzahl in dieser Edition: 138.

Nr. 68 Brief (A) an Theodor Heinrich Rochus von Rochow (24.10.1839).

Archiv: Geheimes Staatsarchiv Preußischer Kulturbesitz, I. HA Rep. 76 Va Sekt. 2 Tit. IV Nr. 6 Bd. 4, Bl. 250. Die Abschrift dieses Auszugs aus dem Brief Schönleins lag einem Brief von Heinrich Wilhelm von Werther (1772–1859, preußischer Minister der auswärtigen Angelegenheiten) an Altenstein vom 12.11.1839 bei – I. HA Rep. 76 Kulturministerium, Va Sekt. 2 Tit. IV Nr. 6 Bd. 4, Bl. 249. Abschrift in der Staatsbibliothek zu Berlin – Preußischer Kulturbesitz, NL Erich Ebstein, Kasten 8, Nr. 144.
Regest: Schönlein setzt von Rochow darüber in Kenntnis, dass die Züricher Regierung wünsche, dass er noch bis zum Frühjahr in Zürich bleibe, um Vorkehrungen für die Wiederbesetzung seiner Stelle sowie die Vollendung des Spitalbaus treffen zu können. Schönlein bittet von Rochow, diesen Wunsch zu unterstützen auch in Rücksicht auf Schönleins familiäre Situation, die es nicht angeraten erscheinen lässt, vor März nach Berlin zu kommen – Schönlein will die preußische Regierung daher um Urlaub bis zum 1.3.1840 bitten.
Seitenzahl in dieser Edition: 139.

Nr. 69 Brief (O) an Karl von Beaulieu-Marconnay (3.10.1839).

Archiv: Universitätsbibliothek Leipzig, Kestners Autographensammlung.
Regest: Schönlein erkundigt sich nach dem Befinden von Hermann Fürst zu Wied (1814–1864) und hofft, dass das Klima von Como günstigen Einfluss gezeigt habe. Schönlein gibt Hinweise zu heilsamen Beschäftigungen des Fürsten.
Seitenzahl in dieser Edition: 141.

Nr. 70 Brief (O) an unbekannt (1839).

Archiv: Jagiellonen Bibliothek Krakau, Autographen Sammlung, Schoenlein.
Regest: Schönlein entschuldigt sich dafür, seinen Dank für die Besorgung mehrerer Aufträge nicht persönlich ausgesprochen zu haben. Als

Grund nennt er die Schwierigkeiten, die ihm die Regierung mache, von Zürich fortzukommen.
Seitenzahl in dieser Edition: 142.

Nr. 71 Brief (O) an Christoph Ernst Bach (vor 1840).

Archiv: Staatsbibliothek zu Berlin – Preußischer Kulturbesitz, Slg. Darmstaedter 3 d 1830: Schönlein, Johann Lukas, 1912.48 Bl. 3–4. Abschrift in der Staatsbibliothek zu Berlin – Preußischer Kulturbesitz, NL Erich Ebstein, Kasten 8, Nr. 144.
Regest: Schönlein bittet Bach darum, einen Patienten mit Kopfschmerzen zu behandeln. Frau Bürgermeister Hess habe er mit einer Baldrianinfusion behandelt, was Bach berücksichtigen solle.
Seitenzahl in dieser Edition: 143.

Nr. 72 Brief (O) an Karl vom Stein zum Altenstein (4.1.1840).

Archiv: Geheimes Staatsarchiv Preußischer Kulturbesitz, I. HA Rep. 76 Va Sekt. 2 Tit. IV Nr. 6 Bd. 5, Bl. 21.
Regest: Schönlein setzt Altenstein davon in Kenntnis, dass er am 24.12.1839 seine Kündigung erhalten habe und somit erst am 5.1.1840 seine Reise von Zürich nach Berlin antreten könne – er hoffe, in den beiden letzten Monaten des laufenden Semesters noch klinischen Unterricht abhalten zu können.
Seitenzahl in dieser Edition: 143.

Nr. 73 Brief (O) an Robert Friedrich Froriep (4.1.1840).

Archiv: Goethe-Schiller-Archiv Weimar, GSA 6/4106.
Regest: Schönlein erinnert an ein in der Vergangenheit stattgefundenes Treffen mit Froriep in Würzburg und lobt Frorieps seither entstandenes wissenschaftliches Werk. Er drückt seine Hoffnung aus, auf Frorieps Unterstützung in Berlin rechnen zu können.
Seitenzahl in dieser Edition: 144.

Nr. 74 Brief (O) an Johann Friedrich Dieffenbach (27.2.1840).

Archiv: University of Chicago Library, Frank Webster Jay Collection, Series IV, Box 3 Folder 32. Als Abschrift auch erhalten bei Dorow: Geheimes Staatsarchiv Preußischer Kulturbesitz, VI. HA, NL Wilhelm Dorow. Siehe Brief Nr. 6.
Regest: Schönlein berichtet von seiner Ankunft in Bamberg und der ihn dort ereilenden Erkältung. Weiterhin verkündet er seine Absicht, auf der bevorstehenden Fahrt nach Berlin über Leipzig zu reisen und dort für kurze Zeit Halt zu machen.
Seitenzahl in dieser Edition: 145 (Faksimile in der Buchmitte).

Nr. 75 Brief (A) an Johann Friedrich Dieffenbach (3.3.1840).

Archiv: Geheimes Staatsarchiv Preußischer Kulturbesitz, VI. HA, NL Wilhelm Dorow. Siehe auch oben die Angaben zu Brief Nr. 6.

Regest: Schönlein entschuldigt die immer noch nicht erfolgte Abreise nach Berlin mit einer Erkältung.
Seitenzahl in dieser Edition: 146.

Nr. 76 Brief (O) an Ferdinand Keller (12.4.1840).
Archiv: Zentralbibliothek Zürich, Ms V 318.54d.
Regest: Schönlein bedankt sich dafür, dass ihm Keller seine Naturaliensammlung aus Zürich geschickt hat. Er stellt in Aussicht, die naturhistorischen Studien von zwei jungen Forschern finanziell unterstützen zu wollen. Schönlein beglückwünscht Keller zur Berufung J. Henles an die Züricher Universität.
Seitenzahl in dieser Edition: 147.

Nr. 77 Brief (O) an Johann Friedrich Lüdicke (13.5.1840).
Archiv: Burgerbibliothek Bern Mss.h.h.XIV.151.
Regest: Schönlein willigt in Lüdickes Bitte um ärztliche Konsultation ein und bittet ihn, zu diesem Zweck in seine Wohnung zu kommen.
Seitenzahl in dieser Edition: 148.

Nr. 78 Brief (O) an Martin Wilhelm Oppenheim (30.5.1840).
Archiv: Universitätsbibliothek Uppsala, The Waller Manuscript Collection, Waller Ms de-05073.
Regest: Schönlein teilt Oppenheim seine Sprechzeiten mit.
Seitenzahl in dieser Edition: 149.

Nr. 79 Brief (O) an Friedrich Wilhelm Puhlmann (16.7.1840).
Archiv: Universitätsbibliothek Uppsala, The Waller Manuscript Collection, Waller Ms de-05075.
Regest: Schönlein plädiert für die Fortsetzung eines mit Puhlmann vereinbarten Heilverfahrens bei einem namentlich nicht genannten Patienten.
Seitenzahl in dieser Edition: 149.

Nr. 80 Brief (O) an Maria Anna Amalie von Hessen-Homburg (23.11.1840).
Archiv: Hessisches Staatsarchiv Darmstadt, Fischbacher Archiv D22 Nr. 22/181.
Regest: Schönlein dankt Prinzessin Marianne für ein kostbares Geschenk, das diese ihm als Gegenleistung für seine ärztlichen Dienste gemacht hat. Schönlein freut sich über den von der Prinzessin angekündigten Aufenthalt in Bamberg und hofft, dass sie dort weiter genesen werde.
Seitenzahl in dieser Edition: 150.

Nr. 81 Brief (O) an Charles Klein (1840).
Archiv: Universität Tartu, Schardius, Friedrich Ludwig. Autograafide kollektsioon. 1512–1855.
Regest: Schönlein schlägt Klein einen Konsultationstermin vor.
Seitenzahl in dieser Edition: 151.

Nr. 82 Brief (O) an unbekannt (nach 1840).

Archiv: Universitätsbibliothek Uppsala, The Waller Manuscript Collection, Ms de-05086.
Regest: Schönlein drückt seine Freude darüber aus, dass die Briefempfängerin die Schweiz liebgewonnen habe und auf dem Weg der Besserung sei. Er hofft, dass sich der Gesundheitszustand der Patientin weiter bessern werde, und empfiehlt sie der Behandlung eines Kollegen, für den er einen Krankenbericht angefertigt hat.
Seitenzahl in dieser Edition: 151.

Nr. 83 Brief (O) an Robert Remak (nach 1840).

Archiv: Staatsbibliothek zu Berlin – Preußischer Kulturbesitz, Nachlass Robert Remak/ Nachl. 187 K. 5.
Regest: Schönlein bittet Remak darum, einen Kranken aufzusuchen, der an Samenerguss leidet und eine mikroskopische Untersuchung des Samens vorzunehmen.
Seitenzahl in dieser Edition: 152.

Nr. 84 Brief (O) an unbekannt (nach 1840).

Archiv: Universitätsbibliothek Uppsala, The Waller Manuscript Collection, Ms de-05083.
Regest: Schönlein tauscht sich mit einem Kollegen über Krankheit und Therapie einer adligen Patientin aus und macht einen Rezeptvorschlag.
Seitenzahl in dieser Edition: 152.

Nr. 85 Brief (O) an unbekannt (nach 1840).

Archiv: Staats- und Universitätsbibliothek Hamburg, CS 14: Schönlein: 3.
Regest: Schönlein hat einen Kollegen nicht zur vereinbarten Zeit antreffen können und schlägt einen neuen Termin vor.
Seitenzahl in dieser Edition: 153.

Nr. 86 Brief (O) an unbekannt (nach 1840).

Archiv: Universitäts- und Landesbibliothek Halle, Yg 2° 34 (66).
Regest: Schönlein sagt eine mit einem Kollegen geplante Konsultation wegen Rheumatismus ab.
Seitenzahl in dieser Edition: 154.

Nr. 87 Brief (O) an Friedrich August von Ammon (10.5.1841).

Archiv: Staatsbibliothek zu Berlin – Preußischer Kulturbesitz, Slg. Darmstaedter 3 d 1830: Schönlein, Johann Lukas, Bl. 1–2. Der Brief ist von der Hand des Patienten geschrieben, Schönlein hat eigenhändig unterzeichnet. Abschrift in der Staatsbibliothek zu Berlin – Preußischer Kulturbesitz, NL Erich Ebstein, Kasten 8, Nr. 144.
Regest: Schönlein empfiehlt einen Patienten, der für einige Zeit in Dresden weilt, der Obhut von Ammons, schildert zu diesem Zwecke die Krankengeschichte und gibt Therapieempfehlungen.
Seitenzahl in dieser Edition: 154.

Nr. 88 Brief (O) an Karl Ewald Hasse (20.5.1841).

Archiv: Niedersächsische Staats- und Universitätsbibliothek Göttingen, 8° Cod. Ms. Hist. Lit. 39 d: 6, Bl. 25. Der Brief ist von fremder Hand geschrieben, Schönlein hat eigenhändig unterzeichnet.
Regest: Schönlein dankt Hasse für die Übersendung eines Exemplars seiner "Specielle[n] pathologischen Anatomie" und betont die Bedeutung des Verhältnisses von spezieller Pathologie und Anatomie für den Fortgang der medizinischen Wissenschaften.
Seitenzahl in dieser Edition: 156.

Nr. 89 Brief (O) an Robert Remak (8.7.1841).

Archiv: Staatsbibliothek zu Berlin – Preußischer Kulturbesitz, Nachlass Robert Remak/ Nachl. 187 K. 5. Abschrift in der Staatsbibliothek zu Berlin – Preußischer Kulturbesitz, NL Erich Ebstein, Kasten 8, Nr. 144.
Regest: Schönlein möchte von Remak über dessen neueste Forschungsergebnisse informiert werden und verabredet sich mit ihm zum Mittagessen.
Seitenzahl in dieser Edition: 157.

Nr. 90 Brief (A) an Joseph Adam Frankl (17.7.1841).

Archiv: Staatsbibliothek zu Berlin – Preußischer Kulturbesitz, NL Erich Ebstein, Kasten 8, Nr. 144. Auf der Abschrift findet sich die Angabe, dass – wie im Falle der beiden Briefe an Karl Ewald Hasse (siehe in dieser Edition die Briefe Nr. 88 und Nr. 95 – nur die Unterschrift von Schönlein selbst stamme, der Brieftext dagegen von fremder Hand geschrieben sei.
Regest: Schönlein dankt Frankl für die Zusendung einer Publikation über die Heilquellen Marienbads und erwägt die Nutzung seiner Erfahrungen.
Seitenzahl in dieser Edition: 157.

Nr. 91 Brief (O) an Johann Friedrich Albrecht von Eichhorn (4.8.1841).

Archiv: Geheimes Staatsarchiv Preußischer Kulturbesitz, GStA PK, I. HA Rep. 76 Kultusministerium, I Sekt. 31 Lit. S Nr. 44, Bl. 10.
Regest: Schönlein bittet um einen 6-wöchigen Urlaub, um eine Reise nach Süddeutschland unternehmen zu können, auf der er u. a. seine hochbejahrte Mutter besuchen möchte.
Seitenzahl in dieser Edition: 158.

Nr. 92 Brief (O) an unbekannt (ca. 1841).

Archiv: Privatbesitz.
Regest: Schönlein bedauert es, einer an ihn ergangenen Einladung nicht folgen zu können, und entschuldigt dies mit eigenem Unwohlsein und dem Umgang mit infektiösen Patienten.
Seitenzahl in dieser Edition: 158.

Nr. 93 Brief (O) an unbekannt (ca. 1841).

Archiv: Jagiellonen Bibliothek Krakau, Autographen Sammlung, Schoenlein.
Regest: Schönlein teilt dem Adressaten seine Vorlesungsthemen und -zeiten für das kommende Sommersemester mit.
Seitenzahl in dieser Edition: 159.

Nr. 94 Brief (O) an unbekannt (4.8.1842).

Archiv: Universitätsbibliothek Uppsala, The Waller Manuscript Collection, Ms de-05074.
Regest: Schönlein entschuldigt sein Fernbleiben von einer Ministerialsitzung.
Seitenzahl in dieser Edition: 159.

Nr. 95 Brief (O) an Karl Ewald Hasse (24.8.1842).

Archiv: Niedersächsische Staats- und Universitätsbibliothek Göttingen, 8° Cod. Ms. Hist. Lit. 39 d: 6, Bl. 26. Der Brief ist von fremder Hand geschrieben, Schönlein hat eigenhändig unterzeichnet.
Regest: Schönlein bedankt sich für die Übersendung des zweiten Bandes der "Specielle[n] pathologischen Anatomie". Schönlein beglückwünscht Hasse zu dieser verdienstvollen Publikation und wünscht ihm gutes Gelingen bei der Vollendung seines Werkes.
Seitenzahl in dieser Edition: 160.

Nr. 96 Brief (O) an unbekannt (4.9.1842).

Archiv: Staatsbibliothek Bamberg, Autogr. S 73.
Regest: Schönlein bestätigt dem Empfänger den Eingang einer Lieferung an Zeichnungen, die er aber bislang noch nicht an den König weiterleiten konnte.
Seitenzahl in dieser Edition: 160.

Nr. 97 Brief (O) an Ferdinand Keller (Anfang 1842).

Archiv: Zentralbibliothek Zürich, Ms V 318.54d.
Regest: Schönlein fragt an, ob Keller schon eine Probe von der Erde bekommen habe, die in Berlin für den Einsturz ganzer Häuserzeilen verantwortlich gemacht wird. Schönlein äußert den Wunsch einer Reise nach Zürich.
Seitenzahl in dieser Edition: 161.

Nr. 98 Brief (O) an Johann Jakob Hess (1842).

Archiv: Zentralbibliothek Zürich, Ms V 303.141.
Regest: Schönlein drückt seine alte Verbundenheit mit Zürich und seinen dortigen Freunden aus.
Seitenzahl in dieser Edition: 162.

Nr. 99 Brief (O) an unbekannt (8.5.1843).

Archiv: Staatsbibliothek Bamberg, Autogr. S 66.

Regest: Schönlein diagnostiziert die Krankheit eines Patienten als *Status abdominalis*, der noch zwischen Gicht und Hämorrhoiden als Ausstoßungsweisen schwanke. Schönlein empfiehlt u. a. den Besuch und Gebrauch der Heilquellen Marienbads und eine Trinkkur in Franzensbad, außerdem einen Winteraufenthalt in Italien.
Seitenzahl in dieser Edition: 162.

Nr. 100 Brief (O) an Joachim Heinrich Jaeck (19.11.1843).

Archiv: Staatsbibliothek Bamberg, Akten A 2/33 (1843/44) Nr. 98 b (Schönlein). Abschrift in der Staatsbibliothek zu Berlin – Preußischer Kulturbesitz, NL Erich Ebstein, Kasten 8, Nr. 144.
Regest: Schönlein berichtet von der Ankunft eines Bamberger Arztes und dessen bevorstehender Reise nach Russland. Graf Raczynsky habe ihm ein Exemplar des *Chronicon Wigandi* für die Bamberger Bibliothek geschickt – ein gefälliges Dankesschreiben könnte womöglich noch mehr Buchgeschenke des Grafen zur Folge haben. Schönlein spekuliert über den Kauf eines Hauses in Bamberg für seine Mutter.
Seitenzahl in dieser Edition: 164.

Nr. 101 Brief (O) an Johann Friedrich Weidhas (22.11.1843).

Archiv: University of Chicago Library, Frank Webster Jay Collection, Series IV, Box 3 Folder 32.
Regest: Schönlein ersucht Weidhas, für ihn eine Medaille zu bestellen, und erkundigt sich nach dem Preis für eine Humboldt-Medaille.
Seitenzahl in dieser Edition: 165.

Nr. 102 Brief (O) an Johann Christian Jüngken (22.11.1843).

Archiv: Universitätsbibliothek Uppsala, The Waller Manuscript Collection, Ms de-05076.
Regest: Schönlein befundet eine chronische Irritation des rechten Lungenflügels und rät zur allgemeinen Schonung, Diät, Einreibung mit einer Salbe, Einnahme von Pillen sowie einer Trinkkur im Frühling. Für die Salbe und die Pillen gibt Schönlein ein Rezept.
Seitenzahl in dieser Edition: 165.

Nr. 103 Brief (O) an unbekannt (28.1.1844).

Archiv: Staatsbibliothek zu Berlin – Preußischer Kulturbesitz, Slg. Darmstaedter 3 d 1830: Schönlein, Johann Lukas, Bl. 32. Abschrift in der Staatsbibliothek zu Berlin – Preußischer Kulturbesitz, NL Erich Ebstein, Kasten 8, Nr. 144.
Regest: Schönlein sieht in dem ihm mitgeteilten Krankheitszustand einer Gräfin eine günstige Entwicklung. Er empfiehlt u. a. ein abführend wirkendes Bitterwasser.
Seitenzahl in dieser Edition: 167 (Faksimile in der Buchmitte).

Nr. 104 Brief (A) an Adolf Asher (12.2.1844).

Archiv: Staatsbibliothek zu Berlin – Preußischer Kulturbesitz, NL Erich Ebstein, Kasten 8, Nr. 144. Original war laut Angabe auf der Transkription im Besitze Ebsteins – heute nicht mehr erhalten.
Regest: Schönlein möchte das von Asher zugestellte Exemplar des *Journal of the Royal Geographical Society* behalten und auch die bereits erschienenen Hefte sowie die Fortsetzung bestellen.
Seitenzahl in dieser Edition: 168.

Nr. 105 Brief (O) an Johann Jakob Hess (3.3.1844).

Archiv: Zentralbibliothek Zürich, Ms V 303.141.
Regest: Schönlein bedauert, dass man in Berlin nicht gewillt sei, Mitscherlich zu halten, und beglückwünscht Hess zur Berufung Mitscherlichs. Als Alternative zu Mitscherlich könnte sich Schönlein nur August Siebert vorstellen.
Seitenzahl in dieser Edition: 168.

Nr. 106 Brief (O) an Friedrich Wilhelm von Reden (30.3.1844).

Archiv: Universitätsbibliothek Uppsala, The Waller Manuscript Collection, Ms de-05077.
Regest: Schönlein bestellt beim Empfänger die Tageszeitungen *La Presse* und die *Würzburger Zeitung*.
Seitenzahl in dieser Edition: 169.

Nr. 107 Brief (O) an Robert Friedrich Froriep (30.5.1844).

Archiv: Goethe-Schiller-Archiv Weimar, GSA 6/4106.
Regest: Schönlein bittet Froriep, die Tochter von Christian Karl Josias von Bunsen (1791–1860) zu konsultieren und diese eventuell mit Hilfe des Elektromagnetismus zu behandeln.
Seitenzahl in dieser Edition: 170.

Nr. 108 Brief (O) an unbekannt (3.6.1844).

Archiv: Staatsbibliothek zu Berlin – Preußischer Kulturbesitz, Slg. Darmstaedter 3 d 1830: Schönlein, Johann Lukas, 1921.238, Bl. 30–31. Abschrift in der Staatsbibliothek zu Berlin – Preußischer Kulturbesitz, NL Erich Ebstein, Kasten 8, Nr. 144.
Regest: Schönlein diagnostiziert eine Scrophulose, die er u. a. für die mangelhafte Lungenfunktion, die Schwäche des Nervensystems, die Rückgratverkrümmung, die Dislokation des Herzens sowie in letzter Zeit auftretende epileptische Anfälle verantwortlich macht. Er empfiehlt eine Kaltwasser- und Trinkkur.
Seitenzahl in dieser Edition: 170.

Nr. 109 Brief (A) an unbekannt (16.8.1844).

Archiv: Staatsbibliothek zu Berlin – Preußischer Kulturbesitz, NL Erich Ebstein, Kasten 8, Nr. 144.

Regest: Schönlein stimmt einem Kollegen in der Anwendung von kalten Fußbädern und Klistieren zu, zeigt sich aber nicht einverstanden mit der zeitlichen Begrenzung einer Seebadkur.
Seitenzahl in dieser Edition: 172.

Nr. 110 Brief (O) an unbekannt (14.8.1845).
Archiv: Universitätsbibliothek Uppsala, The Waller Manuscript Collection, Ms de-05078.
Regest: Schönlein empfiehlt einem Kollegen, mit einer bisher angewendeten Therapie fortzufahren.
Seitenzahl in dieser Edition: 172.

Nr. 111 Brief (O) an Johann Heinrich Landolt-Rahn (5.9.1845).
Archiv: Zentralbibliothek Zürich, Autogr. Ott, Schönlein.
Regest: Schönlein zeigt Interesse an zu Ehren von Schweizer Ärzten und Naturforschern geprägten Medaillen und bietet dem Briefempfänger im Gegenzug an, für die Bereicherung von dessen Sammlung tätig zu werden.
Seitenzahl in dieser Edition: 173.

Nr. 112 Brief (O) an unbekannt (18.9.1845).
Archiv: Universitätsbibliothek Uppsala, The Waller Manuscript Collection, Ms de-05079.
Regest: Schönlein ist der Ansicht, dass die Erscheinungen am Oberarm eines Patienten kritische Bedeutung besitzen und den Abschluss einer rheumatisch-gichtischen Erkrankung anzeigen. Er empfiehlt die bisherige Diät unter Zusatz von Chinarindenextrakt fortzusetzen. Außerdem sollte ein Kataplasma aus Leinsamen unter Zusatz von Schierlingsblättern zur Anwendung kommen.
Seitenzahl in dieser Edition: 173.

Nr. 113 Brief (O) an Johann Albrecht Friedrich von Eichhorn (26.12.1845).
Archiv: Geheimes Staatsarchiv Preußischer Kulturbesitz, GStA PK, I. HA Rep. 76 Kultusministerium, I Sekt. 31 Lit. S Nr. 44, Bl. 37.
Regest: Schönlein sucht um Entbindung von seiner Funktion als Vortragender Rat nach.
Seitenzahl in dieser Edition: 174.

Nr. 114 Brief (O) an Christian Friedrich Schönbein (27.4.1846).
Archiv: Universitätsbibliothek Basel, NL 64: I A 818.
Regest: Schönlein gratuliert Schönbein zu einer Entdeckung und teilt ihm mit, dass nach Rücksprache mit den preußischen Behörden einer Patentierung nichts im Wege stünde. Im weiteren Briefverlauf äußerst sich Schönlein zum genauen Prozedere der Antragstellung.
Seitenzahl in dieser Edition: 175.

Nr. 115 Brief (O) an Johannes Schulze (12.9.1846).

Archiv: gegenwärtig in der Jagiellonen Bibliothek Krakau, Autographen Sammlung, Schoenlein; ehemals Varnhagen Sammlung, Kasten 229. Abschrift in der Staatsbibliothek zu Berlin – Preußischer Kulturbesitz, NL Erich Ebstein, Kasten 8, Nr. 143.

Regest: Schönlein bittet Schulze um einen freundschaftlichen Besuch anlässlich des Todes seiner Gattin.

Seitenzahl in dieser Edition: 176 (Faksimile in der Buchmitte).

Nr. 116 Brief (O) an unbekannt (13.9.1846).

Archiv: Jagiellonen Bibliothek Krakau, Autographen Sammlung, Schoenlein.

Regest: Schönlein teilt dem Adressaten den Tod seiner Gattin mit und bittet diesen, das Verabredete zu veranlassen.

Seitenzahl in dieser Edition: 176.

Nr. 117 Brief (O) an unbekannt (13.11.1846).

Archiv: Goethe-Schiller-Archiv Weimar, GSA 96/2608a.

Regest: Schönlein entschuldigt sich, der Einladung des Justizrates nicht folgen zu können – seine Pflicht gebiete es ihm, auf der Geburtstagsfeier der Königin anwesend zu sein.

Seitenzahl in dieser Edition: 177.

Nr. 118 Brief (O) an Luise Elkan (10.6.1847).

Archiv: Goethe-Schiller-Archiv Weimar, GSA 151/216.

Regest: Schönlein bedauert es, noch immer nicht seinen Verpflichtungen gegenüber der Briefempfängerin nachgekommen zu sein und verspricht, dies bald nachzuholen.

Seitenzahl in dieser Edition: 177.

Nr. 119 Brief (O) an Johann Albrecht Friedrich von Eichhorn (13.8.1847).

Archiv: Geheimes Staatsarchiv Preußischer Kulturbesitz, GStA PK, I. HA Rep. 76 Kultusministerium, I Sekt. 31 Lit. S Nr. 44, Bl. 41.

Regest: Schönlein bittet um einen 6-wöchigen Urlaub anlässlich des Todes seiner Mutter.

Seitenzahl in dieser Edition: 178.

Nr. 120 Brief (O) an Johann Friedrich Dieffenbach (zwischen 1840–1847).

Archiv: Universitätsbibliothek Uppsala, The Waller Manuscript Collection, Ms de-05084.

Regest: Schönlein bittet Dieffenbach, sich zu einer gemeinsamen Konsultation eines Patienten einzufinden.

Seitenzahl in dieser Edition: 178.

Nr. 121 Brief (O) an unbekannt (ca. 1849).

Archiv: Staatsbibliothek zu Berlin – Preußischer Kulturbesitz, Slg. Darmstaedter 3 d 1830: Schönlein, Johann Lukas, Bl. 42–43. Abschrift

in der Staatsbibliothek zu Berlin – Preußischer Kulturbesitz, NL Erich Ebstein, Kasten 8, Nr. 144.
Regest: Schönlein bedankt sich bei der Empfängerin des Briefes für die Besorgung seiner Bamberger Angelegenheiten und bittet sie, eine bei einer Wette gewonnene Geldsumme für wohltätige Zwecke zu spenden.
Seitenzahl in dieser Edition: 179.

Nr. 122 Brief (O) an Adalbert von Ladenberg (19.7.1849).
Archiv: Geheimes Staatsarchiv Preußischer Kulturbesitz, GStA PK, I. HA Rep. 76 Kultusministerium, I Sekt. 31 Lit. S Nr. 44, Bl. 46.
Regest: Schönlein bittet unter Anführung gesundheitlicher Probleme um Gestattung eines 8-wöchigen Urlaubs, den er für eine Badekur zu nutzen gedenkt.
Seitenzahl in dieser Edition: 180.

Nr. 123 Brief (A) an Chr. H. Dedel (zwischen 1840–1850).
Archiv: Staatsbibliothek zu Berlin – Preußischer Kulturbesitz, NL Erich Ebstein, Kasten 8, Nr. 144.
Regest: Schönlein führt die *Neuralgia meseraica* einer Patientin auf noch nicht entwickelte Mastdarmhämorrhoiden zurück und empfiehlt u. a. Sitzbäder und Klistiere.
Seitenzahl in dieser Edition: 180.

Nr. 124 Brief (A) an unbekannt (16.3.1850).
Archiv: Staatsbibliothek zu Berlin – Preußischer Kulturbesitz, NL Erich Ebstein, Kasten 8, Nr. 144. Als Fundort wurde vom Abschreiber „Kgl. Hausarchiv“ angegeben – Archivalien mit dieser Altsignatur werden heute überwiegend unter der Signatur GStA PK, BPH (Brandenburg-Preußisches-Hausarchiv) geführt. Der Originalbrief konnte bislang nicht aufgefunden werden.
Regest: Schönlein sendet dem Empfänger ein an den König gerichtetes Bittgesuch betreffs Regelung seiner Pensionsberechtigung.
Seitenzahl in dieser Edition: 181.

Nr. 125 Brief (O) an Friedrich Wilhelm IV. von Preußen (16.3.1850).
Archiv: Geheimes Staatsarchiv Preußischer Kulturbesitz, GStA PK, I. HA Rep. 76 Kultusministerium, I Sekt. 31 Lit. S Nr. 44, Bl. 56.
Regest: Schönlein bittet den König darum, seine Pensionsangelegenheit zu seinen Gunsten zu regeln.
Seitenzahl in dieser Edition: 181.

Nr. 126 Brief (O) an unbekannt (10.4.1851).
Archiv: Universitätsbibliothek Uppsala, The Waller Manuscript Collection, Ms de-05069.
Regest: Schönlein sendet eine Liste mit Pestschriften mit der Bemerkung zurück, die meisten davon schon zu besitzen – für die übrigen erbittet er sich genaue Preisangaben.
Seitenzahl in dieser Edition: 182.

Nr. 127 Brief (O) an Karl Otto von Raumer (19.7.1851).

Archiv: Geheimes Staatsarchiv Preußischer Kulturbesitz, GStA PK, I. HA Rep. 76 Kultusministerium, I Sekt. 31 Lit. S Nr. 44, Bl. 69.
Regest: Schönlein bittet unter Anführung seines schlechten Gesundheitszustands um Genehmigung eines 8-wöchigen Urlaubs, um sich einer Badekur unterziehen zu können.
Seitenzahl in dieser Edition: 183.

Nr. 128 Brief (A) an unbekannt (1.9.1851).

Archiv: Staatsbibliothek zu Berlin – Preußischer Kulturbesitz, NL Erich Ebstein, Kasten 8, Nr. 144. Zur Provenienz gibt der Abschreiber an: „Im Besitz von Dr. Emil Stransky, Karlsbad. Haus Continental". Das Original wurde vor einigen Jahren vom Antiquariat Eberhard Köstler (Tutzing) an einen Privatsammler verkauft.
Regest: Schönlein drückt seine Freude darüber aus, dass die Brunnenkur der Gesundheit des Prinzen anscheinend so gut bekommen ist und empfiehlt zur Konsolidierung einen Winteraufenthalt in Italien.
Seitenzahl in dieser Edition: 183.

Nr. 129 Brief (A) an unbekannt (20.9.1851).

Archiv: Staatsbibliothek zu Berlin – Preußischer Kulturbesitz, NL Erich Ebstein, Kasten 8, Nr. 144. Zur Provenienz gibt der Abschreiber an: „Im Besitz von Prof. Dr. G. H. Schmidt, Heidelberg. Sophienstr. 7". Heutiger Besitzer nicht identifiziert.
Regest: Schönlein hofft, dass der Briefempfänger seinen Stuttgarter Freund wohlwollend bei sich in Zürich aufnehmen werde.
Seitenzahl in dieser Edition: 184.

Nr. 130 Brief (A) an unbekannt (30.11.1851).

Archiv: Staatsbibliothek zu Berlin – Preußischer Kulturbesitz, NL Erich Ebstein, Kasten 8, Nr. 144. Als Fundort wurde vom Abschreiber „Kgl. Hausarchiv" angegeben – Archivalien mit dieser Altsignatur werden heute überwiegend unter der Signatur GStA PK, BPH (Brandenburg-Preußisches-Hausarchiv) geführt. Der Originalbrief konnte bislang nicht aufgefunden werden.
Regest: Schönlein erneuert sein Entlassungsgesuch mit der Begründung, dass es ihm sein schlechter Gesundheitszustand nicht gestatte, seinen Funktionen weiterhin nachzukommen.
Seitenzahl in dieser Edition: 185.

Nr. 131 Brief (O) an Karl Otto von Raumer (8.8.1852).

Archiv: Geheimes Staatsarchiv Preußischer Kulturbesitz, GStA PK, I. HA Rep. 76 Kultusministerium, I Sekt. 31 Lit. S Nr. 44, Bl. 71.
Regest: Schönlein bittet zum Zwecke einer Erholungsreise um einen 6-wöchigen Urlaub.
Seitenzahl in dieser Edition: 186.

Nr. 132 Brief (O) an Karl Otto von Raumer (3.8.1853).

Archiv: Geheimes Staatsarchiv Preußischer Kulturbesitz, GStA PK, I. HA Rep. 76 Kultusministerium, I Sekt. 31 Lit. S Nr. 44, Bl. 73.
Regest: Schönlein zeigt die Verleihung verschiedener Orden an und bittet darum, diese annehmen zu dürfen.
Seitenzahl in dieser Edition: 186.

Nr. 133 Brief (O) an Karl Otto von Raumer (8.8.1853).

Archiv: Geheimes Staatsarchiv Preußischer Kulturbesitz, GStA PK, I. HA Rep. 76 Kultusministerium, I Sekt. 31 Lit. S Nr. 44, Bl. 75.
Regest: Schönlein ersucht um die Erlaubnis für einen 5-wöchigen Urlaub.
Seitenzahl in dieser Edition: 187.

Nr. 134 Brief (O) an Alexander Mendelssohn (15.3.1854).

Archiv: Staatsbibliothek zu Berlin – Preußischer Kulturbesitz, MA Nachl. 6,2–14,9.
Regest: Schönlein bedauert es, einer an ihn ergangenen Einladung wegen gesundheitlicher Probleme nicht folgen zu können.
Seitenzahl in dieser Edition: 187.

Nr. 135 Brief (O) an Gustav Veit (1.4.1854).

Archiv: Universitätsbibliothek Uppsala, The Waller Manuscript Collection, Ms de-05081.
Regest: Schönlein lenkt die Aufmerksamkeit des Empfängers auf Lungengeräusche, die er bei der Untersuchung einer gemeinsamen Patientin festgestellt hat.
Seitenzahl in dieser Edition: 188.

Nr. 136 Brief (O) an unbekannt (16.8.1854).

Archiv: Universitätsbibliothek Basel, Autographen-Slg. Geigy-Hagenbach, Nr. 863 (2915).
Regest: Schönlein gibt umfassende Ratschläge, wie man sich vor der Cholera schützen können soll.
Seitenzahl in dieser Edition: 188.

Nr. 137 Brief (O) an Karl Otto von Raumer (1.9.1854).

Archiv: Geheimes Staatsarchiv Preußischer Kulturbesitz, GStA PK, I. HA Rep. 76 Kultusministerium, I Sekt. 31 Lit. S Nr. 44, Bl. 79.
Regest: Schönlein beantragt einen vierwöchigen Urlaub für eine Erholungsreise.
Seitenzahl in dieser Edition: 190.

Nr. 138 Brief (A) an Friedrich Ludwig Schoeler (27.3.1855).

Archiv: Staatsbibliothek zu Berlin – Preußischer Kulturbesitz, NL Erich Ebstein, Kasten 8, Nr. 144. Zur Provenienz gibt der Abschreiber an: „Im Besitz von Dr. Erich Ebstein“ – das Original findet sich aber nicht im Berliner Nachlassteil Ebsteins.

Regest: Schönlein bittet Schoeler, das in der Anlage übersandte Bittgesuch an den König weiterzuleiten.
Seitenzahl in dieser Edition: 190.

Nr. 139 Brief (O) an Karl Sebastian von Pfeufer (1.10.1855).
Archiv: Universitätsbibliothek Johann Christian Senckenberg Frankfurt a. M., Autogr. J. L. Schönlein.
Regest: Schönlein empfiehlt seinen Schwager Ludwig Heffner für eine Stelle als Landgerichtsarzt in Bayern.
Seitenzahl in dieser Edition: 191.

Nr. 140 Brief (O) an unbekannt (25.5.1857).
Archiv: Zentralbibliothek Zürich, Autogr. ZB, Schoenlein.
Regest: Schönlein bedankt sich für eine Medaille und sendet im Gegenzug zwei Gedenkmünzen.
Seitenzahl in dieser Edition: 192.

Nr. 141 Brief (O) an Ludwig von Massow (15.9.1858).
Archiv: Geheimes Staatsarchiv Preußischer Kulturbesitz, GStA PK, I. HA Rep. 100 Ministerium des Königlichen Hauses, Nr. 824, Bl. 23–24.
Regest: Schönlein bekundet seinen Unmut darüber, dass er bei der letzten Ordensverleihung anlässlich der Wiederherstellung der Gesundheit des Königs leer ausgegangen sei und beantragt seine sofortige Entlassung aus allen Dienstverhältnissen.
Seitenzahl in dieser Edition: 193.

Nr. 142 Brief (O) an Ludwig von Massow (21.9.1858).
Archiv: Geheimes Staatsarchiv Preußischer Kulturbesitz, GStA PK, I. HA Rep. 100 Ministerium des Königlichen Hauses, Nr. 824, Bl. 30–31.
Regest: Schönlein reagiert abweisend auf ein Erklärungsschreiben von Massows und erneuert sein Entlassungsgesuch.
Seitenzahl in dieser Edition: 195.

Nr. 143 Brief (O) an Karl Otto von Raumer (22.9.1858).
Archiv: Geheimes Staatsarchiv Preußischer Kulturbesitz, GStA PK, I. HA Rep. 76 Kultusministerium, I Sekt. 31 Lit. S Nr. 44, Bl. 99.
Regest: Schönlein zeigt von Raumer an, dass er bei von Massow um seine vorzeitige Entlassung gebeten habe.
Seitenzahl in dieser Edition: 196.

Nr. 144 Brief (O) an Karl Otto von Raumer (15.10.1858).
Archiv: Geheimes Staatsarchiv Preußischer Kulturbesitz, GStA PK, I. HA Rep. 76 Kultusministerium, I Sekt. 31 Lit. S Nr. 44, Bl. 104.
Regest: Schönlein kündigt von Raumer seine Rückkehr nach Berlin an.
Seitenzahl in dieser Edition: 197.

Nr. 145 Brief (O) an August Wegner (18.12.1858).
Archiv: Universitätsbibliothek Uppsala, The Waller Manuscript Collection, Ms de-05082.

Regest: Schönlein bittet Wegner, ihn bei den königlichen Hoheiten zu entschuldigen – ein Katarrh verhindere sein Kommen.
Seitenzahl in dieser Edition: 197.

Nr. 146 Brief (O) an August Bethmann-Hollweg (6.1.1859).

Archiv: Geheimes Staatsarchiv Preußischer Kulturbesitz, GStA PK, I. HA Rep. 76 Kultusministerium, I Sekt. 31 Lit. S Nr. 44, Bl. 105.
Regest: Schönlein bittet den Minister Bethmann-Hollweg angesichts seiner bevorstehenden Verabschiedung in den Ruhestand, die nötigen Anordnungen zu treffen.
Seitenzahl in dieser Edition: 198.

Nr. 147 Brief (A) an Wilhelm Friedrich Ludwig von Preußen (31.3.1859).

Archiv: Staatsbibliothek zu Berlin – Preußischer Kulturbesitz, NL Erich Ebstein, Kasten 8, Nr. 144. Keine Angaben zur Provenienz, wahrscheinlich „königliches Hausarchiv". Siehe Brief Nr. 124.
Regest: Schönlein willigt ein, nach seiner Pensionierung weiterhin als Leibarzt des Königs und der königlichen Familie mit Wohnsitz in Bamberg zu wirken, und bittet in diesem Zusammenhang um eine Aufbesserung seines Gehaltes als Leibarzt.
Seitenzahl in dieser Edition: 198.

Nr. 148 Brief (A) an Wilhelm Friedrich Ludwig von Preußen (28.3.1859).

Archiv: Staatsbibliothek zu Berlin – Preußischer Kulturbesitz, NL Erich Ebstein, Kasten 8, Nr. 144. Keine Angaben zur Provenienz.
Regest: Schönlein willigt ein, nach seiner Pensionierung weiterhin als Leibarzt des Königs mit Wohnsitz in Bamberg zu wirken, und bittet in diesem Zusammenhang um eine Aufbesserung seines Gehaltes als Leibarzt.
Seitenzahl in dieser Edition: 199.

Nr. 149 Brief (O) an Anton Ruland (31.10.1859).

Archiv: Universitätsbibliothek Johann Christian Senckenberg Frankfurt a. M., Autogr. J. L. Schönlein.
Regest: Schönlein bedankt sich für Rulands Schrift gegen Halm und übersendet als Gegenleistung einen Brief von Sylvanus an Scalichius.
Seitenzahl in dieser Edition: 200.

Nr. 150 Brief (O) an Alexander Mendelssohn (21.10.1860).

Archiv: Staatsbibliothek zu Berlin – Preußischer Kulturbesitz, MA Nachl. 6,2–14,12.
Regest: Schönlein drückt seine Freude über den günstigen Einfluss einer Sommerkur auf die Gesundheit der Gattin von Mendelssohn aus und empfiehlt, mit dem Heilverfahren von Jüngken fortzufahren.
Seitenzahl in dieser Edition: 201.

Nr. 151 Brief (O) an Christoph Burger (15.3.1862).

Archiv: Staatsbibliothek Bamberg, Akten S 39.

Regest: Schönlein bittet den Empfänger, ein Auge auf einen Anverwandten zu haben.
Seitenzahl in dieser Edition: 202.

DIE BRIEFE

Nr. 1 Brief an Franz Göller[31]

Landshut, 11. September 1813

Lieber Vetter!

Weil du mir nicht zu schreiben Lust hast, so will ich einmal die Reihe anfangen, und schauen, ob mein Beyspiel keinen guten Eindruck auf dich macht, und deine wohlbekannte Bequemlichkeitsliebe zu überwinden im Stande sey. So uneigennützig dieses auch immer scheint, so mag ich doch kein Heuchler seyn, und will dir nur gerade heraus bekennen, daß ich dir darum schreibe, weil du mir vergangene Nacht als ein fürchterlicher Schreckensbothe, mir den Tod meiner Mutter[32] verkündend erschienst. Im Traume? wirst du hämisch fragen: doch gegen dein mitleidiges Lachen führe ich d. Autorität des alten Vaters Homer's an, der da behauptet, daß auch die Träume von den Göttern kämen. Drum kurz und gut, ich stecke in einer verwünschten Schwulität, die noch durch den einwöchentlichen Mangel eines Briefes vom Hause um ein merkliches vermehrt wird. Erscheinst du nicht bald mit einem Rettungs-Apparate, so erstickt jämmerlich

Dein
Freund Schönlein.

Nr. 2 Brief an Franz Gerhard Wegeler[33]

Würzburg, 6. April 1820

Verehrtester Herr College!

Den gerechten Schmerz, den Sie wie alle Freunde Kleins[34] über den plötzlichen Tod dieses vortrefflichen Mannes äußern, glaube ich Ihnen durch die Versiche-

31 Franz Göller (1790–1853) – deutscher Altphilologe; Vetter von Schönlein. Der Vater von Franz Göller, Johann Göller (1751–1820), hatte Ursula Hümmer (1760–1835) geheiratet, die die ältere Schwester von Margarethe Hümmer (1764–1847), Schönleins Mutter, war (Herd 1964, S.555 f.). Zu Göller vgl. auch Virchow 1865, S.41 f., 59 f. Weitere biographische Angaben in ADB 9 (1879), S.344.

32 Margarethe Schönlein, geb. Hümmer (1764–1847). Siehe auch Herd 1964, S.553.

33 Franz Gerhard Wegeler (1765–1848) – deutscher Mediziner. Biographische Angaben in ADB 41 (1896), S.421–422.

rung mildern zu können, daß er äußerst sanft und ruhig endete und bis zum letzten Augenblicke die sicherste Hoffnung der baldigen Genesung hatte. Behr[35] und ich waren noch am Abende vorher bis gegen 9 Uhr an seinem Bette. Der Kranke sprach lebhaft und mit Interesse von der Krisis der spanischen Angelegenheiten.[36] Die häufige Unterbrechung seiner schwachen Stimme, die ängstliche [*lakonische*] [...], der kleine fadenförmige Puls, die ödematöse Aufschwellung des Gesichtes verriethen die nahe Gefahr. Ich gab deshalb seinem gerade anwesenden Bruder die Weisung, in der Nacht den Kranken nicht aus den Augen zu lassen. Um 11 Uhr trank er noch ein Glas Wein. Gegen 3 Uhr morgens machte er seinem im Zimmer nachsehenden Bruder ein Zeichen mit der Hand, ihn durch seine [*Seite 2:*] Gegenwart im Schlafe nicht zu stören. Um 4½ Uhr fand ihn dieser todt und in derselben Lage, in welcher er ihn verlassen hatte. Mieg,[37] Behr und Brendel[38] verfügten sich auf diese Nachricht sogleich ins Leichenhaus, um dem Befehle des Verstorbenen gemäs alle seine Briefe zu verbrennen. Wir Aerzte öffneten 18 Stunden nachher die Brust. Kehlkopf, Trachea und Bronchien rein und ganz gesund; aber in der linken Lunge eine Menge von dicht geschlossenen und mit den Bronchien nicht kommunizirenden Eitersäcken. Einige wenige ähnliche auch im unteren Lappen der rechten Lunge. Diese Zerstörungen waren offenbar Folgen von jenen Blutstürzen, an welchen der Todte vor mehreren Jahren zu Frankfurt und München gelitten hatte, welche er aber immer früherhin verheimlichte. Die prächtige Leiche, welche die Studirenden veranstalteten und die Leichenrede, welche einer aus ihnen am Grabe hielt, sprachen deutlich die Liebe und die Hochachtung derselben für den Verblichenen und ihren allgemeinen Schmerz aus. Auch die Universität mied mit dem Anfange des kommenden Semesters noch eine eigene Leichenfeyer veranstalten, um [*Seite 3:*] das Andenken dieses hochverehrten Lehrers zu ehren. – Mieg war von dem Unfalle so betrof-

34 Es handelt sich hier mit hoher Wahrscheinlichkeit um Georg Michael Klein (1776–1820), den Schönlein noch aus Bamberg gekannt haben dürfte, wo Klein von 1809–1811 als Professor am Lyzeum wirkte. Von 1818 bis zu seinem Tod hatte er eine Professur für Philosophie an der Universität in Würzburg inne. Weitere biographische Angaben in ADB 16 (1882), S. 90–91.

35 Wilhelm Joseph Behr (1775–1851) – Professor für Staatsrecht an der Universität in Würzburg; von 1821 bis 1832 erster Bürgermeister von Würzburg; wie Schönlein im Zuge der Demagogenverfolgung seines Amtes enthoben. Weitere biographische Angaben in NDB 2 (1955), S. 10–11 und ADB 2 (1875), S. 286.

36 Schönlein spielt hier auf die politischen Unruhen Anfang 1820 in Spanien an, die schließlich zur sog. *Spanischen Revolution* führten: Am 1. Januar 1820 kam es unter den zur Überfahrt nach Amerika bestimmten Truppen zu Unruhen, in deren Folge Oberstleutnant Rafael del Riego (1784/85–1823) den spanischen König Ferdinand VII. (1784–1833) zwang, die liberale Konstitution von 1812 anzuerkennen. Es schloss sich in den Jahren 1820–1823 die Phase des sog. *Trienio Liberal* an. Französische Truppen stellten 1823 die absolute Monarchie unter Ferdinand VII. wieder her. Die Verfassung wurde widerrufen und del Riego exekutiert. Es folgte die sog. *Década ominosa* (1823–1833).

37 Richard von Mieg (1778–1842) – regierender Direktor in Würzburg von 1816–1823; seit 1824 Staatsrat in München. Zu Mieg vgl. auch Caspary 1972, S. 13.

38 Sebald Brendel (1782–1844) – seit 1819 Professor für Kirchenrecht an der Universität Würzburg; 1823 Lehrbefugnisentzug; 1832–1834 Amtsgerichtsassessor in Amberg.

fen, daß er noch denselben Tag zu seinem Vater nach Amorbach[39] abreiste und erst vor wenigen Tagen zurückkehrte; ich habe ihn bis jetzt nur einmal gesehen und konnte ihm noch nicht von Ihrer Angelegenheit sprechen; Sie können aber überzeugt seyn, daß ich es bey der ersten Gelegenheit nicht unterlassen werde. Wir freuen uns alle und wünschen es herzlich, Ihr Bemühen von Erfolg zu sehen und bieten Ihnen schon voraus den durch Kleins Tod erledigten Platz in unserem Kränzchen an. Vielleicht gesellt sich Ihnen auch noch [*Wiltinger*][40] hinzu. Ihr Neffe war schon mehrmals bey mir und schilderte in sehr trüben Farben seine unheimliche Lage, woraus Sie ihn doch bald möglichst befreyen möchten. – Anliegend finden Sie noch ein gar sauberes Produkt von Friedreich,[41] was ich Sie bitte nach Verdienst in einer oder der anderen gelehrten Zeitung durchzu[…]. Genehmigen Sie den Ausdruck der innigsten Hochachtung von

Ihrem
Freunde Schönlein.

Nr. 3 Brief an das königliche Staatsministerium des Innern/Sektion des Kultus und des Unterrichts

Würzburg, 1. August 1830

Königliches Staats-Ministerium des Innern
Sektion des Kultus und des Unterrichts

Da ich im Herbste dieses Jahres eine wissenschaftliche Reise nach Wien und Ungarn zu machen gedenke;[42] so wage ich Eure königliche Majestät die allerun-

39 Kleinstadt im bayerischen Odenwald (Unterfranken).

40 Nicht identifiziert.

41 Gemeint ist entweder Nikolaus Anton Friedreich (1761–1836) oder dessen Sohn Johann Baptista (1796–1862). Schönlein hatte im Jahr 1819 in Vertretung des erkrankten N.A. Friedreich die provisorische Leitung des Juliusspitals übernommen – 1824 wurde sie ihm dann offiziell übertragen. Zu N.A. Friedreich vgl. ADB 7 (1878), S. 400–401; zu J.B. Friedreich vgl. ADB 7 (1878), S. 400.

42 Im Nachlass von Erich Ebstein (1880–1931), der in der Staatsbibliothek zu Berlin – Preußischer Kulturbesitz aufbewahrt wird, hat sich ein Reisetagebuch Schönleins erhalten, in dem sowohl die Reise nach Wien als auch die nach Ungarn dokumentiert sind. Anscheinend ist Schönlein im Jahr 1830 nur nach Wien und erst später, in seiner Züricher Zeit, auch nach Ungarn gereist. Die Aufzeichnungen zu der Reise nach Wien beginnen am 15.8.1830, dem Tag der Abfahrt aus Würzburg. Anfang Oktober 1830 trat Schönlein, krank und bei schlechtem Wetter, wie er schreibt, die Rückreise nach Würzburg an. Wann genau die Ungarnreise stattfand, ist unklar, da die entsprechenden Aufzeichnungen nicht datiert sind. Schönleins Reisenotizen umfassen ganz unterschiedliche Gegenstände und Ereignisse, etwa Besuche in Naturalienkabinetten, Museen, Bibliotheken, Klöstern, Gärten, Palästen, Theatern und Krankenhäusern (u. a. ist der Wiener Narrenturm eine Station). Darüber hinaus finden sich einige Bemerkungen zum Gesundheitszustand der ansässigen Bevölkerung und dem vermeintlichen Zusammenhang mit Geographie, Klima und Lebensweise. Das Manuskript wird

terthänigste Bitte zu stellen: mir zu diesem Ende die allergnädigste Erlaubniß zu ertheilen, schon in der Mitte Augusts meine Vorlesungen schließen zu dürfen, um die genannte Reise antreten zu können.

Indem Herr Dr. Müller[43] diesmal, wie solches in gleichen Fällen auch schon früher geschah, sich zur Uebernahme der Geschäfte im Hospitale erboten hat, so schließe ich der obengestellten Bitte noch die weitere an: den genannten Dr. Müller für die Dauer meiner Abwesenheit zur Besorgung der Geschäfte des Hospitalarztes gnädigst zu autorisiren und verharre in tiefster Ehrfurcht

Euer königlichen Majestät
Allerunterthänigst-treugehorsamster
Dr. Schoenlein[44]
Professor der Medicin und
Oberarzt des Juliusspitals.

Nr. 4 Brief an Johann Heinrich Franke[45]

Würzburg, 21. August 1831

Verehrtester Herr!

Mehrere Zöglinge der hiesigen Universität,[46] die gegenwärtig als Aerzte in den ostindischen Kolonien Hollands angestellt sind, haben vor Kurzem eine bedeutende Sammlung von Naturalien zum Verkaufe gesendet. Bey weitem das meiste haben die hiesigen Sammlungen an sich gebracht; mehrere Dubletten aber biete ich Ihnen für nebenbemerkte Preise zum Verkaufe an:

Moschus Javanicus[47]	6 Thlr.
Simia Maura[48]	5 Thlr.
Simia Cynomolgus[49]	5 Thlr.

momentan am Magdeburger medizinhistorischen Institut zur Veröffentlichung vorbereitet. Vgl. auch Brinkschulte und Teichfischer 2012, S. 24.

43 Unklar ist, welcher „Dr. Müller" hier gemeint ist. Der ehemalige zweite Oberarzt der medizinischen Abteilung und Hofmedikus, Dr. Anton Müller (1755–1827), war zur Zeit der Briefentstehung bereits verstorben.

44 Schönlein unterschreibt in diesem Brief erstmals mit „Schoenlein". Zu Beginn seiner Berliner Wirkungsphase (1840) wechselt er dann wieder zu der Schreibweise mit „ö" – vgl. auch unten Fn. 679, S. 149. Wann genau und warum Schönlein in den 1820er Jahren zur Schreibweise mit „oe" übergegangen ist, bleibt unklar.

45 Johann Heinrich Franke (1772–1843) – Naturalienhändler in Leipzig.

46 Namentlich bekannt und in späteren Briefen Schönleins auch erwähnt ist Ludwig Franz (Rudoph) Besel (1796–1835), der in Würzburg studierte und 1823 als Militärarzt in den niederländischen Kolonialdienst eintrat – siehe unten Fn. 204, S. 87.

47 Veraltete Bezeichnung, heute: *Tragulus kanchil* (im Englischen: *Lesser Mouse-Deer*).

48 Identisch mit *Trachypithecus auratus* (Schwarzer Haubenlangur) – Primatenart aus der Gruppe der Schlankaffen (*Presbytini*).

Viverra Zibetha[50] 5 Thlr.
Felis Javanensis Horsfield[51]/[52] 6 Thlr.
Sciurus Platani[53] 2 Thlr.
Leguan (?[54] 3 Fuß groß 5 Thlr.
Die Exemplare sind prächtig erhalten und alle besitzen den Schedel. Ueberdieß stehen noch ohngefähr 30 Exemplare von Vögeln feil. Darunter Gracula religiosa[55], Nectarinia [*invenuta*],[56] Bucco indicus[57] und armillaris[58], mehrere Species von [...],[...], Pipra.[59] Die Mehrzahl ist gut erhalten nur einige wenige sind beschädigt. Werden sie zusammen genommen, so soll Stück um Stück zu 1 Thlr. abgegeben werden.

Zu gleicher Zeit benachrichtige ich Sie, daß die Sender sich erboten haben alle und jede Bestellung auf die in Europa noch so seltenen Naturalien des indischen Archipels pünktlich und um billige Preise zu besorgen, namentlich aus Java, Sumatra und Celebes,[60] später auch aus den Molukken. Wenn Sie daher von dieser Gelegenheit Gebrauch machen wollen, so bitte ich Sie mir ein Verzeichniß Ihrer Desideraten mit Angabe der Zahl der Exemplare und Beyfügung des Preises, den Sie dafür setzen, recht bald zu übersenden, da Ende September die letzten Schiffe nach Indien abgehen. Hochachtungsvoll

Euer Wohlgeboren
ergebenster
Dr. Schoenlein.

49 Auf Linné zurückgehende Bezeichnung. Keine eindeutige Übereinstimmung mit der heute gültigen Taxonomie (Makakenaffenart).

50 Gültige Bezeichnung: Indische Zibetkatze.

51 Bezeichnung heute nicht mehr gebräuchlich, wahrscheinlich ältere Bezeichnung für die Leopardkatze bzw. Bengalkatze (*Prionailurus bengalensis*).

52 Thomas Walker Horsfield (1773–1859) – britischer Arzt, Zoologe und Botaniker, der längere Zeit auf Java tätig war.

53 Bezeichnung nicht mehr gebräuchlich – unklar, welche Eichhörnchenart gemeint ist.

54 Von Schönlein gesetztes Fragezeichen.

55 Gültige Bezeichnung: der Beo.

56 Eventuell Lese- oder Schreibfehler – nicht identifizierbare Nektarvogelart.

57 Bezeichnung nicht mehr gebräuchlich – unklar, welcher Vogel der Bucco-Gattung gemeint ist.

58 Gültige Bezeichnung: der Temminckbartvogel.

59 Schnurrvögel (*Pipridae*), auch Mankins oder Pipras genannt – artenreiche Familie aus der Ordnung der Sperlingsvögel (*Passeriformes*).

60 Die heutige Bezeichnung ist Sulawesi – indonesische Insel zwischen Borneo und Neu-Guinea, damals ein Teil von Niederländisch-Ostindien.

Nr. 5 Brief an Karl Sebastian von Pfeufer[61]

Würzburg, 2. Dezember 1831

Verehrtester Herr College,

Röser[62] ist vor wenigen Tagen hier durchgekommen und hat mir die Hoffnung gemacht, in wenigen Wochen die Resultate Ihrer gemeinschaftlichen Forschungen erscheinen zu sehen.[63] Ich bin auf die Thatsache begierig, durch die Sie Ihre Ansicht über die […] Natur der Cholera vertheidigen wollen.[64] Ich erwarte, daß Sie die Verbreitung der Krankheit im Großen nicht aus dem Auge verlieren und sich nicht den lokalen Erscheinungen unterordnen werden. Ich glaube nun freylich nicht an die Uebertragung von Menschen zu Menschen und leugne somit wohl auch die Contagiosität, aber keineswegs die Contagion. Ueberhaupt wird das Uebel wohl wieder da zu suchen seyn, wo es auch [*anderwärts*] haftet: daß von den Schulbegriffen der Contagien und des Miasmas ausgegangen wird und die Phänomene der Choleraverbreitung weder dem einen noch dem anderen sich anpassen wollen. Um so begieriger bin ich, zu sehen, wie Sie die Schwierigkeiten lösen werden. – […][65] hat mir schon gesagt, daß Sie die Güte haben würden, einige Präparate für mich zu sammeln. Sie würden mich sehr verbinden, sie unter dem Siegel der strengsten Verschwiegenheit an mich zu senden; denn freylich fürchte ich das Contagium der Cholera nicht, wohl aber die [*solonischen*] Äußerungen der Regierung und des Publicums. Wird uns der Friede erhalten, so hoffe

61 Karl Sebastian von Pfeufer (1806–1869) – deutscher Mediziner; Schönleins Nachfolger in Zürich (Direktor der Medizinischen Klinik von 1840–1844; siehe Jäggi, Anhang o. S.); Assistent von Schönlein in Würzburg – nach Ebstein 1916, S. 209. Christian Pfeufer (1780–1852), der Vater von Karl, war Schönleins Lehrer gewesen – siehe Müller 1936, S. 333. Schönlein absolvierte unter Chr. Pfeufer auch einen Teil seiner praktischen Ausbildung – vgl. Caspary 1972, S. 5. Biographische Angaben in NDB 20 (2001), S. 332; ADB 25 (1887), S. 661–662.

62 Bernhard von Röser (1807–1868) – deutscher Mediziner; Obermedizinalrat; Leibarzt des Königs von Griechenland. Biographische Informationen in ADB 29 (1889), S. 236–237 unter „Jacob von Roeser".

63 Pfeufer war zusammen mit Röser und drei weiteren bayerischen Ärzte im Auftrag des bayerischen Königs im Jahr 1831 nach Berlin gegangen, um die dort ausgebrochene Cholera zu studieren. Das Ergebnis dieser Beobachtungen erschien dann in Form einer kleinen Schrift: Röser und Urban 1832.

64 Zum Hintergrund vgl. Ackerknecht 1948.

65 Unleserlicher Name.

ich noch immer, daß die K[rank]h[ei]t auf der Völkerscheide des Constitutionalismus stehen bleiben wird.[66] Hochachtungsvoll

Ihr
ergebenster Diener
Schoenlein.

Nr. 6 Brief an Johann Friedrich Dieffenbach[67]

Würzburg, 5. November 1832

Hätten Sie mir bei verschiedenen Gelegenheiten auch weniger ausgezeichnete Beweise Ihrer Freundschaft gegeben; so würde ich doch in einem Augenblicke keinen Anstand nehmen, mich in einer Angelegenheit an Sie zu wenden, in der freilich zunächst meine Person, vielleicht aber auch in einigem Grade die Wissenschaft betheiligt ist. Sie werden vielleicht schon erfahren haben, daß man mich von der Lehrstelle der medizinischen Klinik an der hiesigen Universität entfernen will.[68] Daß dieser Maasregel keine politischen Motive zum Grunde liegen, wie einige öffentliche Blätter böslich zu behaupten suchten, das kann ich durch Zeugnisse des Regierungskommissairs an der hiesigen Universität nachweisen. Die wahren Gründe sind der Neid der Münchner Hochschule und Ringseis'[69] religiöser Fanatismus. Die Regierung hat mir die Stelle eines Regierungsrathes mit Gehaltserhöhung angetragen,[70] einen Antrag, den ich mit der Erklärung abgewiesen habe, daß ich beim Lehrfache beharren wollte und sollte es in Bayern nicht ferner möglich seyn; so würde ich suchen, mich im Auslande

66 Die süddeutschen Staaten Bayern, Baden und Württemberg besaßen bereits seit 1818 bzw. 1819 eine Verfassung, Hessen und Sachsen seit 1831. Preußen, wo die Cholera zwischen September 1831 und Februar 1832 über 1000 Tote forderte, bekam erst Ende 1848 eine Verfassung.

67 Johann Friedrich Dieffenbach (1792–1847) – deutscher Mediziner. Die Bekanntschaft zwischen Dieffenbach und Schönlein geht wohl auf die frühen 1820er Jahre zurück – 1822 ging Dieffenbach nach Würzburg und promovierte dort im gleichen Jahr. Dieffenbach und Schönlein waren dann später in Berlin Kollegen – das anfangs freundschaftliche Verhältnis zwischen beiden scheint sich zunehmend abgekühlt zu haben, wie der hier abgedruckte Brief (siehe unten Nr. 120, S. 178) bezeugt. In der vorliegenden Edition sind fünf Briefe Schönleins an Dieffenbach abgedruckt (vgl. die Briefe Nr. 57, S. 126; Nr. 74, S. 145; Nr. 75, S. 146 und Nr. 120, S. 178). Zwei weitere Briefe Schönleins an Dieffenbach finden sich bei Mälzer 1994, S. 90 f. Mälzer gibt fälschlicherweise Ernst [!] Dieffenbach als Briefempfänger an. Biographische Angaben in NDB (1957), S. 641–643; ADB 5 (1877), S. 120–126.

68 Zu den damaligen Vorgängen vgl. Caspary 1972, S. 50 ff.; Bleker 1987, S. 57 f.

69 Johann Nepomuk von Ringseis (1785–1880) – seit 1826 ordentlicher Professor der Medizin in München. Ringseis galt als Hauptvertreter der sog. „katholischen Medizin" und war ein erklärter Gegner Schönleins. Biographische Angaben in NDB 21 (2003), S. 636–637; ADB 28 (1889), S. 635–640.

70 Schönlein wurde am 17.11.1832 offiziell seiner Professur enthoben und sollte als Medizinalrat nach Passau versetzt werden – vgl. Caspary 1972, S. 50 ff.

diesem Berufe widmen zu können. Auf diese Erklärung hin sehe ich nun täglich Zwangsmaasregeln entgegen und erwarte daß man mich mit Gewalt von einem Posten vertreiben wird, den ich nicht in Güte zu räumen Lust habe.

Unter diesen traurigen Verhältnissen erinnere ich mich einer Einladung des Herrn Präsidenten Rust's[71] bei dem Besuche, mit dem er mich vor einigen Jahren beehrte. Da ich aber nicht weiß, ob des Präsidenten Gesinnungen gegen mich noch eben so wohlwollend sind, wie damals; so wende ich mich mit der Bitte an Sie, deshalb das Terrain zu sondern und mich gefälligst über den Erfolg Ihrer Nachforschungen in Kenntnis zu setzen. Erst dann will ich mich unmittelbar an den Präsidenten wenden.[72]

Da ich wohl weiß, daß in diesem Augenblicke keine Stelle in der Fakultät zu Berlin [*Seite 2:*] vakant ist; so würde ich mich gern mit dem Versprechen, im Falle einer Erledigung einzurücken, begnügen und vorläufig zufrieden sein, wenn mir eine Abtheilung an der Charité mit der Erlaubnis eine medizinische Klinik eröffnen zu dürfen, übertragen würde.[73]

Ich wiederhohle Ihnen, was ich schon früher gegen Sie äußerte, daß der Aufenthalt in Berlin mir jetzt besonders wünschenswerth wäre, weil ich dort die persönlichen und materiellen Unterstützungen allein zu hoffen finde, die für die Beendigung meines Werkes über spezielle Pathologie und Therapie mir so sehr Noth thun. Ein Werk, dessen endliches Erscheinen für mich aber jetzt ein wahrer Ehrenpunkt geworden ist; nachdem einige meiner Zuhörer die Unverschämtheit hatten, einen Abdruck in 4 Bänden nach einem nicht bloß fehlerhaften, sondern wahrhaft unsinnigen Kollegienhefte zu veranstalten.[74] Schon ist ein eben so erbärmlicher Nachdruck davon in Heidelberg erschienen[75] und ein anderer wird

71 Johann Nepomuk Rust (1775–1840) – seit 1821 Geheimer Obermedizinal- und Vortragender Rat im Ministerium der geistlichen, Unterrichts- und Medizinalangelegenheiten; seit 1824 ordentlicher Professor an der medizinischen Fakultät in Berlin; seit 1834 Leibarzt des Kronprinzen und seit 1837 Wirklicher Geheimer Obermedizinalrat; Präsident des königlichen Kuratoriums für die Krankenhausangelegenheiten und Leiter der Charité – vgl. Lüdicke 1918, S. 45 f. und ADB 30 (1890), S. 25–29.

72 Schönlein hat Rust tatsächlich einen Brief geschrieben, wie Rust in einem Votum vom 24.2.1839, als Schönleins mögliche Berufung nach Berlin fakultätsintern diskutiert wurde, mitteilt – er habe den Brief allerdings unbeantwortet gelassen, weil Ernst Daniel August Bartels (1770?–1838) bereits als Nachfolger festgestanden habe und Rust nicht in der Position gewesen sei, einen solchen Brief adäquat zu beantworten (Archiv der Humboldt-Universität Berlin, Med. Fak. 1390: Bl. 86g). Zum Verhältnis von Rust und Schönlein vgl. auch unten Fn. 532, S. 126.

73 In der *Basler Zeitung* vom 12.2.1833 (3. Jg., Nr. 25, S. 106) wird berichtet, dass Schönlein sich auch als klinischer Lehrer in Berlin unter der Bedingung beworben hätte, ein Klinikum mit 12 Betten führen zu dürfen – dies sei jedoch abgelehnt worden. Dieser Vorgang konnte bislang nicht mit Quellenmaterial nachgewiesen werden.

74 Der Nachdruck der ersten Auflage erschien im Verlag des Würzburger Buchhändlers Carl Christian Etlinger (1782–1837). Zu den Vorgängen um diesen nicht autorisierten Druck vgl. Schemmel 1993, S. 75 ff.

75 Ein in Heidelberg erschienener Nachdruck konnte nicht ermittelt werden. Auch über einen angeblich in Wien vorbereiteten Druck konnte nichts in Erfahrung gebracht werden. Schönleins Vorlesungen erschienen ab 1834 bei dem schweizerischen Verleger Friedrich

sichrem Vernehmen zufolge in Wien vorbereitet. In den nächsten Blättern der allgemeinen Zeitung[76] werden Sie deshalb von mir eine Erklärung finden.

Hochachtungsvoll
Ew. Hochwohlgeboren
ergebenster Diener
Dr. Schönlein.[77]

Nr. 7 Brief an Joachim Heinrich Jaeck[78]

Würzburg, 7. November 1832

L[ieber] Freund!

Ich danke Ihnen herzlich für die so wohlthuende Theilnahme, die Sie mit unseren Landsleuten an meinem Schicksale nehmen.[79] Gestern haben Seuffert[80] und Cucumus[81] ihre Dekrete erhalten. Beide als Appellations-Assessoren. Ersterer nach Straubing, der andere nach Neuburg. Ueber die Mediciner noch immer keine Entscheidung, die vielleicht sogar für diesen Winter ausbleiben könnte. Doch Galgenfrist! Denn sicher wird sich der Tanz mit dem Schluße des Semesters wiedererneuern; es müßten denn außerordentliche Veränderungen sich ereignen. Mein Entschluß ist gefaßt und ich sehe daher mit Ruhe und Ergebenheit den kommenden Dingen entgegen. Unterdessen laufen die Candidaten der Medicin

Egli (1806–1842), zuerst im Litteratur-Comptoir Herisau (1834, 1837) und dann im Litteratur-Comptoir St. Gallen (1839, 1841 und 1846).

76 Gemeint ist wohl die *Augsburger Allgemeine Zeitung* – das genaue Erscheinungsdatum konnte nicht ermittelt werden.

77 Wahrscheinlich Transkriptionsfehler: Schönlein schrieb seinen Familiennamen seit Anfang der 1830er Jahre mit „oe" – siehe oben Fn. 44, S. 62.

78 Joachim Heinrich Jaeck (1777–1847) – Bamberger Geschichtsforscher und Bibliothekar der Bamberger Königlichen Bibliothek; angeheirateter Verwandter Schönleins. Ältester Bruder von Margarethe Schönlein, geb. Jaeck (1779–1812) – Margarethe Jaeck hatte Paul Schönlein (1776–1840), den Bruder von Thomas Schönlein (= Vater von J. L. Schönlein), geheiratet. Vgl. Herd 1964, S. 553 f.

79 Schönlein spielt auf seine Entlassung in Würzburg an – siehe oben Fn. 70, S. 65.

80 Johann Adam von Seuffert (1794–1857) – deutscher Rechtsgelehrter; zum damaligen Zeitpunkt Rektor der Würzburger Universität. Schönleins Tochter Cäcilie (1838–1919) heiratet am 15.8.1869 Hermann Seuffert (1836–1902), den Sohn von Johann Adam. Seuffert war kurz vor Schönlein zum Privatdozenten ernannt worden – beider Bekanntschaft dürfte auf ihre frühen Universitätsjahre zurückgehen (Caspary 1972, S. 17). Vgl. auch die hier abgedruckten Briefe Schönleins an J. A. Seuffert – Nr. 14, S. 77; Nr. 15, S. 79; Nr. 16, S. 81 und Nr. 20, S. 84. J. A. Seuffert opponierte erfolgreich gegen das Versetzungsdekret und wurde schließlich als Richter ans Appellationsgericht nach Ansbach berufen – vgl. Kruis 2012. Biographische Angaben zu J. A. Seuffert in NDB 24 (2010), S. 279–280; ADB 34 (1892), S. 58–64.

81 Konrad von Cucumus (1792–1861) – Professor der Rechtswissenschaft an der Universität Würzburg; Dekan von 1830–1831. Biographische Angaben in ADB 4 (1876), S. 637–638.

in Massen davon und beugen durch Flucht den Stolz mancher meiner [*Seite 2*:] Collegen, während die verduzten Bürger auf den Straßen sich den dadurch zugehenden Verlust herrechnen; denn ich halte zwar Klinik, nehme aber keine Inscriptionen an, wie ich auch sonst keine Vorlesungen halte. Auf jeden Fall ist die medicinische Fakultät, welche während der beiden letzten Semester die frequenteste unter allen deutschen Universitäten war, für längere Zeit ruiniert. –

Grüßen Sie doch meine arme Mutter.[82] Die gute Frau soll sich nicht über Dinge grämen, die mir keinen Augenblick Sorge machten; die ausgenommen, daß ich vielleicht durch einen etwas weiteren Raum von ihr getrennt werden könnte.

In der Anlage finden Sie eine Erklärung,[83] den schändlichen Abdruck meiner Vorlesungen betreffend.[84] Ich habe sie schon an die allgemeine Zeitung geschickt und bitte Sie, [*Seite 3:*] Abschriften davon an die Redactionen der Litteratur-Zeitungen von Jena, Halle und Leipzig zu senden und zugleich den Betrag der Insertionsgebühr anzuweisen, die ich Ihnen mit Dank erstatten werde.

Leben Sie wohl
Ihr
ergebenster Freund Schoenlein.

P.S. Die Absendung an die allgemeine Zeitung ist vergessen worden und ich bitte Sie daher das eine anliegende und bezeichnete Exemplar nach Augsburg zu befördern. Versteht sich auf meine Kosten![85]

82 Zu Schönleins Mutter Margarethe Schönlein vgl. oben Fn. 32, S. 59.

83 Die Erklärung, die hier nicht als Beilage erhalten geblieben ist, lautet: „Die Etlinger'sche Buchhandlung in Würzburg bietet unter dem Titel: „Allgemeine und specielle Pathologie und Therapie nach J. L. Schönlein's Vorlesungen" ein Werk zum Verkaufe aus, das meine früheren Vorträge so unvollständig, so höchst fehlerhaft und häufig zu solchem Unsinne entstellt wiedergibt, daß ich mich genöthigt sehe, öffentlich gegen diese Mißhandlung zu protestiren, und zugleich das ärztliche Publikum aufmerksam zu machen, gegen diesen literarischen Betrug auf seiner Hut zu seyn." Diese Erklärung wurde zuerst von Erich Ebstein und später noch einmal von Johanna Bleker, die Ebsteins Publikation anscheinend nicht kannte, veröffentlicht: Brinkschulte und Teichfischer 2012, S. 13, Fn. 53; Ebstein 1912 b, S. 450; Bleker 1982.

84 Schönlein hat sich gegen diesen Abdruck anscheinend erfolgreich juristisch zur Wehr gesetzt. Der Vorgang ist dargestellt im *Wochenblatt für Buchhändler, Musikhändler, Buchdrucker und Antiquare* (Schönlein 1833, S. 164–169).

85 Auf der vierten Seite des Briefes schreibt Jaeck an seinen Bruder folgende Zeilen: „Damit du weißt, wie es unserem Vetter Prof. Schoenlein geht, der nach Passauversetzt wurde, sende ich Dir seinen eigenen Brief. Unser Neffe gleiches Namens ist durch seine Liederlichkeit dahingekommen, aus Verzweiflung nach Griechenland zu wandern. – Volk ist mit seinen vier Kindern in das ehemalige Gutsche Haus auf dem Stephansberge eingezogen. Er und Hering, welcher in die Besoldung von 1800 […] vorrückte, lassen dich grüßen. Letzterer

Nr. 8 Brief an Johann Kaspar Orelli[86]

Würzburg, 1. Dezember 1832

Hochverehrtester Herr Professor!

Was ich Ihnen schon früher als bevorstehend angekündigt habe, ist endlich eingetroffen. Meine Regierung hat mich von der Professur entfernt und scheinbar befördert, indem sie mich zum Regierungs-Medicinalrath ernannte.[87] Da ich nun aber einmal im Lehramte den Beruf meines Lebens erkannt habe, so werde ich mit Freuden jede Gelegenheit ergreifen, welche mir das fortdauernde Wirken auf diesem Amte sichert. Wenn nun gar noch viele andere Vortheile sich damit verbinden, wohin ich vorzugsweise den ungeschmälerten Genuß der politischen und religiösen Freyheit, wie ihn Zürich bietet, rechne, so wäre es Thorheit, anderweitigen Anerbietungen besonders nach dem Norden hin,[88] ein Ohr zu leihen. Nein! Herr Professor Hottinger[89] wird in wenigen Tagen meine bestimmte Bewerbung erhalten. Was die Bedingungen anbelangt; so verlasse ich mich ganz auf Ihre und Herrn Hottingers gütige Vermittlung. Ich wiederhole blos den Wunsch, daß die Einrichtungen mit dem Hospitale in der Art getroffen werden möchten, daß die Leistungen der Kliniken keine äußeren Hemmungen zu erleiden haben. Wenn die in Ihrem letzten gütigen Briefe angedeuteten Institutionen ins Leben treten sollten, so würde fuglich in dieser Beziehung nichts zu wünschen übrig bleiben. Fast aber muß ich nach Äußerungen eines Briefes, den mir Herr Rahn-Escher[90] als Antwort auf an ihn gestellte Fragen zu schicken die Güte hatte, befürchten; daß diese Angelegenheit noch manche Opposition finden könnte; sowie ich aus derselben Zuschrift mit Schmerz vermuthen muß, daß ich durch meine Anfragen (wahrlich wider Willen und Wissen!) der so ehrwürdigen Familie der Rahns eine

wird mit einem unzufriedenen Würzburger [*Menschen*], und Ostern nach Aschaffenburg wandern. – Die Schwestern sind wohl, Bab. Grad ist Braut des vieljährigen Liebhabers Moh geworden, ehe er seine Wanderung antrat, von welcher er im nächsten Frühjahr zurückkommt. – Die 7 versetzten Professoren v[on] Würzburg haben nichts verschüttet, als daß sie in ihrem Bierstübchen zum h[eiligen] Geist mit dem Dr. Eisenmann und Bürgermeister Behr zusammen kamen. Wohlseyn wünscht Dir D[ein] Br[uder]".

86 Johann Kaspar Orelli (1787–1849) – schweizerischer Philologe; seit 1833 Professor an der neugegründeten Universität Zürich, deren Gründung er nachdrücklich befördert hatte. Biographische Angaben in NDB 19 (1999), S. 585 f.; ADB 24 (1887), S. 411–416. Dieser Brief befindet sich als Faksimile in der Buchmitte abgedruckt.

87 Schönlein sollte als Medizinalrat nach Passau versetzt werden – vgl. oben Fn. 70, S. 65.

88 Schönlein spielt eventuell auf Berlin an – siehe auch den Brief an Johann Friedrich Dieffenbach vom 5.11.1832 (in dieser Edition Nr. 6, S. 65). Schönlein hatte allerdings, zumindest soweit bekannt ist, kein Angebot aus Berlin. Siehe auch unten den Brief vom 15.1.1833 (Nr. 10, S. 72) an Lorenz Oken, wo Schönlein erneut auf Angebote von anderer Seite anspielt, ohne jedoch genau anzugeben, von wem ihm weitere Angebote vorlagen.

89 Johann Jakob Hottinger (1783–1860) – schweizerischer Historiker. Biographische Angaben in ADB 13 (1881), S. 199–201.

90 Eventuell Hans Conrad Rahn-Escher (1802–1881) – Arzt in Zürich.

Kränkung zugefügt haben könnte. Mit dem innigsten Wunsche recht bald Ihnen meine Hochachtung bezeigen zu können.

Euer Wohlgeboren
ergebenster
Dr. Schoenlein.

Nr. 9 Brief an Johann Kaspar Orelli[91]

Würzburg, 30. Dezember 1832

Verehrtester Herr Professor!

Das Vertrauen, das Sie in Ihrem letzten Briefe auf mein Urtheil ausdrücken, macht es mir zur heiligsten Pflicht, Ihnen frey und offen meine Meinung zu sagen, wozu mich überdieß auch noch das eigene Interesse bestimmt, schon jetzt, soviel an mir ist, das Wohl einer Anstalt zu beherzigen, an der ich bald zu wirken berufen seyn soll.[92]

Herrn Jung[93] in Basel, von dem Ihr vorletztes Schreiben meldet, ist mir so wenig bekannt als Herr [*Alt*].[94] Mit Textor[95] habe ich 10 Jahre lang nicht blos als College, sondern wahrhaft als Freund zusammengelebt bis uns gemeinschaftlich das Leid getroffen hat.[96] Ich sprach sogleich mit ihm von Zürich. Anfangs schien er nicht abgeneigt, sich dort um eine Stelle zu melden. Späterhin aber wurde sein Entschluß wankend und er versprach mir von München oder Landshut, wohin er als Direktor der chirurgischen Schule versetzt wurde, seine Meinung mitzutheilen. Da dieses bis zur Stunde nicht geschehen ist; so glaube ich, daß seine Münchner Freunde ihn bestimmt haben, in dem Lande zu bleiben, an das ihn seine Neigungen und Hoffnungen fesseln. Zudem hat Textor in der letzten Zeit auffallend gealtert und viel gekränkelt. So sehr ich nur wünsche, daß er durch seinen Ruf nach Zürich seine Lage im Vaterlande vielleicht verbessern könnte, so sehr muß ich nach den obigen Thatsachen zweifeln, ob er diesem Rufe folgen werde, da es ihn besonders auch um eine Pension für seine zahlreiche Familie im Falle seines Hinscheidens zu thun ist. Uebrigens ist Textor ein vortrefflicher

91 Siehe oben Brief Nr. 8, S. 69.

92 Die offizielle Berufungsurkunde bekommt Schönlein erst im Januar 1833 – vgl. hierzu Brief Nr. 13, S. 76.

93 Karl Gustav Jung (1794–1864) – aus Deutschland stammender schweizerischer Mediziner; Großvater des gleichnamigen berühmten C. G. Jung; auf Empfehlung von Humboldt 1822 nach Basel berufen worden.

94 Nicht identifiziert. Möglicherweise Heinrich Christian Alt (geb. 1798) – siehe Callisen 1830, S. 120.

95 Cajetan von Textor (1782–1860) – deutscher Chirurg; Kollege von Schönlein in Würzburg. Biographische Angaben in ADB 37 (1894). S. 628–630.

96 Auch Textor gehörte zu den Professoren, die Ende 1832 von der Würzburger Universität entfernt wurden – vgl. oben Brief Nr. 8, S. 69.

Lehrer obgleich weniger ausgezeichneter Operateur. Was endlich Dr. Demme[97] betrifft, so kann ich das nur ausführlicher wiederholen, was ich früher schon angedeutet habe. Wenn eine gründliche, klassische Bildung, klarer, schöner Vortrag, ausgezeichnete Anlagen mit unermüdlichem Fleiße gepaart, die umfassendsten Kenntnisse in der Anatomie und Chirurgie, ein durch häufige Uebung ausgebildetes eminentes operatives Geschick empfehlende Eigenschaften für den akademischen Lehrer überhaupt, für den der Chirurgie aber insbesondere sind, diese Eigenschaften niemand von meiner Bekanntschaft im höhern Grade besitzt als Herr Demme. Dieses Urtheil wird eine Unterstützung in den Zeugnissen finden, die Hr. Heine[98] indessen an Herrn Vizepräsidenten Hottinger[99] abgesendet hat, und die wohl jetzt an ihrer Bestimmung angekommen seyn werden.

[*Seite 2:*] Ihren so wahren Ausspruche: daß von der Harmonie der Lehrer das Gedeihen einer jungen Anstalt gar sehr abhänge, kann ich nicht nur aus eigener Erfahrung aus meiner akademischen Laufbahn bestättigen,[100] sondern ich möchte noch die Bemerkung beyfügen, daß es nützlicher sey, in jede Fakultät einzelne junge, hoffnungsvolle, nach Auszeichnung ringende Männer aufzunehmen, als sie aus lauter renommierten Gelehrten zusammenzusetzen, die oft lieber auf ihren Lorbern ausruhen, als sie durch neue Anstrengungen zu vermehren Lust haben. [*Bonn*] hat davon ein abschreckendes Beyspiel in seinem Entstehen dargeboten.

Wenn ich, [...] [...], dann doch einen unmaßgeblichen Rath ertheilen dürfte, so würde ich Ihre Aufmerksamkeit vorzüglich auf Demme für Chirurgie und Geburtshilfe, Theile[101] oder Mohl[102] für Anatomie (letzter vielleicht noch vorzüglicher als Theile, den ich als Schüler der hiesigen Universität übrigens persönlich kenne), und endlich Jahn,[103] den ich zusammen mit Volz[104] als einen meiner vorzüglichsten Schüler nenne, für allgemeine Pathologie und Therapie, sowie für materia medica lenken.

97 Hermann Askan Demme (1802–1867) – deutsch-schweizerischer Mediziner. Assistent von Schönlein in Würzburg, ging bereits ein Jahr nach seiner Berufung nach Zürich an die Universität Bern. Biographische Informationen im *Historischen Lexikon der Schweiz (HLS)*, Bd. 3, 2004. Online abrufbar unter: http://www.hls-dhs-dss.ch/textes/d/D14335.php.

98 Joseph von Heine (1803–1877) – deutscher Mediziner. Schüler von Schönlein in Würzburg. Biographische Angaben in NDB 8 (1969), S. 283.

99 Zu Hottinger vgl. oben Fn. 89, S. 69.

100 Offensichtlich Rechtschreibfehler von Schönlein.

101 Friedrich Wilhelm Theile (1801–1879) – deutscher Anatom. Nicht nach Zürich, sondern 1834 nach Bern berufen. Biographische Angaben in ADB 37 (1894), S. 669–670.

102 Hugo von Mohl (1805–1872) – deutscher Botaniker. Wurde nicht nach Zürich, sondern wie Theile 1834 nach Bern zum ordentlichen Professor für Physiologie und Botanik berufen (Strohl 1938, S. 282). Biographische Angaben in NDB 17 (1994), S. 690–691; ADB 22 (1885), S. 55–57.

103 Ferdinand Jahn (1804–1859) – deutscher Mediziner. Einer der bekannteren Schönlein-Schüler. Anstelle von Jahn entschied man sich letztlich für Christoph Friedrich von Pommer (Strohl 1938, S. 282). Pommer war Begründer der *Schweizerischen Zeitschrift für Natur- und Heilkunde* (1834 ff.).

104 Robert Wilhelm Volz (1806–1882) – deutscher Mediziner. Biographische Angaben in ADB 40 (1896), S. 285.

Für Ihre gütigen Anerbietungen in betreff der Züricher Einrichtung meinen herzlichsten Dank. Meine Frau,[105] die sich Ihrer Frau empfiehlt, wird diese Gelegenheit ergreifen um durch briefliche Mittheilung eine Bekanntschaft vorzubereiten, der sie mit Sehnsucht entgegensieht.

Mit bekannter Hochachtung und Verehrung
Euer Wohlgeboren
ergebenster Diener
Dr. Schoenlein.

Exemplare von Demme's Inauguralabhandlung[106] sind wahrscheinlich schon an Sie, sowie in die Hände des Herrn Präsid. Hottinger gelangt.[107]

Nr. 10 Brief an Lorenz Oken[108]

Würzburg, 15. Januar 1833

Mein lieber Oken!

Textor[109] wird Ihnen meinen Brief überbracht haben. Die darin ausgesprochenen Vorsätze nach Zürich zu gehen sind nicht blos noch dieselben, sondern noch gestärkt durch die Ereignisse im Vaterlande und durch die Mittheilungen und Versprechungen aus d. Schweitz. Ich habe alle Anerbietungen, die mir von ander[*er*] Seite her gemacht wurden[110] von dem Augenblicke abgelehnt, als ich die sichere Zusage von Z[ürich] erhielt. Ich kenne nur zu gut die Schwierigkeiten, die wir in den ersten Zeiten werden zu überwinden haben und die nicht blos aus der Neuheit der Anstalt sondern vorzüglich auch aus dem Widerstande hervorgehen, den wir dort von einer und zwar sehr mächtigen, dem neuen Zustande der Dinge nicht günstigen Partey finden werden.[111] Um so dringender und unab-

105 Therese Schönlein (1800–1846), geb. Heffner. Die Heirat mit Schönlein fand im August 1827 statt.

106 Demme 1831.

107 Postskriptum unter dem Brief.

108 Lorenz Oken (1779–1851) – deutscher Naturforscher. Schönlein lernte Oken bereits im Jahr 1816 auf einer Studienreise, die ihn u. a. nach Jena führte, kennen; zwei Briefe aus dem Jahr 1818 sind erhalten geblieben und neben drei weiteren Briefen aus den 1830er Jahren von Alexander Ecker publiziert worden (Ecker 1880, S. 146–153). Der hier abgedruckte Brief an Oken fehlt in der Eckerschen Edition. Oken erhielt wie Schönlein im Jahr 1833 einen Ruf als Professor für Naturgeschichte an die neu gegründete Universität Zürich und war deren erster Rektor (bis 1835). Biographische Angaben in NDB 19 (1999), S. 498–499; ADB 24 (1887), S. 216–226.

109 Zu Textor vgl. oben Fn. 95, S. 70.

110 Siehe oben Fn. 88, S. 69.

111 Schönlein spielt hier auf die konservativen politischen Kreise Zürichs an, die der Gründung einer Hochschule ablehnend gegenüberstanden.

weißbarer ist daher das Bedürfniß, daß nicht blos die schon sich Kennenden enge aneinanderschließen, sondern auch vereint dahin wirken, daß zu den Lehrstühlen im Geiste und in der Wissenschaft befreundete gerufen werden möchten. Ich habe deshalb schon an Hottinger[112] und Orelli[113] geschrieben, freilich von beiden zu diesem Schritte auch aufgefordert. Nach Hottingers' letztem Briefe scheinen meine Personal-Vorschläge aber auf Schwierigkeiten zu stoßen, deren Natur ich mir nicht wohl vorstellen kann. Ich bitte daher meine Bemühungen, wenn es [*denn*] noch Zeit dazu ist, nach Kräften zu unterstützen, zu welchem Ende ich Sie von meinen vorgeschlagenen Candidaten und den Gründen meiner [*Seite 2:*] Empfehlung in Kenntniß setze.

Für Anatomie haben sich außer Herbst[114] in Göttingen und dem jungen Fleischmann[115] in Erlangen, ganz unbrauchbare Subjekten, nach Mohl[116] in München und Theile[117] in Jena gemeldet. Letzterer, dem ich seine Verdienste nicht absprechen will, gehört aber zu Heusingers'[118] [*Meilenfuß*]-Schule und ich glaube daß Mohl den Vorzug verdienen möchte. Sie kennen ihn und werden ihn daher besser auch in Hinsicht seines Charakters zu beurtheilen wissen.

Zum Lehrstuhl der allgemeinen Therapie und Pathologie habe ich Jahn[119] in Meiningen vorgeschlagen, von dem gleichfalls eine Anmeldung eingelaufen war. Ich hoffe, Sie sind damit einverstanden. Indessen scheint derselbe in einem Züricher, Locher-Balber,[120] einen Conkurrenten gefunden zu haben, der ihm den Rang ablaufen wird. Da man Locher-Balber allgemein für einen sehr tüchtigen jungen Manne lobt, so könnte man Jahn umso leichter verschmerzen, als man denn doch auch dem patriotischen Sinne der Republikaner Concessionen machen muß.

Größere Sorge macht mir hingegen [*Seite 3:*] die Besetzung der Chirurgie und Geburtshilfe, beide sollten in einem Manne vereinigt seyn, da ohnehin nur

112 Zu Hottinger vgl. oben Fn. 89, S. 69.

113 Zu Orelli vgl. oben Fn. 86, S. 69. Gemeint ist hier wohl der Brief vom 30.12.1832, siehe oben Brief Nr. 9, S. 70.

114 Ernst Friedrich Gustav Herbst (1803–1893) – deutscher Physiologe. Wenige biographische Angaben in Callisen 1831 b, S. 385. Näheres in dem Wikipedia-Artikel: http://de.wikipedia.org/wiki/Gustav_Herbst.

115 Friedrich Ludwig Fleischmann (1806–1886) – deutscher Mediziner. Eine ausführlichere Biographie zu Fleischmann findet sich unter: http://www.biblicthek.uni-augburg.de/de/dda/physikatsberichte/. materialien/biographien_amtsaerzte/fleischmann_friedrich.html.

116 Zu Mohl vgl. oben Fn. 102, S. 71.

117 Zu Theile vgl. oben Fn. 101, S. 71.

118 Karl Friedrich von Heusinger (1792–1883) – deutscher Anatom und Pathologe. Heusinger war von 1821–1824 außerordentlicher Professor für Anatomie in Jena; ab 1824 Nachfolger Döllingers in Würzburg als Professor für Anatomie und Physiologie. Biographische Angaben in ADB 50 (1905), S. 293.

119 Zu Jahn vgl. oben Fn. 103, S. 71.

120 Hans Locher-Balber (1797–1873) – schweizerischer Mediziner; von 1835–1855 Direktor der Medizinischen Poliklinik in Zürich; zunächst Extraordinarius für Ophthalmologie und Pharmakologie; Locher-Balber stand Schönlein als Aktuar in dessen Funktion als erster Dekan bei (Jäggi 2004, S. 40 f.).

wenige Professuren[121] errichtet werden und Uebertragung eines so lumpigen und beschränkten Gegenstandes, wie die Geburtshilfe an einen besondern Professor, diesen nur verleiten muß, um beschäftigt zu erscheinen, dieser unbedeutenden Doktrin eine Ausdehnung und eine Breite zu geben, wodurch nothwendig ein schlechter Einfluß auf den Geist der Studirenden geübt wird. Ich sehe diesem Uebelstand und den daraus resultirenden Nachtheil hier täglich vor Augen und habe ihn auch auf andern Universitäten beobachtet, wo diese unglückselige Trennung besteht. Ueber die Wahl der Personen sind sie zu Z[ürich] selbst in Verlegenheit, wie mir wenigstens Orelli schreibt. [*Alt*][122] ist ganz unpassend. Damit werden Sie einverstanden seyn. Schwörer[123] in Freyburg mehr Geburtshelfer als Chirurg, scheint überdieß zurückgetreten.[124] Ich habe Demme[125] vorgeschlagen, für dessen Tüchtigkeit sowohl als Lehrer und als Praktiker ich die volle Bürgschaft übernehmen will. Sollte man in Z[ürich] auch [*Seite 4:*] nur das leiseste Mißtrauen in meine Zeugnisse über die Tüchtigkeit dieses jungen Mannes setzen, so gäbe es ja wohl ein leichtes Auskunftsmittel, nämlich die provisorische Uebertragung der Stelle, wo eine ½[126] oder ganzjähriger Versuch wohl jeden Zweifel zu beseitigen im Stande seyn wird. Doch genug. Ganz der

Ihrige
S.

121 Laut dem „Gesetz über die Organisation des gesammten Unterrichtswesens im Canton Zürich" vom 28. September 1832 besaß die Medizinische Fakultät Anrecht auf drei ordentliche und zwei außerordentliche Professuren sowie eine Stelle für einen Prosektor (Anatomie-Diener). Zur feierlichen Eröffnung der Hochschule am 29. April 1833 waren aber vorerst nur eine ordentliche Professur (für Schönlein: Ordinarius für Pathologie und Therapie) sowie vier außerordentliche Professuren vergebenworden (Heinrich Locher-Zwingli: Extraordinarius für Chirurgie, Hans Locher-Balber: Extraordinarius für Pharmakologie und Ophthalmologie, Heinrich Spöndli: Extraordinarius für Gynäkologie und Geburtshilfe, und Hermann Demme: Extraordinarius für Anatomie) (Jäggi 2004, S. 37).

122 Siehe oben Fn. 94, S. 70.

123 Ignaz Schwörer (1800–1860) – deutscher Mediziner. Schwörer habilitierte sich 1828 in Freiburg mit der Schrift „De situ pelvis", womit er sich in Opposition zu dem damals bekanntesten deutschen Geburtshelfer, Franz Carl Nägelé (1778–1851), setzte. Die Geburtshilfe etablierte sich gerade als Spezialfach der Chirurgie, viele deutsche Universitäten besaßen bereits einen eigenen Lehrstuhl. In Würzburg gab es einen solchen Lehrstuhl schon seit 1799: Seit dem Jahr 1816 bekleidete diesen Lehrstuhl Joseph Servaz d'Outrepont (1773–1845) Siehe zu Schwörer die Publikation von Jagella (Jagella 2004).

124 Hier scheint Schönlein falsch informiert gewesen zu sein: Schwörer wurde gerade am 4.1.1833 offiziell als Direktor der neuen Freiburger Entbindungsanstalt bestätigt und zum ordentlichen Professor der Geburtshilfe ernannt – bereits seit dem 26.3.1832 war er Direktor der Anstalt und außerordentlicher Professor; Jagella 2004, S. 52 ff.

125 Zu Demme vgl. oben Fn. 97, S. 71.

126 Schreibfehler von Schönlein.

Nr. 11 Brief an Ludwig I. von Bayern[127]

Würzburg, 25. Januar 1833

Allerdurchlauchtigster, großmächtigster König!
Allergnädigster König und Herr!

Ich bitte Eure königliche Majestät um die Entlassung aus dem Staatsdienste.[128]

In tiefster Ehrfurcht verharrt
Euer königlicher Majestät
allerunterthänigst-treugehorsamster
Dr. Schoenlein.

Nr. 12 Brief an Conrad Melchior Hirzel[129]

Würzburg, 25. Januar 1833

Hochgeehrtester Herr Präsident!

Die Urkunde meiner Berufung zu einer ordentlichen Professur in der medicinischen Facultät der Züricher Hochschule habe ich am 23ten erhalten. Das Vertrauen, womit mich unter so vielen und tüchtigen Männern der Erziehungs-Rath beehrte, ist zu schmeichelhaft; die Aussicht, daß sich mir ein höchst erwünschter Wirkungskreis eröffnet, zu einladend, als daß ich nur einen Augenblick Anstand nehmen könnte, diesem Rufe zu folgen. Ich habe daher schon alle Schritte gethan,[130] um von meiner Regierung aus dem Staatsdiener- und Unterthanenverbande entlassen zu werden; so daß ich mit Zuversicht hoffe, zu der durch das Gesetz bestimmten Zeit meine neuen Funktionen zu Zürich antreten zu können. Daß ich allem[131] aufbieten werde, durch meine Leistungen dem in mich gesetzten Vertrauen nach Möglichkeit zu entsprechen, bedarf wohl kaum einer Versicherung. Indem ich Sie ersuche, den verehrten Mitgliedern des Erzie-

127 Ludwig I. von Bayern (1786–1868) – bayerischer König von 1825 bis 1848. Dieser Brief befindet sich als Faksimile in der Buchmitte abgedruckt.

128 Schönlein war bereits im November 1832 als Medizinalrat nach Passau versetzt worden (siehe oben Fn. 70, S. 65) – diesem Beschluss war Schönlein zwar nicht gefolgt, mit seinem offiziellen Entlassungsgesuch hat er allerdings noch bis zum Erhalt der Berufungsurkunde aus Zürich gezögert.

129 Conrad Melchior Hirzel (1793–1843) – schweizerischer Jurist und Politiker; im Jahr 1833 Präsident des Erziehungsrates, dem die Berufung der Hochschulprofessoren oblag. Biographische Angaben in ADB 12 (1880), S. 494–497.

130 Schönleins Entlassungsgesuch aus dem Staatsdienst datiert vom gleichen Tag wie der Brief an Hirzel – vgl. den Brief oben in dieser Edition Nr. 11, S. 75. Vgl. hierzu auch Caspary 1972, S. 52.

131 Schreibfehler von Schönlein.

hungs-Rathes vorläufig meinen Dank auszudrücken, bitte ich Sie insbesondere die Versicherung der ausgezeichneten Verehrung und Hochachtung zu genehmigen, womit ich bin

Euer Hochwohlgeboren
ergebenster
Dr. Schoenlein.

Nr. 13 Brief an Johann Kaspar Orelli[132]

Würzburg, 25. Januar 1833

Verehrtester Herr College!

Ich wage Sie mit diesem Namen erst jetzt anzusprechen, nachdem die Urkunde meiner Berufung in meine Hände gelangt ist und mich aus jener Täuschung gerissen hat, die mir meinen letzten Brief an Sie diktierte. Die Freude, zu Ihnen nach Zürich zu kommen, ist um so größer, da Ihre gütigen Mittheilungen mir immer noch die Namen von Neuerwählten nennen, die eine sichere Bürgschaft für ein gedeihliches und nach allen Seiten hin kräftig unterstütztes wissenschaftliches Wirken sind. Aus diesem Grunde halte ich auch die Wahl von Froebel[133] und [*Braun*][134] in [...] für ein höchst glückliches Ereignis. Ich denke nun endlich an meine Übersiedlung und nehme deshalb Ihren Rath, den Sie mir gütigst angeboten haben, in Anspruch. Für das Erste werde ich meine Familie bis zum Eintritte der besseren Jahreszeit hier zurücklassen und mich allein auf den Weg machen, so daß ich in der letzten Hälfte März's in Zürich einzutreffen gedenke. Ich halte die Zeit bis zum 8ten April als dem gesetzlichen Anfange der Vorlesungen für hinreichend, um mich zu orientieren und die nöthigen Einrichtungen für das medicinische Clinicum zu treffen. Sollten Sie der Meinung seyn, daß schon jetzt vorläufige Verabredungen erwünscht oder gar nöthig seyen; so bitte ich Sie, mich mit den Personen bekannt zu machen, an die ich mich deshalb zu wenden habe. Eine große Verbindlichkeit würden Sie mir noch auferlegen, wenn Sie gütigst veranlassen wollten, daß mir einige Nachrichten über die [*Seite 2:*] bestehenden Mauthbestimmungen in bezug auf Importation fremder Weine,

132 Zu Orelli vgl. oben Fn. 86, S. 69.

133 Wahrscheinlich Julius Fröbel (1805–1893) – deutscher Mineraloge und Geologe; lehrte seit 1833 auf Vermittlung Humboldts als Privatdozent an der Züricher Universität. Biographische Angaben in NDB 5 (1961), S. 644–646; ADB 49 (1904), S. 163–172.

134 Nicht identifiziert.

Silber- Porcellan- und Krystallgeschirr, sowie über Meublen und sonstige Utensilien mitgetheilt würden.

Mit stets gleicher Hochachtung
Euer Wohlgeboren
ergebenster
Dr. Schoenlein.

Nr. 14 Brief an Johann Adam von Seuffert[135]

Baden im Aargau, 22. Februar[136] 1833

Mein lieber Freund!

Und ich werde den heutigen Tag mit einem schwarzen Steinchen bezeichnen![137] Nichts als Jammer und Elend und Noth, und zwar von Allen mit denen wir einst in Freude und Lust beysammen waren. Wäre ich wirklich der Egoist, für den man mich ausschreit, so säße ich hier und lachte ganz weidlich über die Leute im bayrischen Jammerthal. – Zum Glücke noch ist heute Freytag, dem übermorgen der Sonntag folgt, und genau in der Zeit zusammentrifft mit Ihrem weiter angekündigten Brief. Dieser wird mir hoffentlich fröhlichere Kunde bringen und vorzüglich rechne ich auf einen festen bestimmten Entschluß über die von Ihnen zu wählende Bestimmung. Daß Sie selbst hieher kommen wollen um mit eignen Augen Menschen und Dinge zu sehen, kann ich nur billigen. Die Menschen werden Ihnen sicher gefallen, namentlich Keller.[138] Unter dem passenden und ehrenvollen Wirkungskreis wird er vermuthlich Ihre Beyziehung zu der Gesetzgebungs-Commission verstanden haben,[139] da eine gänzliche Umformung der Gesetzbücher im Geiste der neuen Staatsveränderung ein dringendes Bedürfniß ist. Uebrigens hat der Erziehungsrath in einer seiner letzten Sitzungen auch ein-

135 Zu Seuffert vgl. oben Fn. 80, S. 67.

136 In der Transkription steht „3", was ein Lesefehler sein wird.

137 „Einen Tag mit einem schwarzen Steinchen bezeichnen" – Redewendung: „ein Unglückstag".

138 Friedrich Ludwig Keller (1799–1860) – schweizerischer Jurist und Politiker. 1. Präsident des Obergerichts; außerordentlicher Professor und Dekan der staatswissenschaftlichen Fakultät zu Zürich. Biographische Angaben in ADB 15 (1882), S. 570–579.

139 Seuffert hat in den Jahren 1833 und 1834 mehrfach ernsthaft in Erwägung gezogen, nach Zürich überzusiedeln, wie aus seinen Briefen an Schönlein aus dieser Zeit hervorgeht (Privatbesitz, unveröffentlicht). Es existiert zudem ein Brief von J. K. Orelli an Schönlein vom 27.2.1834 (Privatbesitz, unveröffentlicht), in dem Orelli Schönlein fragt, ob es Seuffert recht sei, im Lektionskatalog der Universität als Professor aufgeführt zu werden – im letzten Briefe an den Erziehungsrat habe Seuffert seine Ernennung nämlich nur bedingt angenommen. Bereits in einem vorläufigen Verzeichnis aus dem Jahr 1833 wird Seuffert als ordentlicher Professor der staatswissenschaftlichen Fakultät geführt (Anonymus 1833, S. 55). Seufferts Zögern war in erster Linie der Tatsache geschuldet, dass man ihm in Zürich keinen ordentlichen Lehrstuhl anbieten wollte/konnte und Seuffert seine materielle Existenz gefährdet sah.

stimmig beschlossen, den großen Rath um die Authorisation zu ersuchen, Professores honorarii zu ernennen, die vorläufig alle Rechte der Professores ordinarii genießen sollten, mit Ausnahme eines Gehaltes, das aber bey dem Aussterben der alten Chorherrn bald nachfolgen soll. Der Vorschlag wurde vorzüglich gemacht, um Ihrem Wunsche zu entsprechen, und um die Sache nicht zu schreiend zu machen, wird man in gleicher Eigenschaft bey der theologischen Fakultät den Chorherrn Schultheis[140] ernennen, der als Theolog bey der aristokratischen Parthey in hohem Ansehn steht: daher dessen Ausschließung von der Hochschule sehr übel genommen wurde. – Ihren Rivalen Snell[141] habe ich hier gesehen und gesprochen. [*Seite 2:*] Sie werden über seinen durch wahres Mitleid errungenen Sieg sich selbst freuen, wenn Sie hören, daß er zu Basel mit 1400 Fr. 11 lebende Kinder ernähren muß, kaum einige unbedeutende Honorare einnimmt, und von den Baslern wirklich misshandelt wird. – Endlich noch einen Vorschlag! Während Sie nach Z[ürich] kommen wollen stehe ich im Begriffe von hier aus einen Abstecher nach Frankf[ur]t zu machen,[142] um dort vorzüglich wegen des Drucks meines Werkes Vorkehrungen zu treffen, da die Geschichte mit Etlinger[143] mir denn doch zu bunt wird. Wie wäre es nun wenn wir in F[rank]f[ur]t zusammenträfen und von dort gemeinschaftlich nach Z[ürich] zurückkehrten? Auf jeden Fall gehe ich nach Freyburg, wohin Sie mir Ihren Entschluß unter Couvert „Herderische Buchhandlung"[144] (Bauer[145] besorgt dieses am besten) können zu wissen machen. Sind Sie einverstanden, so setze ich meine Reise nach F[rank]f[ur]t fort, wo nicht, so kehre ich nach Z[ürich] zurück, um dort mit Ihnen mich zu besprechen. Empfehlen Sie Ihrer Frau Gemahlin[146]

140 Transkriptionsfehler – es wird sich um Johannes Schultheß (1763–1836) handeln. Schultheß war seit 1833 außerordentlicher Professor für Neues Testament an der Universität Zürich. Biographische Angaben im *Historischen Lexikon der Schweiz (HLS)*, Bd. 11, 2012. Online abrufbar unter: http://www.hls-dhs-dss.ch/textes/d/D10839.php.

141 Johann Wilhelm Snell (1789–1851) – deutscher Jurist und Politiker. 1833 kurzzeitig an der Universität Zürich tätig, im gleichen Jahr noch als Professor für römisches Recht und Strafrecht an die Universität Bern berufen. Biographische Angaben in NDB 24 (2010), S. 516–518; ADB 34 (1892), S. 512–514.

142 Schönlein ist tatsächlich mit Seuffert in Frankfurt zusammengetroffen, wie aus den Briefen Seufferts an Schönlein hervorgeht (Privatbesitz, unveröffentlicht). Dieses Zusammentreffen wurde Seuffert zum Verhängnis, da es zeitlich mit dem sog. Frankfurter Wachensturm am 3.4.1833 zusammenfiel, woraufhin Seuffert und Schönlein in Verdacht gerieten, an dessen Vorbereitung beteiligt gewesen zu sein – vgl. hierzu auch Kruis 2012, S. 79 f.

143 Carl Christian Etlinger (1782–1837) – Würzburger Buchhändler. Etlinger hatte sich ein Exemplar des ersten Abdrucks der Schönleinschen Vorlesungsmitschriften besorgt und dieses nachdrucken lassen. Schönlein ging gegen dieses Vorgehen gerichtlich vor, sodass Etlinger den Druck einstellen musste. Siehe auch das *Wochenblatt für Buchhändler, Musikhändler, Buchdrucker und Antiquare*, 14, 1833, S. 164–170, wo die Causa ausführlich dargestellt ist.

144 Die Herdersche Verlagsbuchhandlung, 1801 von Bartholomä Herder (1774–1839) in Meersburg gegründet, wurde 1810 nach Freiburg verlegt.

145 Nicht identifiziert.

146 Auguste Seuffert, geb. Zink (1802–1883).

Ihren
aufrichtigen Freund
Schoenlein.

Meine Frau[147] soll mir unter gleicher Adresse schreiben. Ich werde Donnerstag den 1ten März in Basel, am 3ten oder 4ten in Freyburg und höchstens bis zum 10ten im Schwanen[148] zu F[rank]f[ur]t seyn.[149]

Nr. 15 Brief an Johann Adam von Seuffert[150]

Frankfurt am Main, 15. März 1833

Mein lieber Freund!

Die Verwunderung, die Sie in Ihrem letzten Briefe über meine Rückreise nach Deutschland ausdrücken, sieht einem Tadel so ähnlich, als ein Ey dem andern. Mag alle Welt davon denken, was sie will, nur Ihre Meinung über diesen Schritt ist mir nicht gleichgültig; da ich deutlich aus Ihrem ganzen Schreiben den Verdacht errathen zu haben glaube, daß wahrscheinlich Unzufriedenheit und getäuschte Erwartungen meine Rückkunft bestimmten; woran sich natürlich der Vorwurf anreiht, wie ich Ihnen unter solchen Umständen den gleichen Schritt zu thun, rathen könnte. Nun versichere ich Sie aber wiederholt und bestimmt, daß ich mit Allem, was ich in Zürich gesehen, vollkommen zufrieden bin, daß Personen und Sachen eine angenehme Zukunft zu verbürgen scheinen, daß die Vorstellungen von der außerordentlichen Theuerung sehr übertrieben sind. Ich weiß nicht, wie Seckendorf[151] und Bentzel-Sternau[152] zu leben gewohnt sind; aber alle Aussagen der verschiedensten Züricher, die ich deshalb sprach, stimmen darin überein, daß eine Familie sehr anständig mit 1000 Neuthalern leben könne. Außer einigen Luxus-Viktualien, Hausmiethe und Mägdelohn, finde ich alle übrigen Gegenstände entweder in gleichem Preise wie bey uns, oder viele, z.B.

147 Zu Schönleins Frau vgl. oben Fn. 105, S. 72.

148 Das damals angesehenste Gasthaus und Hotel in Frankfurt. Siehe auch unter: http://de.wikipedia.org/wiki/Hotel_zum_Schwan.

149 Auf Seite 3 des Briefes steht folgende Nachschrift: „Gnädige Frau! Sollte Ihr Herr Gemahl schon vor dem Eintreffen dieses Briefes die Fahrt nach Zürich angetreten haben, so bitte ich Sie, mich davon nach Freyburg im Breisgau benachrichtigen zu lassen. Genehmigen Sie den Ausdruck der innigsten Hochachtung und Verehrung von Ihrem gehorsamen Diener Schoenlein".

150 Zu Seuffert vgl. oben Fn. 80, S. 67.

151 Wahrscheinlich Christoph Albrecht Seckendorff (1748–1834), Eigentümer der Brandschenke, in der Schönlein anfangs in Zürich wohnte. Biographische Angaben in ADB 54 (1908), S. 292–294.

152 Vermutlich Karl Christian Ernst von Bentzel-Sternau (1767–1849), der am Zürichsee lebte und mit Marie Anne Sophie Therese Freiin von Seckendorff (1783–1838) verheiratet war. Biographische Angaben in ADB 2 (1875), S. 348.

Colonialartikel- Seiden- und Baumwollenwaaren sogar niedriger. Selbst der Preis der Wohnungen sinkt schon und wird es in Jahresfrist noch bedeutender werden, da die niederzureißenden Festungswerke die schönsten Bauplätze darbieten. So hat mir z. B. Hagenbuch[153] (Besitzer von Orells Buchhandlung[154]) die belle etage seines herrlichen, ganz neugebauten Hauses am See für jährlich 35 Louisdor angeboten; ein Anerbieten, das ich im Herbste auch annehmen werde; denn bis dorthin habe ich Seckendorfs Schlößchen, vulgo Brandschenke, gleichfalls um einen sehr mäßigen Preis gepachtet. Doch genug, kommen Sie selbst, um mit eignen Augen zu sehen. Aber, höre ich Sie fragen, was in aller Welt mich denn bestimmen konnte, jetzt Zürich zu verlassen? Allerley. Vor Allem der Wunsch, wenn es möglich ist, meine Frau[155] zu geleiten, die in allen ihren Briefen Furcht und Besorgniß über das Allein-Reisen durch blicken lässt; dann die Erwägung, daß die Gründe meines Schwiegervaters[156] mir bey näherer Ansicht nicht so leicht bedünken, als sie im ersten Außenblicke erschienen. Denn was könnte ich jetzt, nachdem meine Geschäfte in Z[ürich] beendigt waren, noch für einen Vorwand finden, den Anforderungen der Convenienz zu entsprechen? Würde ich jetzt nicht alle hämischen Insinuationen und der immer lauteren Anschwärzung freyen Spielraum lassen? Zudem halte ich mich durch den erfolgten Antritt meiner Stelle in Z[ürich], durch die enthaltene[157] Entlassung[158] aus dem Staatsdienste und durch den Besitz eines Passes von meiner Behörde gegen Gewaltstreiche mehr geschützt, als früher. Doch erwarte ich darüber Ihre freye und unumwundene Erklärung. Könnten Sie es nicht über sich gewinnen, auf einige Tage herunterzukommen? Es war ja dieses früher unser gemeinschaftlicher Plan,[159] und, was sonderbar ist, seine Ausführung wurde von uns gerade in dieselbe Zeit verlegt; Und, daß ich es Ihnen nur gestehe, [die][160] Erinnerung an jenen Plan der Ansiedlung zu Frankfurt, hat auch auf mich gewirkt, und indem ich den Männern, die sich deshalb für mich interessierten, meinen Dank abstatten will, denke ich nicht für jetzt, sondern für spätere Jahre vielleicht eine Einleitung zu treffen. Endlich habe ich mich gefürchtet, zu Zürich in Mitte regsamer geschäftiger Menschen, unbeschäftigt und als [*forrient*] zu erscheinen, möchte aber

153 Johannes Caspar Hagenbuch (1789–1863).

154 Benannt nach Conrad Orell, der 1735 zusammen mit Hans Rudolph Füssli (1709–?) eine seit dem 16. Jahrhundert existierende Zürcher Druckerei übernahm. 1780 begründete die Verlagsbuchhandlung Orell, Gessner, Füssli& Co. die *Zürcher Zeitung* (ab 1821: *Neue Zürcher Zeitung*). Weitere Angaben im *Historischen Lexikon der Schweiz (HLS)*, Bd. 9, 2010 – online unter: http://www.hls-dhs-dss.ch/textes/d/D41660.php.

155 Zu Schönleins Frau vgl. oben Fn. 105, S. 72.

156 Schönleins Schwiegervater war der Landesdirektionsrat für Unterfranken Philipp Ignaz Heffner (1765–1843). Erwähnung in NDB 23 (2007), S. 419.

157 Wohl Transkriptionsfehler, richtig: „erhaltene".

158 Vgl. hierzu oben Fn. 130, S. 75.

159 Siehe auch den Brief an Seuffert vom 22.2.1833 – Nr. 14, S. 77 in der vorliegenden Edition.

160 Artikel fehlt in der Transkription.

auch nicht für eine große Empfehlung dienen. Hier haben Sie meine Gründe und nun urtheilen Sie!

Ihrer Frau Gemahlin[161] meine innigste Verehrung von
Ihrem
aufricht[ig]en Fr[eund]
Schoenlein.

Nr. 16 Brief an Johann Adam von Seuffert[162]

Aschaffenburg, 27. März 1833

Mein lieber Freund!

Ich bin nun doch fest entschlossen, nach Würzburg zu kommen, wenn auch nur für einige Tage.[163] Vorzüglich wünschte ich mit Ihnen mich zu besprechen; denn die Mittheilungen, die ich Ihnen über die Möglichkeit Ihrer Ansiedlung in Frankfurt zu machen habe, könnten vielleicht für Sie von einigem Interesse seyn. Ich habe deshalb vorzüglich mit Reingaunen[164] gesprochen, der gegenwärtig der am meisten beschäftigte Anwalt Frankfurts ist. Leider muß ich schon aus seinen Angaben die für mich so schmerzliche Prognose stellen, daß ich der Freude werde entbehren müssen, Sie als Nachbar in Z[ürich] zu sehen. Samstags werde ich mit Klüber[165] bey Rothschild[166] essen und diese Gelegenheit benützen, auch seinen Rath und seine Meinung zu hören. Der Bundestag soll neue Beschlüsse in Bereitschaft haben. Ganz Frankfurt ist mit dieser Sage erfüllt. Ob wahr oder nicht, muß sich bis morgen entscheiden, da die letzte Sitzung gehalten wird und dann die Ferien beginnen. Die Beschlüsse selbst sollen folgenden Inhaltes seyn.

161 Vgl. oben Fn. 146, S. 78.

162 Zu Seuffert vgl. oben Fn. 80, S. 67.

163 Schönlein ist letztlich nicht nach Würzburg gefahren, wie aus einem Brief von Schönleins Schwiegervater Philipp Heffner (1765–1843) an Schönleins Verwandten Joachim Heinrich Jaeck (1777–1847) vom 23.4.1833 hervorgeht – Grund hierfür war einerseits die Bitte des Fürsten von Wittgenstein (wahrscheinlich Wilhelm zu Sayn-Wittgenstein-Hohenstein, 1770–1851), dessen kranke Frau in Mannheim zu konsultieren, und andererseits ein anonymes Schreiben, in dem Schönlein vor Zugriffen der bayerischen Polizei gewarnt wurde. Aus dem Brief geht weiterhin hervor, dass sich Schönlein in Aschaffenburg, wo der oben abgedruckte Brief an Seuffert aufgegeben wurde, aufhielt, um Herrn Bolongaro (wahrscheinlich der Tabaksfabrikant Joseph Anton Bolongaro Crevenna, 1801–1867) zu behandeln. Der Brief Heffners ist gekürzt bereits bei Virchow abgedruckt: Virchow 1865, S. 76 f.; in ganzer Länge außerdem bei Schemmel – vgl. Schemmel 1993, S. 38 f.

164 Nicht identifiziert.

165 Wahrscheinlich Johann Ludwig Klüber (1762–1837). Biographische Angaben in ADB 16 (1882), S. 235–247.

166 Berühmte jüdische Bankiersfamilie. Eventuell ist Amschel Mayer Rothschild (1773–1855) gemeint, der die Leitung des Frankfurter Zweiges des Bankhauses innehatte. Biographische Angaben in NDB 22 (2005), S. 132–133.

1) Schließung aller Kammern in den konstitutionellen Staaten während 5 Jahren, andere behaupten, blos Aufhebung der Oeffentlichkeit bey der Berathung aller Fragen, die finanziellen Gegenstände ausgenommen. 2) Revision der Kurhessischen Verfassung, da diese vom Bunde nicht garantirt ist, und unter Umständen gegeben wurde, unter denen der Monarch nicht mit völliger Freiheit handeln konnte. 3) (Hört! hört!) Der Bann gegen Zürich. Dieses auf Antrag Bayerns!!

Empfehlen Sie Ihrer Frau Gemahlin
Ihren
treuergebenen Freund Schoenlein.

Nr. 17 Brief an unbekannt

Zürich, 3. Juni 1833

Verehrter Herr College!

Hier endlich einmal für die gütig-geschenkten Blasen-Steine einige Blasenflaschen Rheinwein. Mögen Sie davon keine Beschwerden erleiden.

Ihr Schoenlein.

Nr. 18 Brief an unbekannt[167]

Zürich, 1. September 1833

Verehrtester Herr College!

Ich habe soeben eine Sendung von Naturalien aus Celebes erhalten, worunter sich auch wunderschöne befußte Paradiesvögel[168] befinden. Dürfte ich wohl wagen, einen davon an den Herzog von Leuchtenberg[169] als Geschenk zu senden? Ich will Ihnen nur offen gestehen, daß ich bey dieser Sendung noch eine Nebenabsicht habe, um deren Förderung ich Sie im Namen der Wissenschaft ersuche.

167 Es könnte sich um einen Brief an Julius Sichel handeln – vgl. den Brief Schönleins an Sichel vom 2.7.1834, in dieser Edition Brief Nr. 21, S. 86. Ende August 1833 hielt sich der Herzog August von Leuchtenberg in Paris bei seiner Schwester der Herzogin von Braganza auf. Möglicherweise war Sichel in Paris der Arzt der Herzogin.

168 Zur Ordnung der Sperlingsvögel (*Passeriformes*) gehörende Vogelfamilie, die u. a. auf den Molukken vorkommt.

169 Auguste de Beauharnais (1810–1835) – 2. Herzog von Leuchtenberg, Großherzog von Frankfurt, Prinzgemahl von Portugal. Es existiert ein Brief des Herzogs an Schönlein vom 27.4.1832 (unveröffentlicht, Privatbesitz). Biographische Angaben unter: http://de.wikipedia.org/wiki/Auguste_de_Beauharnais.

Zu meinen Lieblingsplänen gehörte immer die Sendung einiger tüchtiger Leute in die portugiesischen Besitzungen auf der Ostküste Afrikas.[170] Dazu haben sich nun 2 tüchtige Männer gefunden, ganz geeignet, diese terra incognita in geographischer und naturhistorischer Hinsicht zu erforschen. Der eine Dr. Horner,[171] Neffe des berühmten Physikers und Weltumseglers Horner,[172] ein ausgezeichneter Physiker und Mineraloge, der andere Dr. Lebert,[173] Schüler von Link[174] und Lichtenstein,[175] beyde haben sich erboten, in diese so höchst gefährliche Unternehmung einzulenken. Dazu bedürfte es nun der Unterstützung des Herzogs. Weiter nichts als Empfehlungen an seinen Schwager nach Lissabon.[176] Wollten Sie wohl die Güte haben, deshalb einige vorläufige Schritte beym Herzog zu thun?

Genehmigen Sie die Versicherung der immer gleichen Hochachtung, womit ich bin

Euer Wohlgeboren
ergebenster Diener
Schoenlein.

170 Es wird das heutige Mosambik gemeint sein. Siehe auch den Brief an Julius Sichel, in dieser Edition Brief Nr. 21, S. 86.

171 Ludwig Horner (1811–1838) – schweizerischer Naturforscher. Nähere Angaben zu Person und Leben finden sich in dem anonymen Nachruf auf Horner: Anonymus 1854.

172 Johann Caspar Horner (1774–1834) – schweizerischer Astronom und Mathematiker; nahm von 1803–1808 als Astronom an der Weltumseglung von Adam Johann von Krusenstern (1770–1846) teil. Biographische Angaben in ADB 17 (1883), S. 270–274.

173 Hermann Lebert (1813–1878) – deutscher Pathologe; seit 1834 Schüler von Schönlein in Zürich. Lebert studierte u. a. in Paris und war von 1853–1859 Direktor der medizinischen Klinik in Zürich. Biographische Angaben in ADB 18 (1883), S. 94–97.

174 Heinrich Friedrich Link (1767–1851) – deutscher Naturforscher; Professor für Naturgeschichte an der Friedrich-Wilhelms-Universität zu Berlin. Biographische Angaben in NDB 14 (1985), S. 629; ADB 18 (1883), S. 714–720.

175 Martin Hinrich Lichtenstein (1780–1857) – deutscher Arzt und Zoologe; Direktor des zoologischen Museums in Berlin. Biographische Angaben in ADB 18 (1883), S. 556–557.

176 Peter I. (1798–1834) – von 1822–1831 Kaiser von Brasilien; ab 1826 König von Portugal. War in 2. Ehe mit Amalia von Leuchtenberg (1812–1873), der Schwester von Auguste de Beauharnais (siehe oben Fn. 169), verheiratet. Zu den Schwierigkeiten, in Brasilien als Naturforscher tätig zu werden, vgl. auch Clara 2008. Zu Peter I. vgl. Kienzl 1952.

Nr. 19 Brief an Johann Kaspar Orelli[177]

[Zürich], Ende 1833[178]

Verehrtester Herr College!

Ich habe gestern einen Ausflug gemacht, zwar nicht wie [...] zur [*Saune*?] sondern nur ins bescheidene Felsenegg[179] zu Herrn Spitalarzt Meyer,[180] der die Freude über meine Ernennung in den Gesundheitsrath[181] durchaus mittelst eines stattlichen Diner verkünden wollte. Dem Dekan der medicinischen Fakultät[182] ist's aber nicht viel besser als dem griechischen[...] gegangen. Hier liege ich wenn nicht auf der Nase, doch auf dem [...], ein Theil, mit dem ein Gelehrter (Sie sehen die Krankheit macht nicht blos mürbe, auch bescheiden) doch auch nicht so in den Tag hinein wirthschaften darf. Sie großen Stadtbibliothekar bitte ich nun flehentlich durch Uebersendung einiger Reisebeschreibungen aus dem Ihnen anvertrauten Heiligthum die Langeweile zu verscheuchen helfen, wofür ich mich erbiete, bey dem nächsten Professorenbesuche wegen der [...] [...] [...] Bibliothekarien die kräftigste Unterstützung Ihnen zu leisten. Empfehlen Sie Ihrer Frau

Ihren
ergebenen Collegen
Schoenlein.

Nr. 20 Brief an Johann Adam von Seuffert[183]

Zürich, 10. Februar 1834

Lieber Freund!

Zu dem Texte meiner Frau[184] hier der Comentar. Snell[185] hat gestern seine Entlassung gegeben, um nach Bern zu gehen. Die Stelle, die Sie früher wünschten,

177 Siehe in dieser Edition auch die Briefe Nr. 8, S. 69 und Nr. 9, S. 70. Zu Orelli vgl. oben Fn. 86, S. 69.

178 Zur Datierung vgl. unten Fn. 181, S. 84.

179 Südwestlich von Zürich gelegener Aussichtspunkt auf der Albiskette mit Restaurant- und Seminarbetrieb. Der 804 m hoch gelegene Punkt ist heute von Zürich aus mit der Seilbahn zu erreichen.

180 Johann Ludwig Meyer (1782–1852) – schweizerischer Mediziner.

181 Dies ist ein Anhaltspunkt für die Datierung des Briefes. Offiziell wurde Schönlein am 23.11.1833 zum Mitglied des Gesundheitsrates ernannt: Staatsarchiv Zürich MM 2.14 RRB 1833/2076. Dies macht eine Datierung des Briefes auf das Ende des Jahres 1833 wahrscheinlich.

182 Schönlein war von 1833–1834/35 Dekan der medizinischen Fakultät in Zürich.

183 Zu Seuffert vgl. in der vorliegenden Edition die Briefe Nr. 14, S. 77; Nr. 15; S. 79 und Nr. 16, S. 81. Zu allgemeinen Angaben zur Person vgl. oben Fn. 80, S. 67.

ist somit wirklich wieder erledigt und wird Ihnen nicht zum 2tenmale entgehen, wenn anders Sie und andere Leute nicht unterdessen auf das „tempora mutantur" verfallen sind. Dem Gesetze entsprechend wird ein Ausschreiben wohl statt finden, dieses soll Sie aber nicht nöthigen, selbst wieder Schritte zu thun. Wenn sie mich nur bevollmächtigen, Ihre Annahme der Wahl auszusprechen, so wird es genügen. Gleich als Snells Berufung nach Bern verlautete, sprach Hess[186] gegen mich den Wunsch aus, Sie früher zu berufen und in demselben Sinne äußerte sich gestern gegen mich der Staatsanwalt, wie ich glaube, auf Kellers[187] Auffordrung; denn letzterer ist zu treu, weshalb ich noch nicht Rücksprache mit ihm nehmen konnte. Ich werde unterdessen aber mir zweckdienlich scheinende Schritte thun, selbst auf die Gefahr hin, von Ihnen im Stiche gelassen zu werden. Machen Sie wenigstens den Versuch und kommen Sie fürs Baden allein oder mit Ihrer Marie! Sie wohnen bey uns, lesen ein Semester, sehen sich die Sache genau an und bleiben endlich, wenn Sie daran Gefallen finden; wenn nicht, so bleiben Ihnen ja immer noch die [*Forten*] der Kilianusstadt[188] zur Rückkehr geöffnet. Wenige Ihrer Bedenken glaube ich Sie schon jetzt quitt machen zu können. Die hiesige Universität wird fortbestehen, selbst wenn das Unmögliche geschehen sollte, die alte Aristokratie wieder zur Herrschaft gelangen, denn mit der Umwälzung und Bewegung ist es zu Ende und zwischen den Partheyen wird auf dem Grund des status quo ein Verkommnis[189] bald und sicher abgeschlossen seyn. Doch noch einmal kommen Sie und sehen Sie mit eigenen Augen! Schöne Grüße von meiner Frau, die so wohl ist als man sich nur immer 36 Stunden nach einer leichten und schnellen Entbindung befinden kann. Den jungen Sprößling[190] haben wir heute bey Luft und Sonnenschein etwas näher betrachtet und schon folgende Vorzüge an ihm entdeckt. Nase genau von Brendel[191] – Schnarchen ganz wie ein Herr Onkel von Halbrichter[192] – die Ohren von d'Outrepont,[193] die meiner Frau so äußerst hässlich immer vorkamen!

Empfehlen Sie mich Ihrer Frau Gemahlin,[194] die wir hier allgemein als die Hauptgegnerin unseres Projektes betrachten. Wie immer

Ihr
Schoenlein.

184 Zu Schönleins Frau vgl. oben Fn. 105, S. 72.

185 Zu Johann Wilhelm Snell vgl. oben Fn. 141, S. 78.

186 Johann Jakob Hess (1791–1857) – schweizerischer Politiker; Bürgermeister von Zürich (1832–1839). Biographische Angaben in ADB 12 (1880), S. 289–292.

187 Zu Friedrich Ludwig Keller vgl. oben Fn. 138, S. 77.

188 Gemeint ist hier Würzburg.

189 Veraltet für „Abkommen, Vertrag".

190 Philipp Schönlein (1834–1856) – Schönleins einziger Sohn. Starb auf einer Forschungsreise in Liberia (Westafrika).

191 Zu Sebald Brendel vgl. oben Fn. 38, S. 60.

192 Anspielung unklar.

193 Joseph Servatius d'Outrepont (1775–1845) – deutscher Mediziner; ordentlicher Professor für Geburtshilfe in Würzburg; Kollege Schönleins. Vgl. auch oben Fn. 123, S. 74. Biographische Angaben in ADB 24 (1887), S. 780–781.

194 Siehe oben Fn. 146, S. 78.

Nr. 21 Brief an Julius Sichel[195]

[Zürich], Ende Juni/Anfang Juli 1834[196]

Herr College!

Ich sende Ihnen hier in der Person des Dr. Lebert[197] aus Berlin, Exekutionsmannschaft, um endlich Antwort auf meine Anfrage zu erhalten. Den Ueberbringer, der an die Stelle des leider verstorbenen Jäger[198] als Reisender nach Mozambique fahren will, empfehle ich dringend Ihrer gütigen Unterstützung für Ausführung seiner Pläne.

Ihr ergebenster
Dr. Schoenlein.

Nr. 22 Brief an Dionysius Linder[199]

Zürich, 23. Juli 1834

Verehrter Herr Geistlicher Rath!

Durch Herrn Sturm[200] aus Nürnberg werden Sie folgende Gegenstände für das Naturalienkabinet erhalten:

1. Schädel von Crocodilus biporcatus.[201]
2. Kopf von Buceros Cassidix.[202] (Temmink[203]). Dieser Nashornvogel lebt blos auf Celebes; ist aber auch dort so selten, daß Dr. Besel[204] bis jetzt nur ein

195 Julius Sichel (1802–1868) – deutscher Ophthalmologe, Entomologe, Archäologe und Philologe; Assistent von Schönlein in Würzburg von 1825–26 (vgl. Koelbing 1970, S. 85). Biographische Angaben in ADB 34 (1892), S. 147–149.

196 Zwei Datumsangaben (von fremder Hand, mit Bleistift) finden sich auf dem Briefumschlag – 2. Juli 34 und 21. Juli 34 (französisch), wohl die Daten des Erhalts und der Beantwortung des Briefes bezeichnend. Den Brief wird Schönlein aus Zürich geschrieben haben.

197 Zu Lebert vgl. oben Fn. 173, S. 83. Lebert blieb für 1 ½ Jahre in Paris (1834–1836) und erweiterte dort im *Hopital de la Pitié* seine Fähigkeiten.

198 Wilhelm Friedrich Jäger (1812–1834) – deutscher Naturforscher. Jäger dankt Schönlein in der *Praefatio* seiner Dissertation „De Holothuriis“ (Jäger 1833) dafür, dass dieser ihm wichtiges Untersuchungsmaterial aus seiner Holothurien-Sammlung zur Verfügung gestellt habe. Siehe auch den Brief an Leuckart, in dieser Edition Nr. 32, S. 98.

199 Dionysius Linder (1762–1838) – Direktor des Naturkundemuseums in Bamberg. Zu Linder vgl. Heß 1930. Siehe in dieser Edition auch die Briefe Nr. 25, S. 90; Nr. 38, S. 105; Nr. 41, S. 110; Nr. 51, S. 118.

200 Möglicherweise Jakob Sturm (1771–1848). Nürnberger Kupferstecher und Naturhistoriker; Mitbegründer der Naturhistorischen Gesellschaft Nürnberg. Biographische Angaben in ADB 37 (1894), S. 20–21.

201 Leistenkrokodil; Synonym zu *Crocodilus porosus*. Heute wird ausschließlich die Bezeichnung *C. porosus* verwendet.

202 Helmhornvogel; moderne Bezeichnung: *Acerdos cassidix*.

einziges Exemplar auftreiben konnte, das in die kaiserliche Sammlung nach Wien kam.

3. Den stachlichen Seestern (Asterias echinites)[205] aus dem Meere bei Celebes.
4. Ein Gläschen mit Weingeist, darin sind:
   a) Mehrere Exemplare der Entenmuschel, (Lepas anatifera)[206] einige ganz, bei einigen die Schale zerbrochen, um die federbuschähnlichen Cirrhi[207] zu sehen, nach denen Cuvier aus diesen Mollusken eine eigene Ordnung, die Cirrhipeden,[208] gebildet hat. Aus dem atlantischen Ozean.
   b) Ein Exemplar von Sipunculus nudus[209]aus dem mollukkischen Meere.
5. Mehrere getrocknete Holothurien – Tripang[210]genannt – einer der kostbarsten Handelsartikel der mollukkischen Inseln nach China, wo die besten Sorten mit Silber aufgewogen werden, weil die Chinesen diese Thiere, und die eßbaren Schwalbennester für die kräftigsten Aphrodisiacahalten.

Da mir schon wieder Naturaliensendungen aus beiden Indien[211] angekündigt sind, so hoffe ich recht bald wieder das Kabinet meiner Vaterstadt mit einigen interessanten Gegenständen bereichern zu können.

Hochachtungsvoll
Ihr ergebenster Diener
Schoenlein.

203 Coenraad Jacob Temminck (1778–1858) – niederländischer Zoologe. *Buceros cassidix* wurde 1823 erstmals von Temminck beschrieben.

204 Ludwig Franz (Rudolph) Besel (1796–1835) – deutscher Mediziner. Besel arbeitete seit 1822 im niederländischen Kolonialdienst in Ostindien, heute Indonesien. Von dort aus schickte er Schönlein Naturalien. Besel hat in Würzburg studiert und dort auch promoviert (Besel 1821). Aus dieser Zeit dürfte die Bekanntschaft mit Schönlein herrühren.

205 Dornenkronenseestern; Synonym zu *Acanthaster planci*. Die Bezeichnung *A. echinites* ist heute nicht mehr gültig.

206 Gültige Bezeichnung. Der Ausdruck „Entenmuschel" (*Pedunculata*) wird heute als Ordnungsbezeichnung benutzt, „Lepas" hingegen stellt eine artenreiche Gattung innerhalb der Entenmuscheln dar.

207 Cirr(h)us (lat.): Locke, Franse. Entenmuscheln besitzen sechs Paar solcher Cirren am Rumpf, der von einem muschelförmigen Panzer (Carapax) umschlossen ist. Die Cirren hängen meist aus dem Carapax heraus, sind nicht zur Fortbewegung geeignet, sondern dienen der Nahrungsfiltrierung.

208 Auch heute werden die Entenmuscheln den Rankenfußkrebsen (*Cirripedia*) zugeordnet, wobei es sich aber um eine Unterklasse, nicht um eine eigene Ordnung handelt.

209 Zum Genus der *Sipunculi* gehöriger Wurm, der im Meeresboden lebt. Im Englischen auch „peanut worm" genannt.

210 Heute: „Trepang" – auch „Seegurken" oder „Seewalzen" genannt. Zur Klasse der Seegurken (*Holothuridea*) gehören etwa 1200 Arten. Trepang bezeichnet dabei keine eigene Seegurkenart, sondern meint eine spezielle Zubereitungsweise der Seegurken. Makassar, größte Hafenstadt der ostindischen bzw. indonesischen Insel Sulawesi (früher Celebes), war vom 18. Jahrhundert bis Anfang des 19. Jahrhunderts größter Umschlagsplatz für den Handel mit Seegurken, die vor allem nach China verkauft wurden. Getrocknete Seegurken wurden auch als Heilmittel geschätzt.

211 Schönlein meint hier wohl Ostindien (heute: Indonesien) und Westindien (bis 2010: Niederländische Antillen), beide damals in niederländischem Kolonialbesitz.

Nr. 23 Brief an Johannes Jacob Hegetschweiler[212]

Zürich, 4. Oktober 1834

Herr Präsident!
Verehrte Herrn!

In der Anlage übersende ich die medicinischen Beobachtungen[213] des Hr. J. Grimm[214] mit der Bemerkung, daß derselbe bey der Fertigung derselben ebensoviel Fleiß und Aufmerksamkeit bewiesen habe.

Genehmigen Sie die Versicherung der ausgezeichneten Hochachtung von

Ihrem
ergebensten Diener
Dr. Schoenlein.

212 Johannes Jacob Hegetschweiler (1789–1839) – schweizerischer Arzt, Naturforscher und Politiker; zum damaligen Zeitpunkt Präsident des Züricher Gesundheitsrates, an den der Brief adressiert ist. Biographische Angaben in NDB 8 (1969), S. 230 f.; ADB 11 (1880), S. 276–278.

213 Solche Beobachtungen, auch „observationes“ oder „Krankengeschichten“ genannt, mussten die Studierenden im Laufe ihres Studiums im Rahmen ihrer klinischen Ausbildung anfertigen. Sie waren Teil der Medizinalprüfung, die vom Gesundheitsrat abgenommen wurde, siehe hierzu § 9 der „Medicinalordnung für den Canton Zürich“ aus dem Jahr 1837 (Medicinalordnung 1837, S. 63). In dem Aktendossier Nr. S 190.6 (Teil 1) des Staatsarchivs Zürich sind weitere solcher Beobachtungen erhalten, die frühesten datieren auf das Jahr 1834, die ältesten auf das Jahr 1839. Meist sind diese Beobachtungen in Heftform gebunden und umfassen mehrere Seiten. Sie folgen dem Schema: Beschreibung der Person und ihrer Krankheit, dann Diagnose, Ätiologie und Prognose. Im ersten Teil ist zudem meist angegeben, von welchem Arzt die Studierenden den Fall zur Observation zugewiesen bekommen haben. In einigen Fällen hat der Begutachter auch in die Hefte eingeschrieben: „eingesehen von [Name]“.

214 Es kann sich nur um den aus Weiningen (Schweiz) stammenden Johannes Grimm (1814–1885) handeln, der im Sommersemester 1833 mit der Matrikelnummer 68 an der medizinischen Fakultät Zürich immatrikuliert wurde. Von Grimm sind insgesamt fünf solcher Beobachtungen erhalten (unter S 57.1), darunter „Beobachtung eines Absesses am Ellbogen, complicirt mit ödematoser Rose“; „Beobachtung einer Angina syphilitica ulcerosa“, „Beobachtung einer Blepharo-Blenorrhoe“. Zusätzlich zu Schönleins Schreiben liegt ein weiteres von Dr. Heinrich Spöndli vor, in dem es dieser bedauert, dass Grimms „Geburtsgeschichte“ nicht mit aufgenommen wurde, der Grimm aber auch in diesem Bereich hervorragende Leistungen attestiert.

Nr. 24 Brief an Johannes Jacob Hegetschweiler[215]

Zürich, 25. Oktober 1834

Herr Präsident!
Verehrte Herrn!

Da seit dem 1ten Julius kein neuer Fall von Pocken-Erkrankung sich ergeben und der letzte Pockenkranke am 26ten Julius aus dem Lazarethe entlassen worden ist, so glaube ich, die Epidemie als beendigt betrachten zu dürfen.[216]

Da nun § 8 des vom hohen Regierungsrathe erlassenen Reglements[217] für das Lazareth zum Schimmel[218] besagt: am Ende jeder Epidemie übergiebt der Arzt des Lazarethes dem Gesundheitsrathe für dessen Jahresbericht an den Regierungsrath einen Bericht über die im Lazarethe behandelten Kranken; so entspreche ich dieser Verfügung; indem ich dem hochlöblichen Gesundheitsrathe ein genaues und detailliertes Verzeichniß der im Lazarethe behandelten Pockenkranken vorlege.[219]

Genehmigen Sie, verehrte Herrn! die Versicherung der ausgezeichneten Hochachtung von

Ihrem
ergebensten Diener
Dr. Schoenlein.

215 An den „hochlöblichen Gesundheitsrath" adressiert, daher die Zuordnung zu Hegetschweiler. Zu Hegetschweiler vgl. oben Fn. 212, S. 88.

216 Die Aufnahmekommission des Kantonsspitals, deren Präsident Schönlein war, hatte dem Gesundheitsrat Pockenerkrankungen bzw. die Aufnahme von Pockenkranken schriftlich mitzuteilen – aus diesen Berichten geht hervor, dass in der Zeit vom 2.4.1833 bis Juli 1834 insgesamt 40 Pockenkranke zunächst ins Kantonsspital aufgenommen und dann größtenteils ins Lazarett am Schimmel verlegt wurden. Die 40 Pockenerkrankungen lassen sich nach den damaligen Angaben wie folgt unterscheiden: 14 Fälle von Variola vera; 20 Fälle von Variolois; vier Fälle nicht weiter spezifiziert; zwei Fälle von Varicellen. Auch für die Zeit nach Juli 1834 bzw. Oktober 1834 werden dann wieder vereinzelt Pockenfälle gemeldet (Staatsarchiv Zürich, S 193.2).

217 Dieses Reglement ist im Staatsarchiv Zürich erhalten unter der Signatur S 193.2 Nr. 41, 41a und 44.

218 Das „Lazareth zum Schimmel" diente hauptsächlich „als Absonderungsanstalt für ansteckende Krankheiten" (siehe auch § 1 des Reglements, vgl. Fn. 217); es lag außerhalb der damaligen Stadt Zürich in Wiedikon (seit 1893 Stadtkreis von Zürich).

219 Dieses Verzeichnis scheint nicht überliefert. Erhalten ist dagegen ein entsprechendes Verzeichnis vom 14.7.1833, das von Schönlein mit den Worten „die Wahrheit des mitgetheilten Krankenverzeichnisses bezeugt Dr. Schoenlein" unterschrieben ist. Hier sind insgesamt 13 Fälle aufgelistet: sechs Fälle von Variola vera; sechs Fälle von Variolois und ein Fall von Varicellen (Staatsarchiv Zürich, S 193.2, Nr. 18a).

Nr. 25 Brief an Dionysius Linder[220]

Zürich, 13. Dezember 1834

Verehrter Herr Geistlicher Rath!

Daß meine früheren Sendungen glücklich ihren Bestimmungsort erreicht haben, freut mich. Aber nicht ganz angenehm war es mir, daß davon in öffentlichen Blättern und auf eine Art Erwähnung geschah, daß Leute, die mich nicht näher kennen, mich leicht marktschreyerischer Absichten beschuldigen könnten.[221] Wollen Sie noch öftere Zuwendungen von mir erhalten, so mache ich zur Bedingung, daß fernerhin davon in Zeitungen und Wochenblättern keine Erwähnung mehr geschehe. – Morgen geht ein Fäßchen mit Naturalien in Weingeist an Sie ab, was Sie als Christkind freundlich aufnehmen mögen. Ein Brief von Macassar[222] der gestern einlief, kündigt eine große Sendung der seltensten Thiere an. Dujong,[223] Phalangista,[224] Galeopithecus,[225] [...] etc. sollen dabey seyn. Ich hoffe, daß sich Einiges für meine liebe Vaterstadt daraus auffinden läßt.

Die im übersendeten Fäßchen enthaltenen Gegenstände sind folgende:

A. Säugthiere

1. Didelphis myosuros.[226] Temminck[227] oder nudicaudata. Geoffroy[228] aus Surinam.
2. Phyllostoma Spectrum.[229] Geoff[roy] der ächte Vampyr. aus Surinam.

B. Amphibien

3. Boa constrictor. die Abgotts-Schlange. aus Surinam.
4. Crotalus atrox.[230] oder nach Cuvier[231] Trigonocephalus atrox[232] aus Surinam. Eine der giftigsten Schlangen.

220 Zu Linder vgl. oben Fn. 199, S. 86. Dieser Brief befindet sich als Faksimile in der Buchmitte abgedruckt.

221 Schönlein spielt hier auf den Abdruck seines Briefes vom 13.12.1834 im *Fränkischen Merkur* an – siehe oben Brief Nr. 22, S. 86.

222 Der Brief stammt wahrscheinlich von Ludwig Franz (Rudolph) Besel, der in Makassar (auf Celebes) stationiert war – zu Besel vgl. oben Fn. 204, S. 87.

223 *Dugong dugon* – Seeschwein bzw. Gabelschwanzseekuh.

224 Nicht näher spezifizierte Beuteltierart; Bezeichnung nicht mehr gebräuchlich.

225 Wahrscheinlich ist hier der Malaien-Gleitflieger oder auch Temminck-Gleitflieger (*Cynocephalus variegatus*, synonym auch *Galopterus variegatus*) gemeint.

226 Bezeichnung nicht mehr gebräuchlich, heute: *Metachirus nudicaudata* (Nacktschwanzbeutelratte).

227 Gemeint ist der niederländische Zoologe Coenraad Jacob Temminck (1778–1858). Schönlein bezieht sich auf Temmincks Klassifikation in: Cuvier und Temminck 1827, S. 38 f.

228 Étienne Geoffroy Saint-Hilaire (1772–1844) – französischer Zoologe und Ethologe.

229 Heute nicht mehr gebräuchliche Bezeichnung. Der Wortstamm hat sich aber in der Familienbezeichnung *Phyllostomidae* (Blattnasen) erhalten. Gemeint ist hier wahrscheinlich eine zur Unterfamilie der *Desmodontinae* (Vampirfledermäuse) gehörende Art.

230 Nicht mehr gebräuchlich, heute gültige Bezeichnung: *Bothropsatrox* – siehe unten Fn. 232.

231 Georges Cuvier (1769–1832) – französischer Naturforscher.

5. Amphisbaena fuliginosa.[233] aus Surinam. Ist mit grünem Faden bezeichnet.
6. Iguana nudicollis.[234] Cuvier. aus Surinam
7. Ameiva cyanea.[235] oder Tejus cyaneus[236] Merrem[237] aus Surinam. Mit gelbem Faden.
8. Rana. nova Species. aus Celebes.
9. Hyla tinctoria.[238] Lin[né] aus Surinam. Mit rothem Faden.
10. Bufo Agua.[239] Prinz von Neuwied.[240] aus Surinam. mit rothem Faden.
11. Bufo maculiventris.[241] Cuvier. aus Surinam. Mit grünem Faden.

C. Fische

12. Gymnotus electricus.[242] der berühmte elektrische Aal. Surinam mit gelbem Faden.

D. Crustaceen. Krebse

13. Squilla chiragra.[243] mit den violettrothen Vorderfüßen.
14. Squilla scabricauda.[244] Lamark. beyde in einem Glase. Aus Celebes!
15. Remipes testudinarius:[245] 2 Exemplare. von Peron[246] aus Neuholland mitgebracht. Nun von Dr. Besel[247] auch bey Celebes aufgefunden.
16. Pagurus punctulatus.[248] Olivier[249]. Noch in der Muschelschale. In die Pariser Sammlung von Peron aus Timor gebracht. Dieser von Dr. Besel aus Celebes!

232 Ebenfalls Synonym zu dem heute gebräuchlichen Taxon *Bothrops atrox*, einer giftigen Vipernart. Die Bezeichnung geht allerdings nicht auf Cuvier, sondern auf den schweizerischen Naturforscher Heinrich Rudolf Schinz (1777–1861) zurück, zu dem Schönlein in seiner Züricher Zeit Kontakt unterhielt.

233 Zur Unterordnung der Doppelschleichen (*Amphisbaenia*) gehörige Art. Doppelschleichen verdanken ihren Namen der mythischen Schlange Amphisbaina, die an beiden Enden einen Kopf besitzt – bei den Doppelschleichen ist das Kopfende nur schwer vom Schwanzende zu unterscheiden.

234 Zur Gattung der *Iguana* gehörende Leguanart. Bezeichnung nicht mehr gebräuchlich; nicht identifiziert.

235 Wohl zur Familie der Schienenechsen (*Teiidae*) und Gattung der *Ameiven* gehörende Art. Bezeichnung nicht mehr gebräuchlich; nicht identifiziert.

236 Ebenfalls zur Familie der Schienenechsen (*Teiidae*) gehörige Art. Bezeichnung nicht mehr gebräuchlich, nicht identifiziert.

237 Blasius Merrem (1761–1824) – deutscher Biologe.

238 Nicht mehr gebräuchlich, heute gültige Bezeichnung *Dendrobates tinctorius* (Färberfrosch).

239 Nicht mehr gebräuchlich, heute gültige Bezeichnung: *Bufo marinus* oder syn. *Rhinella marina* (Aga-Kröte).

240 Maximilian zu Wied-Neuwied (1882–1867) – deutscher Ethnologe und Naturforscher. Schönlein stand in persönlichem Kontakt zu Wied-Neuwied, wie ein Brief desselben an Schönlein vom 9.3.1841 beweist (unveröffentlicht, Privatbesitz). Biographische Angaben in ADB 23 (1886), S. 559–564.

241 Gilt ebenfalls als Synonym zu *Bufo marinus* (siehe oben Fn. 239).

242 Nicht mehr gebräuchlich, heute gültige Bezeichnung: *Electrophorus electricus* (Zitteraal).

243 Basionym, heute gültige Bezeichnung: *Gonodactylus chiragra* (Fangschreckenkrebsart).

244 Nicht mehr gebräuchlich, heute gültige Bezeichnung: *Lysiosquilla scabricauda* (Fangschreckenkrebsart).

245 Nicht mehr gebräuchlich, heute gültige Bezeichnung: *Hippa adactyla*.

246 François Auguste Péron (1775–1810) – französischer Naturforscher und Zoologe.

247 Vgl. oben Fn. 222, S. 90.

E. Mollusken

17. Ascidia.[250] Wahrscheinlich neue Art. Celebes!

18. Lingula anatina.[251] Bruguieres'.[252] Diese sehr seltene Conchylie, wovon Linne nur die eine Schale [*Seite 2:*] kannte und sie ebendeshalb gleich für eine Patella hielt, auch unter dem Namen patella unguis[253] beschrieb, lebt blos in dem Meere um die molukkischen Inseln. Das Thier, welches noch in der einen Schale daher gut erhalten zu sehen ist, zeichnet sich durch die spiralförmig gerollten, mit zahlreichen Fransen besetzten, Arme aus. Darauf hat Cuvier seine Mollusken-Classe der Brachiopoden (Armfüßler) gegründet, die nebst dieser Lingula nur noch 2 Gattungen umfaßt. Bey der Aufstellung im Cabinette müßte es gerathen seyn, die eingerollten Arme etwas zu entwickeln, daß der Besehende diesen bezeichnenden Charakter leicht auffassen kann. So häufig in den Sammlungen die Schalen von Mollusken gefunden werden, so selten sind dagegen die diese Schalen bewohnenden Thiere dort zu finden. Ich werde es mir daher besonders angelegen seyn lassen diesem Mangel Ihres Cabinetes nach Möglichkeit abzuhelfen. – Wenn Sie die Gegenstände aufgehangen haben, so zeigen Sie diese doch dem Dr. Funk,[254] Rüttinger[255] und einigen anderen Freunden, die ich schönstens grüße. Hochachtungsvoll

Ihr ergebenster Diener
Schoenlein.

248 Nicht mehr gebräuchlich, heute gültige Bezeichnung: *Dardanus megistos*.

249 Guillaume-Antoine Olivier (1756–1814) – französischer Arzt und Zoologe.

250 Zur Familie der *Ascidiidae* gehörende Gattung (Klasse: Seescheiden).

251 Zur Gattung der *Lingula* (Stamm: Armfüßer) gehörende rezente Art.

252 Jean-Guillaume Bruguière (1749/50–1798) – französischer Arzt und Naturforscher.

253 Nicht mehr gebräuchlich, heute gültige Bezeichnung: *Scutus unguis* (Spaltnapfschnecke – ein Korallenschmarotzer).

254 Michael Funk (1790–1853) – Bamberger Arzt.

255 Conrad Rüttinger (1781–1849) – seit 1806 Professor der Physik und höheren Mathematik am Lyzeum in Bamberg; von 1833–1840 Schulleiter der neu gegründeten Gewerbe- und Landwirtschaftsschule (dem späteren Clavius-Gymnasium). Für Auskünfte zu Rüttinger und Funk danke ich Frau Gertrud Döllner (Bamberg).

Nr. 26 Brief an unbekannt

[Zürich, ca. 1833/1834][256]

Hochgeborener Herr Präsident,
Gnädiger Herr![257]

Da meine Berufs-Geschäfte mich noch täglich mit Blatterkranken zusammenführen, so halte ich es für meine Pflicht, jede zahlreichere Gesellschaft zu meiden, in welcher meine Gegenwart nur Besorgnisse erregen und so die allgemeine Freude stören könnte. Ich wage mich mit der Hoffnung zu schmeicheln, daß Eure Excellenz diesen Rücksichten werden Gerechtigkeit widerfahren lassen und meine Abwesenheit entschuldigen. Indem ich für die gnädige Einladung meinen innigsten Dank ausspreche, benutze ich diese Gelegenheit, um die Gefühle der tiefsten Hochachtung und Verehrung auszudrücken, womit ich mich zu nennen die Ehre habe

Euer Excellenz
gehorsamster Diener
Professor Dr. Schoenlein.

Nr. 27 Brief an Johann Jakob Hess[258]

Brüssel, 2. Mai 1835

Verehrtester Herr!

Endlich ist mein Schiffchen wieder flott geworden und ich habe die Gewißheit, bald aus der Langenweile des Hoflebens erlöst zu werden.[259] Gestern habe ich den stärksten und hoffentlich den letzten Sturm bestanden, der fast mit einer gnädigen Ungnade zu endigen drohte. Der König[260] ersuchte mich neulich, doch wenigstens bis zu seiner Beruhigung bis zu Ende der Wochen-Periode im Lande

256 Sowohl die Schreibweise seines Namens mit „oe" (vgl. oben Fn. 44, S. 62) als auch die Anrede weisen auf Zürich als Entstehungsort hin. Da Schönlein vom täglichen Umgang mit Blatternkranken schreibt, lassen sich die Jahre 1833–34 als Entstehungszeitraum vermuten, da hier in Zürich eine Blatternepidemie grassierte – vgl. hierzu oben Fn. 216, S. 89.

257 Das Schreiben könnte an den Präsidenten des Gesundheitsrates, Johannes Hegetschweiler (zu Hegetschweiler siehe oben Fn. 212, S. 88), oder an den Präsidenten des Erziehungsrates bzw. Regierungsrates, Johann Jakob Hess (siehe oben Fn. 186, S. 85) bzw. Conrad Melchior Hirzel (siehe oben Fn. 538, S. 128), gerichtet gewesen sein.

258 Johann Jakob Hess (1791–1857) – schweizerischer Jurist und Politiker; neben Conrad Melchior Hirzel (siehe oben Fn. 129, S. 75) Bürgermeister von Zürich. Biographische Angaben in ADB 12 (1880), S. 494–497.

259 Vgl. hierzu auch Ebstein 1916.

260 Leopold I. Georg Christian Friedrich von Belgien (1790–1865).

zu bleiben und während dieser Zeit die Universitäten zu besuchen, um ein Gutachten über die medicinischen Fakultäten und Heilanstalten abzugeben, das bey der Reorganisation des medicinischen Unterrichtes, womit sich die Kammern noch im Laufe der diesjährigen Session beschäftigen werden, benutzt werden soll. Ich glaube dem Wunsche des Königs um so mehr entsprechen zu müssen, als die Königin, ein ohnehin schwächliches Kreatürchen, durch eine heftige Entzündung, die am 6ten Tage nach der Entbindung eintrat, sehr angegriffen und immer noch in einer gewissen Krankheitsdisposition begriffen ist, auf jeden Fall denke ich aber Brüssel gegen das Ende laufenden Monats verlassen zu können.

Da aber mit dem 15ten May der mir bewilligte Urlaub zu Ende ist; so bitte ich Sie, dem Regierungsrathe das Ansuchen vorzutragen, mir noch eine weitere Frist von 2 Monaten[261] [*Seite 2:*] zu gestatten, wodurch ich den Stand gesetzt würde, die schöne, vielleicht sobald nicht wiederkehrende Gelegenheit zu benutzen, um London und Paris zu besuchen.[262]

Indem ich Sie bitte, mich Ihrer Frau Gemahlin zu empfehlen, habe ich die Ehre mit ausgezeichneter Hochachtung mich zu nennen

Euer Hochwohlgeboren
ergebenster Diener Dr. Schoenlein.

Um Ihnen die Mühe einer Antwort zu ersparen, bitte ich Sie den Beschluß des Regierungsrathes nur gefälligst meiner Frau[263] wissen zu lassen.

Nr. 28 Brief an Ludwig Rumpf[264]

Zürich, 24. August 1835

Lieber Freund!

Da nun der Sommer bald vorüber ist, so wird es wohl an der Zeit seyn, dich zu erinnern, das versprochene Profil vom Keuper[265] von der Eckenfelder Mühle[266]

261 Schönlein hatte bereits zwei Monate Urlaub für seinen Brüssel-Aufenthalt bekommen. Zwei Aktenstücke hierzu sind im Staatsarchiv Zürich überliefert: Unter MM 2.22 RRB 1835/0240 ein Schriftstück vom 12.2.1835, in dem Schönlein Urlaub erteilt wird und unter MM 2.23 RRB 1835/0735 ein Schriftstück vom 9.5.1835, in dem Schönlein die gewünschte Verlängerung genehmigt wird.

262 Es gibt kaum Anhaltspunkte dafür, dass Schönlein tatsächlich diese Reise unternahm. Lediglich in Wigand's Conversations-Lexikon findet sich eine kurze Notiz von dieser Reise (Wigand's Conversations-Lexikon: für alle Stände 1851, S. 567).

263 Zu Schönleins Frau vgl. oben Fn. 105, S. 72.

264 Ludwig Rumpf (1793–1862) – deutscher Mineraloge; Schulkamerad von Schönlein (vgl. hierzu auch Virchow 1865, S. 41). Biographische Angaben in ADB 29 (1889), S. 667.

265 Zur *Germanischen Trias* zählende lithostratigraphische Einheit. Schönlein hat sich vor allem um die Sammlung von Pflanzenfossilien aus dieser Einheit verdient gemacht (siehe hierzu auch Koerting 1964). Posthum erschien ein Werk mit Abbildungen von Fossilien des

zu schicken. Sollten wieder neue Pflanzenarten aufgefunden worden seyn, so lasse auf meine Kosten davon genaue Zeichnungen machen, damit die unendliche Flora des Würzburger Keupers doch möglichst vollständig zusammenkommt. 5 Platten sind fertig, wahrscheinlich wird das duzend voll werden, da auch Jaeger[267] in Stuttgardt einige herrliche Formen vom Filices[268] geliefert hat. – Die versprochenen Schweitzer Gebirgsarten werden nicht ausbleiben.

Herzliche Grüße an alle Bekannte von
Deinem
Schoenlein.

Nr. 29 Brief an Ferdinand Wydler[269]

Zürich, 3. September 1835.

Verehrter Herr!

Auf Ihre Zuschrift vom 27ten v[origen] M[onats] habe ich die Ehre, Ihnen zu erwidern, daß ich bey dieser schon vorgerückten Jahreszeit Ihnen nicht zum Gebrauche des Adelheidswassers[270] rathen möchte. Machen Sie vorher lieber den Versuch ob Einreibungen von Jodin oder [*Lösungen*] eines der Knoten mit einer Auflösung von jodinsaurem Kali irgendeinen wohlthätigen Einfluß äußern. Da das Adelheidswasser innerlich immer ein heftiges Mittel ist, so würde ich solange nicht zum Gebrauche desselben rathen können, als die angedeuteten Versuche nicht irgend einen günstigen Erfolg versprechen. Da gegen könnten Sie wohl vom aur. muriat.[271] täglich nur 1/32 gr. genommen, auch während des Winters Gebrauch machen.

Ihr Anerbieten, Hr. Dr. [*Meyers*][272] medicinische Notizen mir mitzutheilen, hat mich sehr erfreut; Sie würden durch baldiges Verwirklichen aufs Äußerste verbinden

Ihren ergebensten Diener
Schoenlein.

Keupers, die Schönlein gesammelt hat und lithographieren ließ: Schönlein 1865. Siehe hierzu auch in dieser Edition die Briefe an Christian Hohe (Nr. 37, S. 105; Nr. 42, S. 111; Nr. 47, S. 114; Nr. 52, S. 122) und Daniel Wilhelm Hartmann (Nr. 33, S. 99; 0, S. 110).

266 Nicht identifiziert.

267 Georg Friedrich von Jäger (1785–1866) – deutscher Paläontologe. Biographische Angaben in NDB 10 (1974), S. 268–269; ADB 13 (1881), S. 648–649.

268 *Filices* – Bezeichnung für eine Unterklasse der Farnpflanzen.

269 Ferdinand Wydler (1792–1854) – schweizerischer Apothekenbesitzer in Aarau.

270 Wasser aus der Adelheidquelle mit hohem Kaliumanteil, das als sog. Säuerling therapeutische Anwendung findet. Ursprungsort: Bad Überkingen.

271 *Aurum muriaticum* – Ausgangsstoff zur Herstellung ist Goldtrichlorid ($AuCl_3$).

272 Nicht identifiziert.

Nr. 30 Brief an unbekannt

Zürich, 11. Oktober 1835

Verehrter Herr Direktor!

So eben erhalte ich wieder von Dr. Besel[273] aus Celebes eine Lieferung von Naturalien im Weingeist und beeile mich Euer Hochwohlgeboren, Ihrem Wunsche entsprechend, davon die Anzeige zu machen.

Diese Sendung besteht:

1. 1 Exemplar von Dujong[274] 1 ½ Fuß groß. Besel bestimmt für dieses selbst in Indien seltene Thier den Preis von 250 fl.[275] [...]
2. 80 Fische, ohngefähr 60 Spezies begreifend, Preis 400 fl. Besel will aber durchaus diese, wie er versichert mit der größten Mühe zusammengebrachte Sammlung der seltensten Fische des indischen Meeres nicht zerstückelt verkaufen.
3. 1 Chiropter[a],[276] 2 Schlangen, 3 Crustaceen (C[ancer] horrid[us][277] C[ancer] [...] und die Börsenkrabbe[278] nach [*Morph*]) [...] wahrscheinlich neue Holothurien zu Eschscholz[279] Gattungen d. [*Odontopyga*][280] und Synapta[281] gehörend;

[*Seite 2:*] Endlich noch eine schöne Asterias.[282] Preis 60 fl. [...]

Indem ich Sie bitte, mir bald gefälligst Ihren Entschluß mitzutheilen, habe ich die Ehre mit ausgezeichneter Hochachtung zu seyn Euer Hochwohlgeboren

ergebenster Diener
Dr. Schoenlein.

273 Zu Besel vgl. oben Fn. 204, S. 87 und Fn. 222, S. 90.

274 *Dugong dugon* – siehe auch oben Fn. 223, S. 90.

275 „Floren(e)“ [dt.] bzw. „Florin“ [frz.] – ältere Bezeichnung für „Gulden“.

276 Ordnung der Fledertiere.

277 Nicht mehr gebräuchlich, heute gültige Bezeichnung: *Lithodes maja*.

278 Von Georg Eberhard Rumpf (1627–1702) als *Cancer crumenatus* bezeichnete Krebsart. Heute gültige Bezeichnung: *Birgus latro*, auch „Palmendieb“ genannt.

279 Johann Friedrich von Eschscholtz (1793–1831) – deutsch-russischer Naturforscher und Entomologe. Biographische Angaben in NDB 4 (1959), S. 650 f.

280 Nicht identifiziert.

281 Unklar. Heute nicht mehr als Gattungsbezeichnung gebräuchlich, nur noch in der Bezeichnung *Synapta maculata* (gefleckte Wurmseegurke).

282 Gattungsbezeichnung für verschiedene Seesternarten.

Nr. 31 Brief an Friedrich Leuckart[283]

Zürich, 30. Januar 1836

Verehrter Herr College!

Auf Ihre Anzeige habe ich die Ehre Ihnen zu erwiedern, daß ich Ihrem Wunsche entsprechend Ihnen gerne die 4 (nicht 3) Säugthiere, als:

1 Dujong[284]

2 Phalangist[a] ursin[a][285]

1 Lemur (in einem früheren Schreiben habe ich aus Versehen Lavi gesagt) überlassen will. Den Preis dieser 4 Stücke bestimme ich zu 200 Thlr; was Sie gewiß billig finden werden, da Rapp in Tübingen[286] für das andere in der Sendung befindliche gleich große Exemplar des Dujong 200 fl. bezahlt hat. Die Sachen sind in Zürich, in [*Anat*][287] aufbewahrt und ebenso gut erhalten als die der früheren Lieferungen, mit denen sich Meckel[288] immer sehr zufrieden erklärte. Der Sammler, Dr. Besel, ist leider indessen auf Celebes gestorben, so daß keine Hoffnung mehr ist, aus jenen östlichen Meeren weiter etwas zu erhalten. Dagegen hat sich ein anderer meiner ehemaligen Zuhörer,[289] der auf Batavia lebt, erboten, von dort Naturalien zu senden. Bei der Eifersucht der Holländer, die mit den Naturalien ihrer ostindischen Besitzungen fast ebenso ein Monopol betreiben, wie mit ihren Handelsprodukten, möchten Sie und Ihr College Gravenhorst[290] es vielleicht für erwünscht erachten, eine Gelegenheit zu finden, Ihre

283 Friedrich Andreas Sigismund Leuckart (1794–1843) – deutscher Mediziner; seit 1832 Professor für vergleichende Anatomie, Physiologie und Tierarzneikunde an der Universität in Freiburg. Verbrachte zu Studienzwecken jeweils ein Jahr bei den weiter unten im Brief erwähnten J. L. Chr. Gravenhorst und F. W. Meckel. Weitere biographische Angaben in NDB 14 (1985), S. 371 f.; ADB 18 (1883), S. 480.

284 *Dugong dugon* – siehe oben Fn. 223, S. 90.

285 Zur Familie der *Phalangeridae* (Kletterbeutler) und Gattung der *Ailurops* (Bärenkuskus) gehörige Art. Wahrscheinlich identisch mit *Ailurops ursinus*.

286 Wilhelm von Rapp (1794–1868) – seit 1827 ordentlicher Professor für Anatomie, Physiologie, pathologische Anatomie, Zoologie und vergleichende Anatomie in Tübingen. Biographische Angaben in ADB 27 (1888), S. 299.

287 Eventuell Abkürzung „Anat“ für „Anatomie“.

288 Johann Friedrich Meckel (1781–1833) – deutscher Anatom. Biographische Angaben in NDB 16 (1990), S. 585–586.

289 Wahrscheinlich ist Georg Eisinger (1801–?) gemeint. Eisinger, der in Würzburg Medizin studiert hatte (woher auch die Bekanntschaft mit Schönlein resultieren dürfte), stand seit 1823 im niederländischen Kolonialdienst und war als Zivilarzt in Batavia (heute: Jakarta) stationiert. Dass Eisinger Naturalien aus Batavia an Schönlein schickte, geht aus einem Brief von Ludwig Horner an Schönlein vom 12.3.1836 hervor (Zentralbibliothek Zürich, Ms M 11.5). Vgl. auch unten den Brief Nr. 32, S. 98 und Fn. 304, S. 99.

290 Johann Ludwig Christian Carl Gravenhorst (1777–1857) – war kein “College” Leuckarts im strengen Sinne, wohl aber ebenso wie Leuckart in erster Linie Zoologe. Gravenhorst war Professor für Naturgeschichte und Direktor des zoologischen Museums in Breslau. Leuckart hatte ein Jahr bei Gravenhorst in Breslau zu Studienzwecken verbracht. Biographische Angaben in NDB 7 (1966), S. 12 f.; ADB 9 (1879), S. 616.

Sammlungen mit den Erzeugnissen jener fernen Lande zu bereichern. Haben Sie nur die Güte, mir Ihre Desiderata genau zu bezeichnen, ich werde nach Kräften wirken, Ihre Wünsche in Erfüllung gehen zu machen. Vielleicht wären Ihnen einige Exemplare von Hylobates[291] und von Manis,[292] in Weingeist aufbewahrt, angenehm, da der seelige Meckel besonders auch auf deren Herbeyschaffung drängte. Auch Schädel der malaysischen Race und von Chinesen könnte ich aus derselben Quelle beziehen.

Indem ich Sie um baldige Antwort bitte, bin ich mit

Hochachtung
Euer Wohlgeboren
ergebenster Diener
Dr. Schoenlein.

Nr. 32 Brief an Friedrich Leuckart[293]

Zürich, 23. Februar 1836

Verehrtester Herr College!

Mit Vergnügen entspreche ich Ihrem Wunsche und überlasse Ihnen die bezeichneten Naturalien:

8 Holothurien, neue und unbeschriebene Formen, aus dem Meere, das die nördlichen Küsten von Neuholland bespült. Wenn Sie an diesen wahrhaft kolossalen Exemplaren das langgesuchte Nervensystem[294] nicht auffinden, so wird es noch lange wohl ein anatomisches Desiderat bleiben.
1 Tiedemannia von Jaeger[295] als Synapta Beselii beschrieben[296]
1 Phalangista ursina[297] Temm.[298]
4 Fische aus den Gattungen Monoceros,[299] Rhinobatus,[300] Squalus[301] und Chaetodon.[302] Große für Skelette taugliche Exemplare.

291 *Hylobates* (Kleine Gibbons) – Primatengattung aus der Familie der *Hylobatidae* (Gibbons).
292 Gattung der Schuppentiere (*Manidae*). Wahrscheinlich ist hier *Manis javanica* gemeint.
293 Zu Leuckart vgl. oben Fn. 283, S. 97.
294 Auf der linken Seite dieser und der nächsten Zeile findet sich noch eine unleserliche Anmerkung.
295 Zu Wilhelm Friedrich Jäger vgl. oben Fn. 198, S. 86.
296 Dieses von Jäger in seiner Dissertation (siehe oben Fn. 198, S. 86) zu Ehren des Sammlers Ludwig Franz (Rudolph) Besel geprägte Taxon ist nicht mehr gültig – heute: *Synapta maculata*.
297 Siehe oben Fn. 285, S. 97.
298 Nach dem niederländischen Naturforscher Coenraad Jacob Temminck (1778–1858) benannt.
299 Nicht mehr gültige Gattungsbezeichnung, heute: *Acanthina*
300 Nicht mehr gültige Gattungsbezeichnung, heute: *Rhinobatos*.
301 Gültige Gattungsbezeichnung.
302 Gültige Gattungsbezeichnung.

Den Preis dieser Gegenstände bestimme ich zu 100 Gl. [...].

Schädel[303] indischer Race werde ich Ihnen bald anbieten können, da mir eine Sendung davon aus Batavia angekündigt ist. Die Genauigkeit in der Bestimmung der Nationalität ist umso zuverläßiger, als der Sender, ein sehr unterrichteter Arzt, Direktor des Krankenhauses in Batavia ist.[304]

Sollte Herr Perleb[305] Einiges aus Ostindien für die Naturaliensammlung Ihrer Universität wünschen, so möchte er mir nur gefällig seine Desiderate anzeigen, ich werde mir Mühe geben, seine Wünsche in Erfüllung zu bringen.

Hochachtungsvoll
Ihr
ergebener Diener
Schoenlein.

Nr. 33 Brief an Daniel Wilhelm Hartmann[306]

Zürich, 6. April 1836

Euer Wohlgeboren

habe ich die Ehre auf Ihre Anfrage zu erwiedern, daß ich gerne die von Ihnen gestellten Bedingungen wegen Fertigung der Lithographie annehme. Sie werden die Güte haben 110 Exemplare nach einem Ihnen von Hr. Mousson[307] wahrscheinlich mitgetheilten Formate abziehen zu lassen. Indem ich Sie um die möglichst schnelle Förderung des Werkes ersuche bin ich mit Hochachtung

Ihr
ergebenster
Dr. Schoenlein.

303 Diese Schädel sind in die Freiburger vergleichende anatomische Sammlung eingegangen, wie Alexander Ecker (1816–1887), Nachfolger von Leuckart, berichtet (Ecker 1857, S. 12).

304 Gemeint ist Georg Eisinger – vgl. oben Fn. 289, S. 97.

305 Karl Julius Perleb (1794–1845) – Professor für Naturgeschichte in Freiburg. Biographische Angaben in ADB 25 (1887), S. 379–380.

306 (Johann) Daniel Wilhelm Hartmann (1793–1862) – Zeichenlehrer und Künstler aus St. Gallen. Sohn des Malers Georg Leonhard Hartmann (1764–1828).

307 Wahrscheinlich Albert Mousson (1805–1890) – schweizerischer Physiker und Naturforscher. Sammler von Land- und Süßwasserschnecken. Biographische Angaben im *Historischen Lexikon der Schweiz*, online abrufbar unter: http://www.hls-dhs-dss.ch/textes/d/D28889.php.

Nr. 34 Brief an Joachim Heinrich Jaeck[308]

Zürich, 16. April 1836

L[ieber] F[reund]

Ich schicke Ihnen hier 2 Verzeichnisse, von denen ich vermuthe, daß sie nicht den Weg bis zu Ihnen gefunden haben möchten. Das eine scheint mir einiges Interesse für die vielen Kunstfreunde Ihrer Heimat zu haben, das andere enthält einige Gegenstände, die der Patriotismus unserer Landsleute durch Eröffnung einer Subscription nicht in fremde Hände sollte kommen lassen. –

Die angezeigten Defecte werde ich ersetzen; dagegen wünschte ich, daß Sie mir über einige solche, die ich im 2ten Bande Ihrer Bibliotheksbeschreibung finde, einigen Aufschluß ertheilten. Unter der Rubrik „Naturgeschichte" und „Geographie" vermisse ich nämlich viele Werke, von denen ich gewiß bin, sie Ihrer Anstalt übergeben zu haben. So um nur einige zu nennen, die mir eben mein Gedächtniß darbietet: Bischof und Goldfuß Beschreibung des Fichtelgebirges.[309] Steffens Oryktognosie.[310] Neuwied Brasilien.[311] Sack Surinam.[312] Lichtenstein Africa.[313] Linné amoenitat academ.[314] 18 Hefte der Naturforscher.[315] Lamarck – animaux sans vertebres.[316] Vaillant Botanicon Parisiense etc.[317]

308 Zu Jaeck vgl. oben Fn. 78, S. 67.

309 August Goldfuß (1782–1848); Bischof, Gustav (1792–1870): Physikalisch-statistische Beschreibung des Fichtelgebirges. Nürnberg 1816–1817. 2 Bde.

310 Henrik Steffens (1773–1845): Vollständiges Handbuch der Oryktognosie. Halle 1811–1824. 4 Bde. + Suppl.

311 Maximilian zu Wied-Neuwied (1782–1867): Reise nach Brasilien in den Jahren 1815 bis 1817. Frankfurt 1820–1821.

312 Sebastian Albert Freiherr von Sack (1757–1829): Beschreibung einer Reise nach Surinam und des Aufenthaltes daselbst in den Jahren 1805, 1806, 1807: so wie von des Verfassers Rückkehr nach Europa über Nord-Amerika von dem Baron Albert von Sack. Berlin 1818. 2 Bde.

313 Martin Hinrich Lichtenstein (1780–1857): Reisen im südlichen Afrika. 1803–1806. Berlin 1811. 2 Bde.

314 Carl von Linné: Amoenitates academicae seu dissertationes variae physicae, medicae botanicae. Leipzig; Stockholm 1749–1790 (die unter Linné entstandenen 185 Dissertationen).

315 Nicht identifiziert.

316 Jean-Baptiste de Lamarck (1744–1829): Système des animaux sans vertèbres, ou Tableau général des classes, des ordres et des genres de ces animaux présentant leurs caractères essentiels et leur distribution, d'après la considération de leurs rapports naturels et de leur organisation, et suivant l'arrangement établi dans les galeries du Muséum d'Hist. Naturelle, parmi leurs dépouilles conservées. Paris 1801.

317 Sébastian Vaillant (1669–1722): Botanicon Parisiense ou, Denombrement par ordre alphabetique des plantes, qui se trouvent aux environs de Paris: avec plusieurs descriptions des plantes, leurs synonymes, le Tems de fleurir & de grainer et une critique des auteurs de botanique /par Sebastien Vaillant; enrichi de plus de trois cents figures, dessinéss par le sieur Claude Aubriet. Leiden 1727.

Das Autographon von Aschhausen[318] findet sich in [*Seite 2:*] Clusii historia plantar[arum] rarior. Antwerp[en] 1605. Fol.[319]

Lindner[320] mögen Sie sagen, daß ich beschäftigt bin für ihn wieder eine kleine Sendung von Naturalien vorzubereiten.[321]

Ihre berühmte naturhistorische Gesellschaft scheint das Brandmal, das ihr Graf Sternberg[322] in einem der letzten Hefte von Leonhardts Jahrbuche der Mineralogie[323] aufgeprägt hat, durch das Ehrendiplom des Fürsten-Min[…] zudecken zu wollen.

Lassen Sie vor Ihrer Reise, wozu ich Ihnen Glück und gutes Wetter wünsche, noch etwas von sich hören.

Ihr
Schoenlein.

Nr. 35 Brief an Wilhelm Birett[324]

Zürich, 25. April 1836

Verehrter Herr!

In Ihrer Auktion vom 16ten May wünschte ich folgende Werke zu erhalten, die im Falle der Ersteigerung Sie mir durch Fuhrgelegenheit werden zukommen lassen.[325]

318 Unklar, welches Autograph Schönlein hier meint. Bei der Person dürfte es sich um Johann Gottfried I. von Aschhausen (1575–1622) handeln, der als Fürstbischof die beiden damaligen Hochstifte Würzburg und Bamberg regierte.

319 Charles de l'Ecluse (1526–1609): Rariorum plantarum historia/ Fungorum in Pannoniis observatorum brevis historia. Exoticorum libri decem: quibus animalium, plantarum, aromatum, aliorumque peregrinorum fructuum historiæ discribuntur (Antwerpen. Ex officina Plantiniana apud Ioannem Moretum). Zuerst 1601.

320 Schreibfehler von Schönlein. Zu Linder vgl. oben Fn. 199, S. 86.

321 Siehe hierzu den Brief an Linder vom 26.11.1836 unten S. 110, wo Schönlein darauf anzuspielen scheint.

322 Kaspar Maria von Sternberg (1761–1838). Zu den Beziehungen zwischen Schönlein und Sternberg vgl. Koerting 1964.

323 Karl Cäsar von Leonhard (1779–1862). Zunächst gab Leonhard das *Taschenbuch für die gesammte Mineralogie* (1807–1829) heraus, ab 1830 erschien dieses unter dem Titel *Jahrbuch für Mineralogie, Geognosie und Petrefactenkunde*. Von 1833 bis zum Tod Leonhards erschien die Reihe dann unter dem Titel *Neues Jahrbuch für Mineralogie, Geognosie und Petrefactenkunde*. Biographische Angaben in ADB 18 (1883), S. 308–311.

324 Wilhelm Birett (1793–1837) – Antiquar in Augsburg. Dieser Brief befindet sich als Faksimile in der Buchmitte abgedruckt.

325 Schönlein hat sich als Sammler einer bis heute beispiellosen „Seuchenbibliothek", einer Spezialsammlung epidemiologischer Schriften des 15.–19. Jahrhunderts, verdient gemacht (Mälzer 1994; Erdmann 1972). Über einen Zeitraum von nahezu 50 Jahren hinweg hat er ca. 4000 Schriften, darunter seltene Inkunabeln, Flugblätter, Handschriften, etc. zur Geschichte und Erforschung humaner Seuchenkrankheiten zusammengetragen, die er 1863, ein Jahr vor

S.	Nro.		fl.	kr.[326]		
5.	187.	Chabraei stirpium icones[327]	1.	30.	*1.*	*26.*[328]
6.	220.	Dorsteni Botanicon[329]	1.	30.	*1.*	*17.*
17.	695.	Rondeletii de piscibus[330]	4.	–	*4.*	*11.*
21.	807.	Swertii Florilegium[331]	3.	36.	*3.*	*9.*
39.	1352.	Charleton de scorbuto[332]	„	12.		*20.*
~~44.~~	~~1490.~~[333]	Ioannis Angl. praxis[334]	~~1.~~	~~ ~~		*20.*
“.	1493.	Joubert de peste[335]	“.	30.		*36.*
46.	1576.	Minderer de peste[336]	“.	30.		*32.*
49.	1652.	Salius de febr. Pestil[337]	“.	18.		*28.*
~~141.~~	~~3635.~~[338]	Bocharti hierozooicon[339]	~~2.~~	~~“.~~		
171.	4370.	Was die Pestilenz ...[340]	2.	48.	*2.*	*19.*
173.	4426.	Zuccolo discorso[341]	“.	15.		*12.*

seinem Tod, der Universitätsbibliothek Würzburg, wo er als Student den größten Teil seiner medizinischen Ausbildung erhalten hatte und dann als Leiter des Juliusspitals zum führenden deutschen Kliniker seiner Zeit avanciert war, aus Dankbarkeit schenkte. Diese Sammlung wurde nach seinem Tod bis etwa 1945 fortgeführt und durch weitere größere Sammlungsbestände, darunter die Seuchenbibliothek von Georg Sticker (1860–1960), vermehrt und umfasst heute als geschlossene Sammlung etwa 8000 Bände (Schemmel 1995). Die im Brief an Birett auftauchenden Buchtitel befinden sich noch heute teilweise in der Schönleinschen Seuchenbibliothek – soweit dies der Fall ist, wurde dies in den Fußnoten unter Angabe der Katalognummern bei Erdmann (Erdmann 1972) vermerkt.

326 „fl.“ = „Gulden“; „kr.“ = „Kreuzer“. 100 Kreuzer entsprechen einem Gulden.

327 Dominique Chabrée: Stirpium icones et sciagraphia: cum scriptorum circa eas consensu et dissensu. Genf 1666.

328 Kursiv: von fremder Hand, wohl Birett, dahinter geschrieben, wahrscheinlich die in der Auktion tatsächlich erzielten Preise bezeichnend.

329 Theodor Dorsten: Botanicon, Continens Herbarum, Aliorumque Simplicium, quorum usus in Medicinis est, descriptiones, & Iconas ad vivum effigiatas. Frankfurt a. M. 1540.

330 Guillaume Rondeli: Gulielmi Rondeletii libri de piscibus marinis, in quibus verae piscium effigies expressae sunt. Lyon 1554–1555.

331 Emanuel Sweerts: Florilegium Emanuelis Sweerti. Tractans de variis florib. et aliis indicis plantis ad vivum delineatum. In duabus partib. et quatuor linguis concinnatum. Frankfurt a. M.; München 1612 u. ö.

332 Walter Charleton: De Scorbuto Liber singularis. Lyon 1672.

333 Durchgestrichen (von Birett?).

334 Nicht identifiziert.

335 Laurant Joubert: De peste liber unus. Lyon 1567.

336 Raymund Minderer: In librum de pestilentia appendix. 1619. Schönlein war anscheinend im Besitz zweier Versionen: Erdmann 1972, S. 334, Schoenl. B 735, 736.

337 Petrus Salius Diversus: Diversi Medici ac Philosophi faventini: de febre pestilent Tractatus. Bologna 1584. Laut Katalog hat Schönlein die Ausgabe von 1584 besessen – Erdmann 1972, S. 436 Schoenl. B 631.

338 Durchgestrichen (von Birett?).

339 Samuel Bochart: Hierozoicon sive bipartitum opus de animalibus sacrae scriptura. London. Zuerst 1663 erschienen, mehrere Auflagen. Der Titel schreibt sich nur mit einem „o“: „hierozoicon“.

340 Adolph Occo: Was die Pestilentz ajr selbs sey mit iren ursachen und Ertzneyen. Augsburg ca. 1535 – Erdmann 1972, S. 358, Schoenl. B 467.

187.	4761.	[…] […][342]	1.	3.	*1.*	*3.*
“.	4772.	Fleurieu voyage[343]	4.	33.	*4.*	*32.*

Sollten Ihnen Schriften über pestilensische – epidemische und ansteckende Krankheiten zb. über Schweißfieber, französische Krankheit etc. aus dem 15ten, 16ten und 17ten Jahrhundert zu Handen kommen, so werden Sie dafür in mir stets einen willigen Käufer finden; wenn Sie mir nur vorher mit genauer Angabe des Titels den Preis bezeichnen wollen.

Endlich noch eine Anfrage, um deren gefällige Beantwortung ich Sie ersuche. Die Stadt Augsburg hat in älteren Zeiten öfters Medaillen zu Ehren ihrer ausgezeichneten Aerzte prägen lassen; so zb auf die Occone,[344] Gaiser,[345] Jung[346] etc. die ich sehr wünsche, für meine Sammlung zu erhalten. An wen müßte man sich deshalb wohl in Augsburg wenden?

Hochachtungsvoll
Ihr
ergebenster
Dr. Schoenlein Professor.

Nr. 36 Brief an Johannes Jacob Hegetschweiler[347]

Zürich, 14. Mai 1836

Herr Präsident!
Verehrteste Herrn!

Ich habe hiermit die Ehre, Ihnen endlich einmal
1. den Jahresbericht über das Krankenhaus im Kantonsspitale,[348]
2. jenen vom Krankenhause an der Spannweid[349]

341 Lodovico Zuccolo: Discorso delle ragioni del numero del verso italiano. Venedig 1623.
342 Unleserlich.
343 Charles Pierre Claret de Fleurieu: Voyage autour du monde, pendant les anneées 1790, 1791, et 1792, par Étienne Marchand. Paris, mehrere Auflagen.
344 Occo: Augsburger Ärztefamilie des 15./16. Jahrhunderts.
345 Nicht identifiziert.
346 Nicht identifiziert.
347 Zu Hegetschweiler vgl. oben Fn. 212, S. 88. Dieser Brief befindet sich als Faksimile in der Buchmitte abgedruckt.
348 Diese Berichte, die Schönlein wahrscheinlich seit 1833 an den Gesundheitsrat geschickt hat, haben sich nach bisherigen Recherchen nur teilweise im Staatsarchiv Zürich erhalten, so die Jahresberichte aus den Jahren 1837 („Übersicht der medicinischen Abtheilung am Cantonsspital“) und 1839 („Tabellarischer Bericht über die Behandlung der Kranken auf der medicinischen Abtheilung des Zürcherischen Kantonsspitals im Jahr 1839“), die eine Auflistung der eingegangenen Kranken unter Angabe von Geschlecht, Alter, Beruf, Diagnose, Behandlungserfolg etc. enthalten (beide unter der Signatur S 188.4).
349 Züricher Pfrund- und Krankenhaus mit Bäderbetrieb, das seit 1834 unter der Verwaltung des Kantonsspitals und damit unter Schönleins Leitung stand. Zu Schönleins Zeiten wurden hier

zu überreichen.

In den Beylagen finden Sie [*dito*] 1) die versprochene Relation über das gastrisch-nervöse Fieber (: Typhus abdominalis) insoweit wir Gelegenheit hatten, dasselbe seit dem Sept[ember] v[origen] J[ahres] im hiesigen Krankenhause zu beobachten. Leider hat diese Krankheit, von der in den Jahren 1833 und 1834 und bis zum Septemb[er] 1835 kaum ein einziger Fall sich im Krankenhause darbot, noch nicht ihr Ende erreicht; denn seit der Fertigung des anliegenden Berichtes sind 6 neue Kranke in die Anstalt aufgenommen worden, wovon sich 5 noch gegenwärtig in derselben befinden.[350]

2) einen Bericht über die Resultate der verschiedenen im Hospitale angewendeten Methoden der Krätzbehandlung in bezug auf das Celsus'sche cito, tuto et jucunde.[351] Die immer steigende Ausbreitung dieser ekelhaften Krankheit unter der arbeitenden Classe der Kantonsbewohner, die Nachtheile, welche die Krankheit den von ihr Befallenen der Gegenwart bringt, den Schaden, den sie schlecht behandelt, oft für die ganze Zukunft bringt, die Gefahr, die daraus für die Umgebungen der Kranken erwächst; alles dieses scheinen mir Momente, welche das Uebel zu einer der wichtigsten Volkskrankheiten machen und fast in allen Staaten die thätigste Sorgfalt der Medicinalbehörden ihr zulenkten und die mich daher auch hoffen lassen, daß der hohe Gesundheitsrath die anliegende kurze Darstellung der im Kantonsspitale angestellten Versuche der Krätzbehandlung nach verschiedenen, in neuster Zeit empfohlenen, Methoden nicht ganz ohne Interesse finden möchte. Im Begriffe mit der Schmierseife, nach [...] verbesserter Anwendungsweise dieses Mittels, Versuche anzustellen, werden wir nicht ermangeln, die Resultate derselben ihrer Zeit Ihrer hohen Behörde vorzulegen. Indem ich diese Berichte Ihrer gütigen Nachsicht empfehle benutze ich diese Gelegenheit zur Versicherung der ausgezeichneten Hochachtung, womit ich bin

Ihr
ergebenster Diener
Dr. Schoenlein.

ständig ca. 30 Pfründer, 30 Hauskinder und 20 Patienten (venerische und kanzeröse) versorgt, dazu kamen für jeweils 6 Wochen ca. 35 Badende. Unter der Präsidentschaft (Gesundheitsrat) von Johannes Hegetschweiler wurde die Vereinigung der homogenen Klassen des Kantonsspitals und der Einrichtung an der Spannweid angestrebt – demnach sollte die Spannweid nur noch als Pfründer- und Badeanstalt dienen – siehe hierzu Staatsarchiv Zürich, S. 256.3.

350 Im Herbst 1836 kam es in Zürich zu einer erneuten Typhus-Epidemie, wie Schönlein in einem Brief an Johannes Müller (1801–1858) berichtete, den dieser dann unter dem Titel „Ueber Cristalle im Darmcanal bei Typhus abdominalis" im *Archiv für Anatomie, Physiologie und wissenschaftliche Medicin* veröffentlichte – Schönlein 1836.

351 „Cito, tuto et jucunde (curare)" = „Schnell, sicher und angenehm (heilen)". Angeblich auf Celsus zurückgehenden Zitat.

Nr. 37 Brief an Christian Hohe[352]

Zürich, 15. Mai 1836

Verehrter Herr!

So eben erhalte ich von der Post das Paquet mit den Steindrucken und werde dadurch erinnert, daß ich noch mit der Antwort auf den Brief im Rückstande bin, mit dem Sie mich unter dem 22ten Febr[uar] beehrten und der unter dem Drange mannigfaltiger Geschäfte auf eine fast unverzeihliche Weise in Vergessenheit kam.

Die Treue und Schönheit Ihrer Darstellung auf der überschickten Platte läßt mich sehr wünschen, daß Sie gefälligst die weitere Mühe übernehmen möchten, auch die noch übrigen Gegenstände mit gleicher Meisterschaft zu lithographiren. Ich sehe mit Verlangen Ihrer zusagenden Antwort entgegen, um Ihnen sogleich die Petrefakten zuzusenden. Hochachtungsvoll

Ihr
ergebener Diener
Schoenlein.

Nr. 38 Brief an Dionysius Linder[353]

Zürich, 5. Juni 1836[354]

Verehrter Herr Geistlicher Rath!

Endlich einmal habe ich heute dem Spediteur die längst versprochenen Naturalien übergeben, so daß ich hoffe, dieselben werden in wenigen Wochen in Ihre Hände gelangen. Die Kiste enthält folgende Gegenstände.

<u>Säugethiere</u>

1. Schedel eines Bewohners von Java. Ich hoffe nach und nach die Köpfe von den blumenbachischen[355] 5 Menschen Racen zu schicken und hier erscheint die malayische.

352 Christian Hohe (1798–1868) – deutscher Zeichner, Maler und Lithograph. Hohes Lithographien sind teilweise eingegangen in: Schönlein 1865. Zu dieser Form der Korrespondenz zwischen Wissenschaftler und „Handwerker“ bzw. Künstler vgl. auch: Nickelsen 2008.

353 Zu Linder vgl. oben Fn. 199, S. 86.

354 Datumsangabe von fremder Hand auf der ersten Briefseite nachgetragen.

355 Johann Friedrich Blumenbach (1752–1840) – deutscher Anatom, Zoologe und Anthropologe. Gilt als Begründer der wissenschaftlichen Anthropologie, innerhalb derer die vergleichende Anatomie der Schädel eine herausragende Rolle spielte. Blumenbach postulierte in seiner Schrift *De Generis Humanis Varietate Nativa* (1775) zunächst vier Menschenrassen eines gemeinsamen Ursprungs. Später fügte er der bis dato geltenden Vierteilung eine fünfte Rasse, die „malaiische“ oder „braune“ Rasse, hinzu, um Übergänge zwischen den Rassen

1. Schedel von Sus Babirussa[356] von Amboina.[357]
1. Schedel vom Königstieger.
1. Schedel vom wilden Schwein aus Java.
1. Schedelstück von Antilope depressicornis[358] Smith.[359] Das Thier lebt blos auf der Insel Celebes, ist aber dort auch so selten, daß bis jetzt blos 2 Köpfe davon nach Europa kamen, wovon der eine im brittischen Museum in London, der andere in Paris.
1. Affenskelet von Semnopithecus maurus[360] aus Java.
1. Phalangista ursina.[361] Temmink[362]. von der Insel Celebes.

Vögel

1. Nest eines Colibris aus Surinam.

Amphibien

1. Tupinambis.[363] Java.
1. Acrochordus javanic[us][364] Hornst[edt].[365] Diese höchst seltene Schlange lebt auf dem Boden der Flüsse in der Insel Java.
1. Bufo obstetric[ans][366] Bey Zürich. in Weingeist.

Fische

1. Ostracion cornutus.[367] Celeb[es] in Weing[eist]

Insekten

1. […] i[n] Weing[eist]
2. Gespinnste von Insekten aus Surinam.

[*Seite 2:*]

Crustaceen

2. Kleine Paguri[368] in Weingeist. an Englands Küste.

definieren und erklären zu können. Ob Schönlein persönlich mit Blumenbach bekannt gewesen ist, ist nicht überliefert. Möglich scheint zumindest, dass Schönlein Blumenbach 1816 im Zuge einer mehrmonatigen akademischen Reise, die ihn auch nach Göttingen führte, kennengelernt hat.

356 *Babirousa* („Hirscheber") – drei Arten werden heutzutage unterschieden, die nur auf Sulawesi, den Molukken und den Togian-Inseln vorkommen. Gemeint sein könnte hier der Molukken-Hirscheber (*Babirousa babirussa*), worauf der Fundort Amboina (Ambon) hinweist.

357 Indonesische Insel im Indischen Ozean. Zu den molukkischen Inseln gehörend.

358 Bezeichnung heute nicht mehr gebräuchlich. Möglicherweise identisch mit *Bubalus depressicornis*.

359 Charles Hamilton Smith (1776–1859) – englischer Naturforscher.

360 Identisch mit *Simia maura* bzw. *Trachypithecus auratus* – siehe auch oben Fn. 48, S. 62.

361 Vgl. oben Fn. 285, S. 97.

362 Coenraad Jacob Temminck (1778–1858) – niederländischer Zoologe.

363 Zur Familie der Schienenechsen (*Teiidae*) gehörende Gattung der Echten Tejus. Siehe auch oben Fn. 235, S. 91 und Fn. 236, S. 91.

364 Gültige Bezeichnung. Javanische Warzenschlange.

365 Clas Fredrik Hornstedt (1758–1809) – schwedischer Arzt und Naturforscher.

366 Heute bevorzugtes Synonym: *Alytes obstetricans* (Gemeine Geburtshelferkröte).

367 Nicht mehr gebräuchlich, heute gültige Bezeichnung: *Lactoria cornuta*, dem sog. (Gehörnten) Kuh(koffer)fisch bzw. Langhornkofferfisch.

368 Zur Familie der *Paguridae* (Rechtshändige Einsiedlerkrebse) gehörende Gattung, wahrscheinlich *Pagurus Fabricius*.

Mollusken
2. Patella vulgata.[369]
3. Pholas dactylus.[370]Auch ein Stück vom Kreidefelsen, in den sie sich einbohren.
1. Mytilus edulis.[371] Alle Mollusken (in Weingeist) sind aus dem Kanale zwischen England und Frankreich.
Strahlenthiere
1. Ophiura lacertina[372]
2. Ophiura echinata[373]
1. Asterias discoidea[374]
9. Asterias spec.?[375] ein Exemplar ist wegen Reproduktion des abgebrochenen Strahles besonders interessant.
2. Echinus subcaeruleus[376]
1. Echinus subangulosus[377]
2. Echinus sp. unbekannt dem Echin[us] saxatil[is][378] der europäischen Meere ähnlich. Alle von Celebes.
4. getrocknete Holothurien, wie sie einen der theuersten Handelsartikel auf dem Markt von China bilden.[379]
Anneliden[380]
3. Terebella conchilega.[381]
3. Halithea aculeata.[382]
1. Amphitrite.[383]
1. Aphrodita aculeata.[384] Alle in Weingeist aus dem Meere bey Dieppe.[385]

369 Gültige Bezeichnung. Gemeine Napfschnecke.
370 Gültige Bezeichnung. *Pholas*: Bohrmuscheln.
371 Gültige Bezeichnung. Essbare Miesmuschel, auch „Blaue Muschel“ genannt.
372 Gemeint ist wohl *Ophiura lacertosa*, heute: *Ophiura ophiura*, zur Klasse der Schlangensterne gehörende Art.
373 Nicht mehr gebräuchlich, heute gültige Bezeichnung: *Ophiocoma echinata*. Im Englischen auch „blunt-spined brittle star“ genannt.
374 Nicht mehr gebräuchlich, heute gültige Bezeichnung: *Culcita schmideliana*. Im Englischen auch „spiny cushion star“ genannt.
375 Das Fragezeichen stammt von Schönlein selbst. Es existiert nur die Bezeichnung *A. spectabilis*, die aber erst 1889 von Sladen eingeführt wurde. Das „spec.“ steht daher wohl für „species“.
376 Nicht mehr gebräuchlich, heute gültige Bezeichnung: *Tripneustes gratilla* (Pfaffenhut-Seeigel).
377 Nicht mehr gebräuchlich, heute gültige Bezeichnung: *Parechinus angulosus* (eine Seeigelart).
378 Nicht mehr gebräuchlich, heute gültige Bezeichnung: *Diadema setosum* (Diademseeigel).
379 *Trepang* – siehe oben Fn. 210, S. 87.
380 Stamm der Ringelwürmer (*Annelida*).
381 Zur Klasse der Vielborster (*Polychaeta*) gehörende Ringelwurmart.
382 Nicht identifiziert.
383 Gattung der Vielborster (*Polychaeta*).
384 Gültige Bezeichnung. Zur Klasse der Vielborster (*Polychaeta*) gehörende Art, auch „Seemaus“ genannt.
385 Französische Stadt am Ärmelkanal.

Polypen

3. Actinia effoeta.[386] Meer bey Dieppe.

Korallen

1. Millepora alcicornis[387]
1. Pocilloporacoerulea[388]
1. Agaricia ruposa[389]
1. Madrepora prolifera[390]
1. Tibiana Lamarck. Sp[ecies]?[391]
1. Gorgonia.[392] Sp[ecies]?
1. Porites. Sp[ecies]?[393]

Anmerkung: Das dritte Blatt des Briefes fehlt. Aber im *Bamberger Tagblatt* aus dem Jahr 1836, Nro. 165 vom 18. Juni 1836 ist der Briefschluss (ohne Verabschiedungsformel) abgedruckt:

„Vor wenigen Wochen habe ich wieder eine große Sendung von Fischen aus den molukkischen Meeren erhalten. Der berühmte Ichthyolog Dr. Agassiz[394] ist nun hier, um dieselben zu bestimmen und die neuen bekannt zu machen.[395] Da viele Doubletten sich vorfinden, so hoffe ich die Sammlung meiner Vaterstadt mit manchem interessanten Stücke bereichern zu können."

386 Nicht mehr gebräuchlich, heute gültige Bezeichnung: *Calliactis parasitica* (Schmarotzerrose, Seeanemonenart).

387 Gültige Bezeichnung. Elchgeweih-Feuerkoralle.

388 Identität unklar, möglicherweise *Heliopora coerulea* (Blaue Koralle).

389 Zur Ordnung der Steinkoralle gehörende Art. Identität unklar.

390 Nicht mehr gebräuchlich, heute gültige Bezeichnung: *Lophelia pertusa*. Zur Ordnung der Steinkorallen gehörende Art.

391 Nicht mehr gebräuchlich, heute gültige Bezeichnung: *Eunice Cuvier*. Keine Koralle, sondern zur Klasse der Vielborster (*Polychaeta*) gehörende Art.

392 Gültige Bezeichnung. Bezeichnet eine Gruppe von Korallen aus der Unterklasse der *Octocorallia*, auch Hornkorallen oder Seefächer genannt.

393 Gültige Bezeichnung. Gattung der Steinkorallen.

394 Louis Agassiz (1807–1873) – schweizerisch-amerikanischer Naturforscher, bekanntgeworden vor allem als Paläontologe, Geologe und Zoologe.

395 Schönlein gab generell nur vorher klassifizierte Stücke an Bamberg weiter – dies berichtet Haupt, 1893, S. IX.

Nr. 39 Brief an Wilhelm Birett[396]

Zürich, 2. Juli 1836

Verehrter Herr!

In der Anlage überschicke ich Ihnen einen Wechsel für den Betrag der erstandenen Bücher. – Herrn Dr. Dobelbauer[397] bitte ich, meinen Dank für sein gütiges Anerbieten mit der Bemerkung auszudrücken, daß ich seiner Zeit davon gerne Gebrauch machen werde und mit Freude ihm die Dissertationen aus Zürich senden will, wenn solche anders einiges Interesse für ihn haben sollten.

Ihre Mittheilungen wegen der Münzen waren leider weniger erfreulich. Die Medaillen auf die Occone kenne ich wohl; dagegen ist mir eine auf Lucas Schreck[398] geprägte gänzlich unbekannt. Sollte kein Original davon in Silber aufzutreiben seyn, so würde mir schon ein Bleyguss Freude machen und Hr. Hofrath Dr. v. Ahorner[399] mich zu großem Danke verbinden, wenn er einen solchen von seinem Exemplare auf meine Lasten zu nehmen erlaubte.

Um die fernere Zusendung von Auktions-Katalogen unter Kreuzband[400] ersucht Sie hochachtungsvoll

Ihr
ergebener Diener
Dr. Schoenlein.

396 Zu Birett vgl. oben Fn. 324, S. 101.

397 Eduard Moritz Dobelbauer (1807–1879) – Bataillonsarzt beim 3. Infanterie-Regiment Prinz Karl (Augsburg).

398 Lucas Schreck (1646–1730) – Augsburger Mediziner und Naturforscher.

399 Joseph Georg Franz von Paula Ahorner von Ahornrain (1764–1839) – katholischer Stadtarzt von Augsburg; Dekan des Collegium Medicum; seit dem 4.2.1792 Fürstlich Oettingscher Hofrat.

400 „unter Kreuzband“ – Synonym für „Drucksache“; Postsendungen unter Kreuzband waren für den Versand gedruckter Mitteilungen zum ermäßigten Preis bestimmt. Zur Verpackung der Drucksachen wurden zwei Bänder aus Papier oder Pappe verwendet, die man über Kreuz band. Vgl. auch Steinmetz 1971, S. 532 ff.

Nr. 40 Brief an Daniel Wilhelm Hartmann[401]

Zürich, 7. November 1836

Verehrter Herr!

Indem ich Sie bitte mir die gütigst gefertigte Zeichnung durch die Post zu schreiben und zugleich das Honorar dafür zu beziehen, können Sie mir den Stein mit passender Gelegenheit zurücksenden. Hochachtungsvoll

Ihr
ergebener Diener
Dr. Schoenlein.

Nr. 41 Brief an Dionysius Linder[402]

Zürich, 26. November 1836

Verehrter Herr Geistlicher Rath!

Bibliothekar Jaeck[403] wird Sie wohl schon benachrichtigt haben, daß Sie wieder eine kleine Sendung von Naturalien zu erwarten haben. Dieselben sind heute gepackt worden und werden im Laufe künftiger Woche abgehen. Möge das kleine Weihnachts-Geschenk Ihnen einiges Vergnügen machen! Die Kiste enthält 8 Säugethiere, darunter Didelphis virginiana,[404] Pteromys Volucella.[405] Fiber Zibethicus.[406] Arctomys Monax.[407] 14 Vögel und 3 Schildkröten. Alle diese Thiere sind aus Pensylvanien in Nordamerica. Mein Freund[408] in Philadelphia hat eine große Sammlung mit Seltenheiten aus Florida, Carolina und von Missisippi versprochen. Auch aus Ostindien ist eine neue Sendung unterwegs. Nach Angola in Westafrika wird im Anfange Frühlings einer meiner Zuhörer[409] eine

401 Zu Hartmann vgl. oben Fn. 306, S. 99.
402 Zu Linder vgl. oben Fn. 199, S. 86.
403 Zu Joachim Heinrich Jaeck vgl. oben Fn. 78, S. 67.
404 Gültige Bezeichnung. Nord- oder Virginia-Opossum.
405 Die Gleithörnchenarten Amerikas werden heute unter der Gattungsbezeichnung *Glaucomys* systematisiert, die Europas und Asiens hingegen unter der im Brief stehenden Bezeichnung *Pteromys*. Es wird sich hier um *Glaucomys volans* handeln.
406 Nicht mehr gültige Bezeichnung, heute: *Ondatra zybethicus* (Bisamratte).
407 Nicht mehr gültige Bezeichnung, heute: *Marmota monax* (Waldmurmeltier).
408 Nicht identifiziert.
409 Hier wird es sich um Johann Conrad Lang (1815–1847) aus Schaffhausen (Schweiz) handeln, der im Sommersemester 1834 an der medizinischen Fakultät der Universität Zürich immatrikuliert wurde (Matrikelnr. 238). Schönlein erwähnt Lang und das Angola-Projekt auch in den Briefen an Johann Jakob von Tschudi (in dieser Edition Nr. 49, S. 117), Dionysius Linder (in dieser Edition Nr. 51, S. 118) und Ferdinand Keller (in dieser Edition Nr. 76, S. 147).

naturhistorische Reise antreten, während ein anderer vor wenigen Tagen nach der Insel Trinidad in Westindien verreißt ist,[410] wo er gleichfalls Sammlungen für mich zu machen versprach. So hoffe ich, daß im Laufe des künftigen Jahres aus allen Weltgegenden Naturalien zuströmen werden, von denen Manches Interessante den Weg zu Ihnen finden wird.

Hochachtungsvoll
Ihr ergebenster Diener
Dr. Schoenlein.

Nr. 42 Brief an Christian Hohe[411]

Zürich, 23. Februar 1837

Verehrter Herr!

Mit Vergnügen habe ich aus Ihrem Briefe vom 1ten d[es] M[onats] ersehen, daß Sie geneigt sind, die Lithographie meiner Pflanzenversteinerungen zu besorgen. Ich habe die Exemplare schon packen lassen und sie werden in wenigen Tagen an Sie abgehen. Da ich auf einzelnen Zettelchen die mir nöthig scheinenden Bemerkungen beyfügte, so kann ich mich hier darauf beschränken, daß Sie nur die gleichartigen Gegenstände auf den Tafeln vereinigen möchten und Rücksicht auf Raum-Ersparung nehmen wollen. Ich habe einige Zeichnungen in die Kiste gelegt, über die ich Ihnen folgendes bemerken muß. Die große Tafel, eine Taeniopteris[412] darstellend, werden Sie gefälligst auf Stein übertragen; dagegen sollen die andern mit Nro. versehenen, die sich auf die mitkommenden Originale beziehen, Ihnen blos als Ergänzungen dieser und zu deren Verständigung dienen. Sobald eine Tafel, auf der ich wünschte, daß Sie zuerst die noch vorhandenen Equiseten[413] und die diesen verwandten Formen geben, vollendet seyn wird, so bitte ich Sie um deren Übersendung.

Hochachtungsvoll
Ihr
ergebenster
Dr. Schoenlein.

410 Nicht identifiziert.

411 Zu Hohe vgl. oben Fn. 352, S. 105.

412 Ausgestorbene Gattung aus der Familie der *Pentoxylaceae* (Farngewächs). Vgl. Sternberg 1820–1838, Bd. 2, S. 119, Eintrag: „Taeniopteris fruticosa. Schoenlein". Vgl. auch Schönlein 1865, S. 20.

413 *Equisetum*: Gattung der Schachtelhalme. Vgl. Sternberg 1820–1838, Bd. 2, S. 45, Eintrag: „Equisetites schoenleinii", mit der Anmerkung, dass Schönlein Abbildungen von *Equisetum* schon 1829 in Heidelberg auf der Versammlung der Deutschen Naturforscher und Ärzte verteilte. Vgl. auch Schönlein 1865, S. 11–13.

Nr. 43 Brief an David (Johannes) Ferdinand Koreff[414]

Zürich, 9. März 1837

Den Regierungs-Bürgermeister von Zürich, Herrn Hess,[415] empfiehlt während seines Aufenthaltes in Paris der gütigen Fürsorge seines verehrten Freundes Hr. Dr. Koreff. Ergebenst

Dr. Schoenlein.

Nr. 44 Brief an Johann Heinrich Mayr[416]

Zürich, 9. März 1837

Mein lieber Herr Meyer![417]

Da Dr. [*Pugnol*][418] die räthselhafte Geschwulst wohl wird angesehen haben; so muß ich seinem Ausspruche mehr Vertrauen schenken, als einem Urtheile, das ich nur auf Ihre doch zu unbestimmten Angaben gründen könnte. Ich würde Ihnen daher rathen, Hr. [*Pugnols*] Vorschlag zu befolgen und eine mildernde und zertheilende Salbe einzureiben, wozu ich Ihnen unten eine Formel entworfen habe. Baldige Genesung wünscht Ihnen

Ihr
ergebener
Dr. Schoenlein.[419]

414 David (Johannes) Ferdinand Koreff (1783–1851) – deutscher Schriftsteller und Arzt; lebte seit 1822 (erneut) in Paris, wo er u. a. der Arzt von Heinrich Heine (1797–1856), Victor Hugo (1802–1885) und Stendhal (1783–1842) war. Biographische Angaben in NDB 12 (1979), S. 582 f.

415 Zu Johann Jakob Hess vgl. oben Fn. 186, S. 85.

416 Johann Heinrich Mayr (1768–1838) – schweizerischer Textilunternehmer.

417 Andere Handschrift über dem Schönlein-Text: „Da auch Nebensacher bey einem so große Epoche machenden Manne interessieren so sey der Brief – der Handschrift wegen – beygefügt".

418 Nicht identifiziert.

419 Mit fremder Hand unter dem Brief hinzugefügt: „Zürich d. 9. März 1837. Unten Recept ausgeschnitten".

FAKSIMILES

Brief an Johann Kaspar Orelli (1. Dezember 1832); in dieser Edition: Nr. 8, S. 69 f.
(Zentralbibliothek Zürich, FA vOrelli 6)

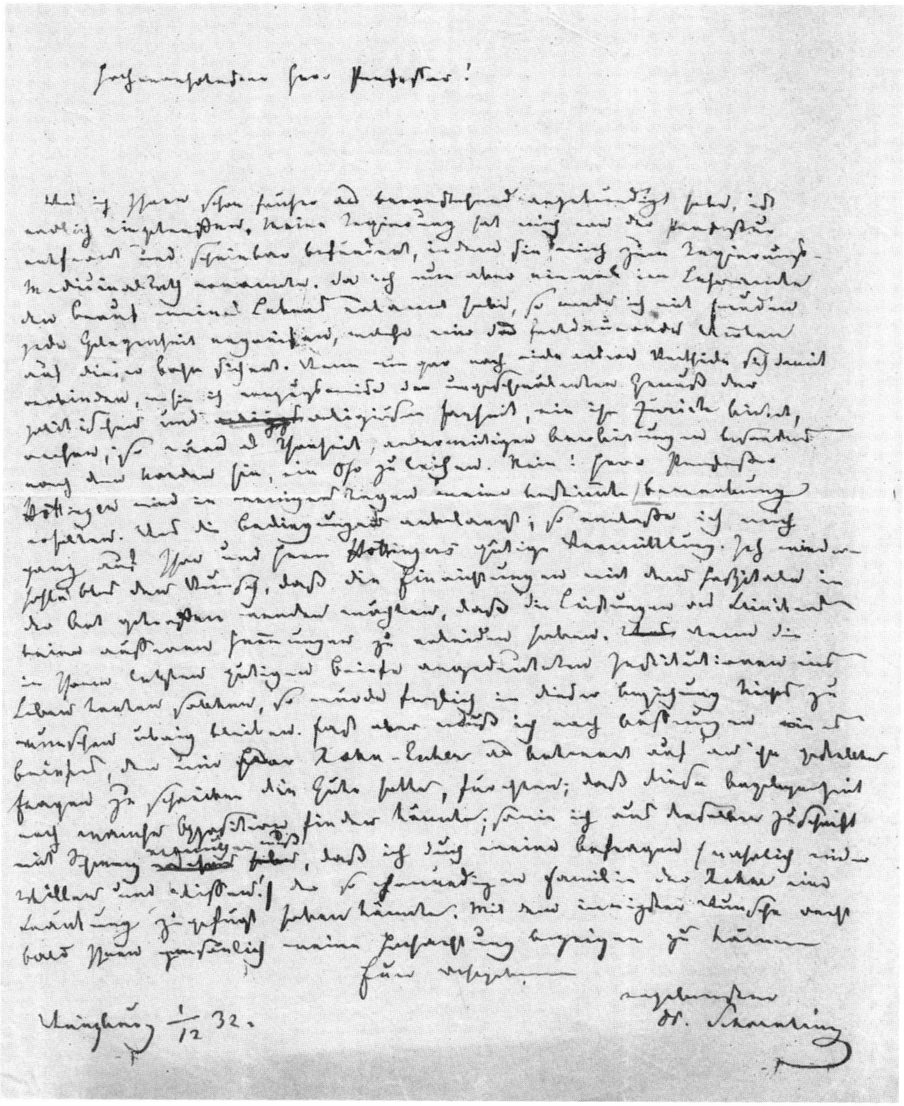

Hochzuverehrender Herr Professor!

Brief an Ludwig I. von Bayern (25. Januar 1833); in dieser Edition: Nr. 11, S. 75
(Bayerisches Hauptstaatsarchiv München, MInn, Nr. 23554, Bl. 32)

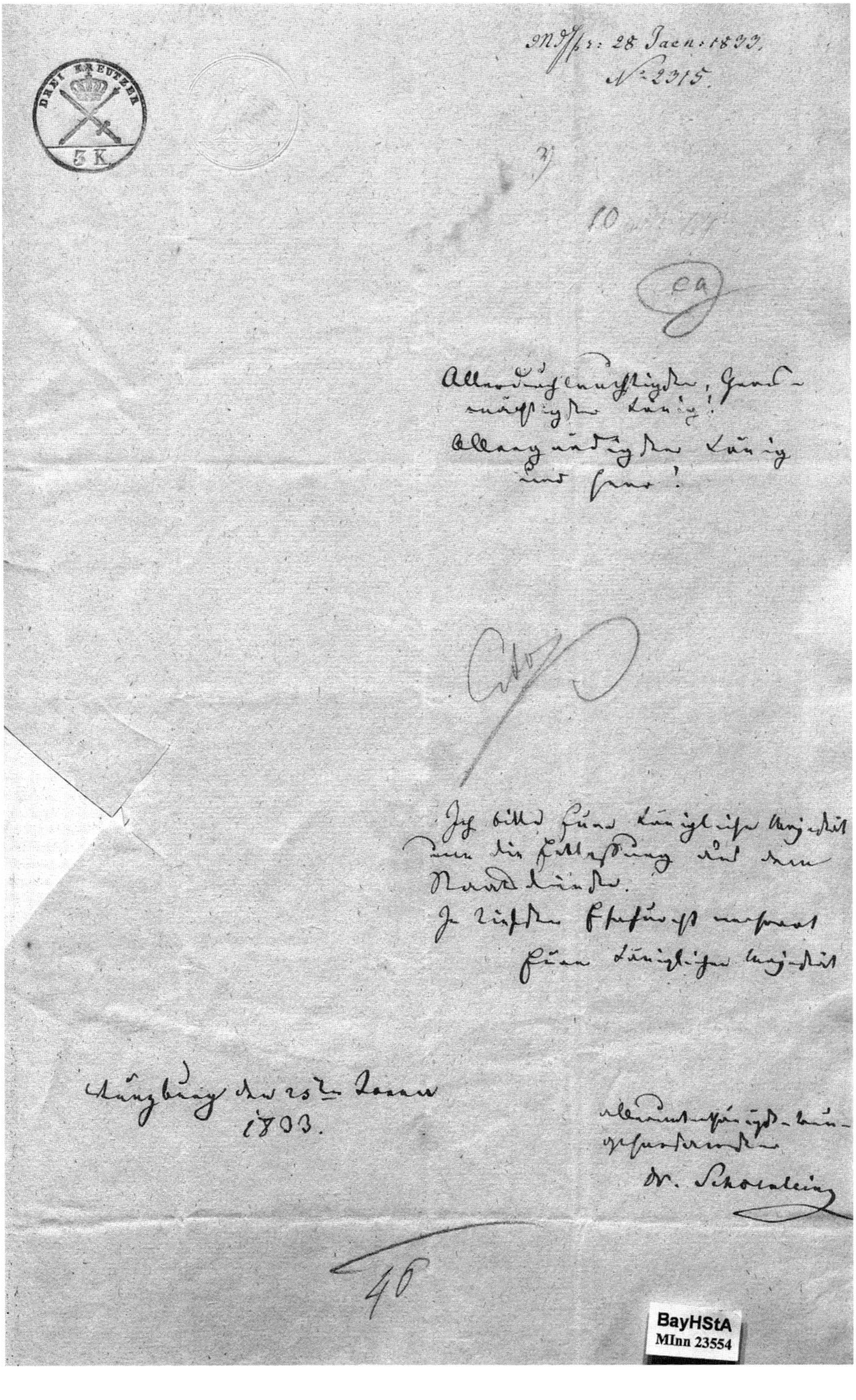
DREI KREUZER
3 K

M.d.J. pr. 28 Jan. 1833.
Nr. 2315.

Allerdurchlauchtigster, Großmächtigster König!
Allergnädigster König und Herr!

Ich bitte Euer königliche Majestät um die Entlassung aus dem Staatsdienste.
In tiefster Ehrfurcht verharrt
Euer königlichen Majestät

Augsburg den 25ten Januar 1833.

allerunterthänigst-treu-gehorsamster
Dr. Schoenlein

Brief an Dionysius Linder (13. Dezember 1834); in dieser Edition: Nr. 55, S. 90 ff.
(Naturkundemuseum Bamberg). Seite 1

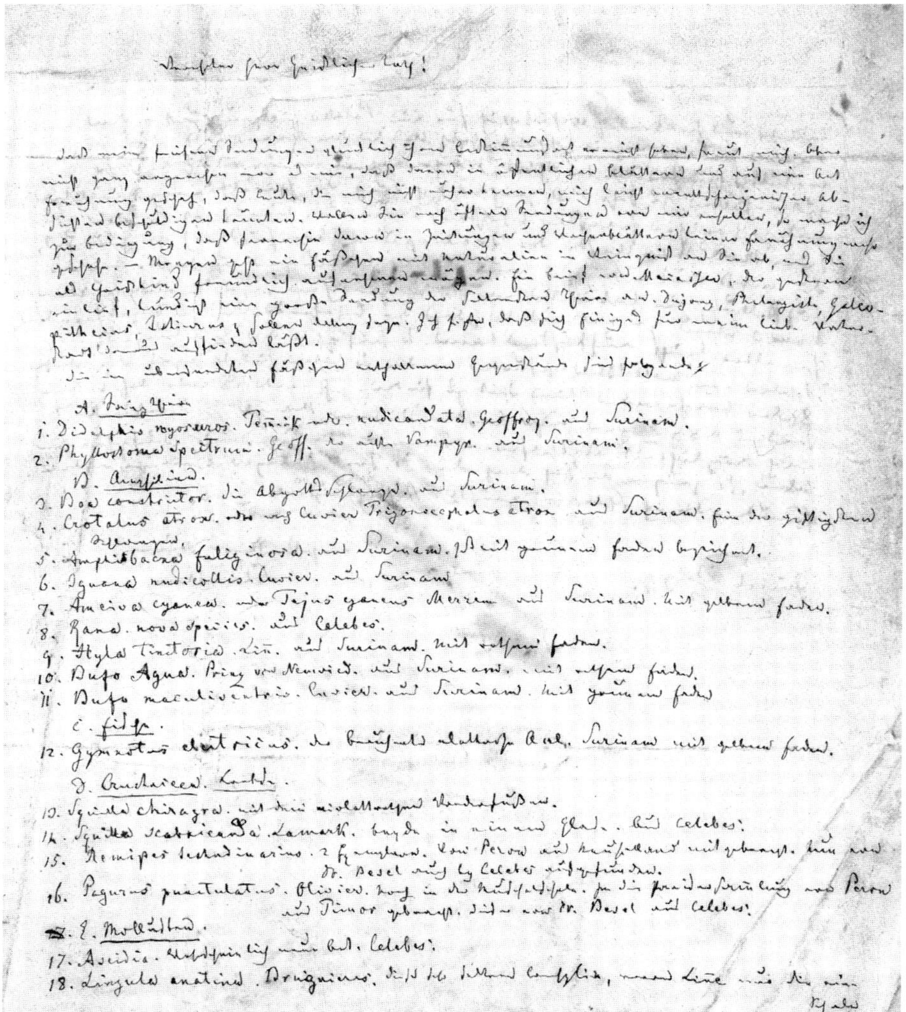
Verehrter Herr Geistlicher Rath!

[illegible]

A. Säugthiere
1. Didelphis myosurus. Temminck oder nudicaudata. Geoffroy. aus Surinam.
2. Phyllostoma spectrum. Geoff. [illegible] Vampyr. aus Surinam.
B. Amphibien.
3. Boa constrictor. [illegible] aus Surinam.
4. Crotalus atrox. oder nach Cuvier Trigonocephalus atrox aus Surinam. [illegible]
5. Amphisbaena fuliginosa. aus Surinam. [illegible]
6. Iguana nudicollis. Cuvier. aus Surinam
7. Ameiva cyanea. oder Tejus cyaneus Merrem aus Surinam. mit gelben Farben.
8. Rana. nova species. aus Celebes.
9. Hyla tinctoria. Lin. aus Surinam. mit rother Farbe.
10. Bufo Agua. Prinz von Neuwied. aus Surinam. mit rother Farbe.
11. Bufo maculiventris. Cuvier. aus Surinam. mit grünen Farbe
C. Fische.
12. Gymnotus electricus. [illegible] Surinam mit gelben Farben.
D. Crustacea. [illegible]
13. Squilla chiragra. [illegible]
14. Squilla scabricauda. Lamarck. [illegible] Celebes.
15. Remipes testudinarius. [illegible] Peron [illegible]
Dr. Besel [illegible] Celebes [illegible]
16. Pagurus punctulatus. Olivier. [illegible] Peron
aus Timor [illegible] Dr. Besel aus Celebes.
E. Mollusken.
17. Ascidia. [illegible] Celebes.
18. Lingula anatina. Bruguières. [illegible]

Brief an Dionysius Linder (13. Dezember 1834); in dieser Edition: Nr. 55, S. 90 ff. (Naturkundemuseum Bamberg). Seite 2

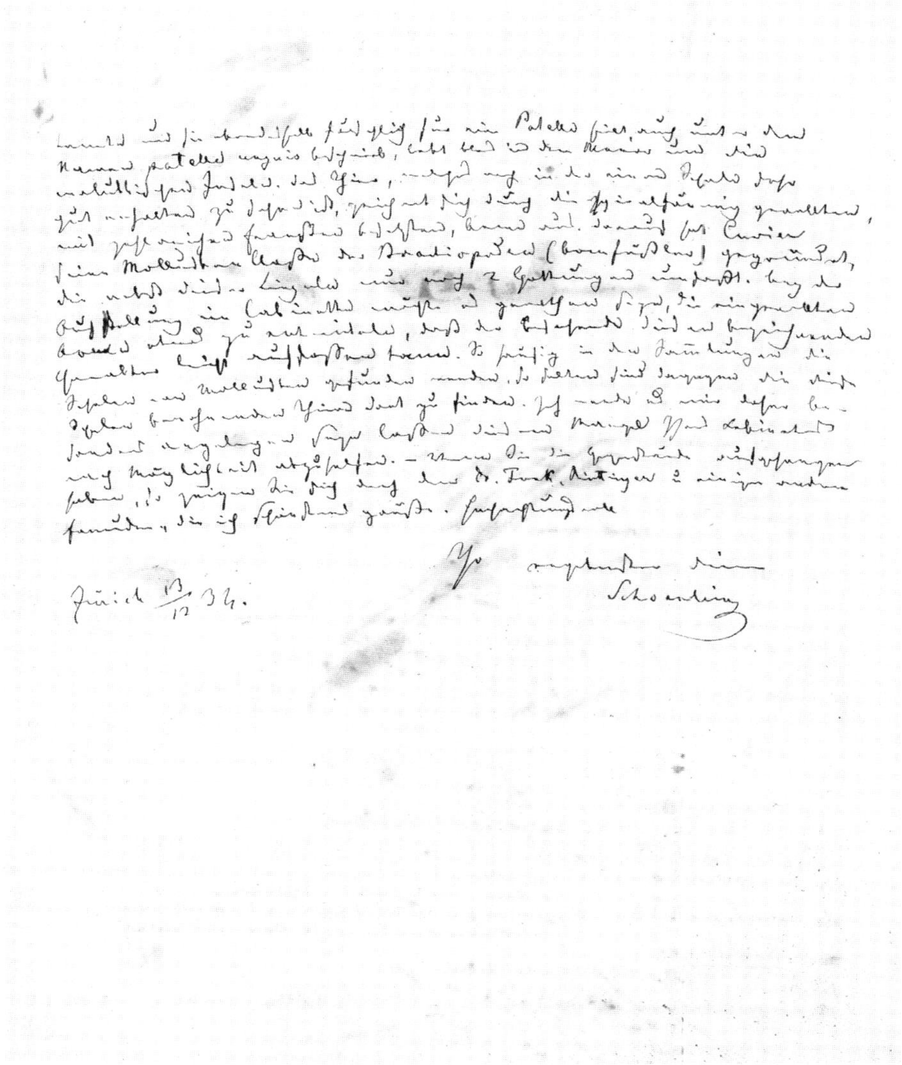

Zürich 13/12 34.

Schoenlein

Brief an Wilhelm Birett (25. April 1836); in dieser Edition: Nr. 35, S. 101 f.
(Zentralbibliothek Zürich, Autogr. ZB, Schoenlein)

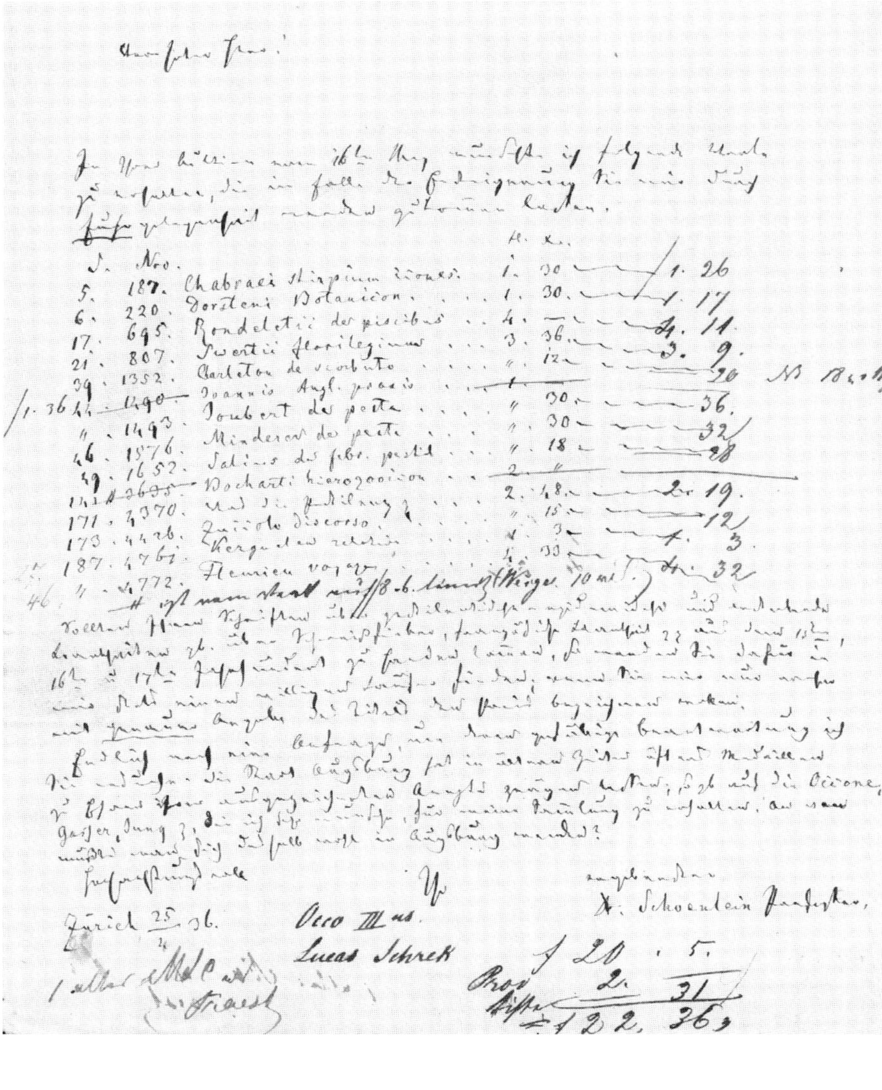

Brief an Johannes Jacob Hegetschweiler (14. Mai 1836); in dieser Edition: Nr. 36, S. 103 f.
(Zentralbibliothek Zürich, Ms Briefe, Schoenlein)

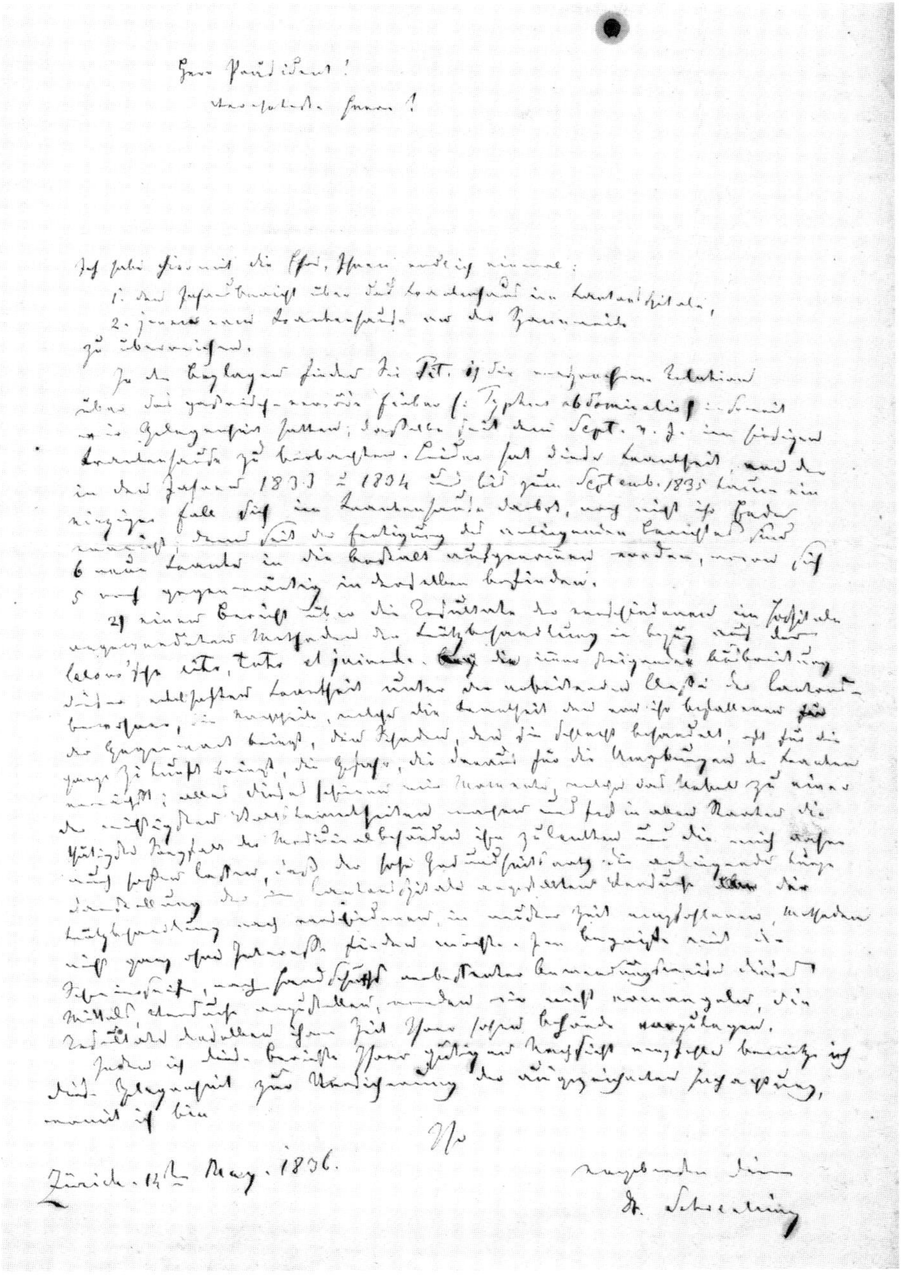
Herr Präsident!
Hochgeehrter Herr!

Zürich. 14ten May. 1836.

Dr. Schoenlein

Brief an Johann Friedrich Dieffenbach (27. Februar 1840); in dieser Edition: Nr. 74, S. 145 f.
(University of Chicago Library, Frank Webster Jay Collection, Series IV, Box 3 Folder 32)

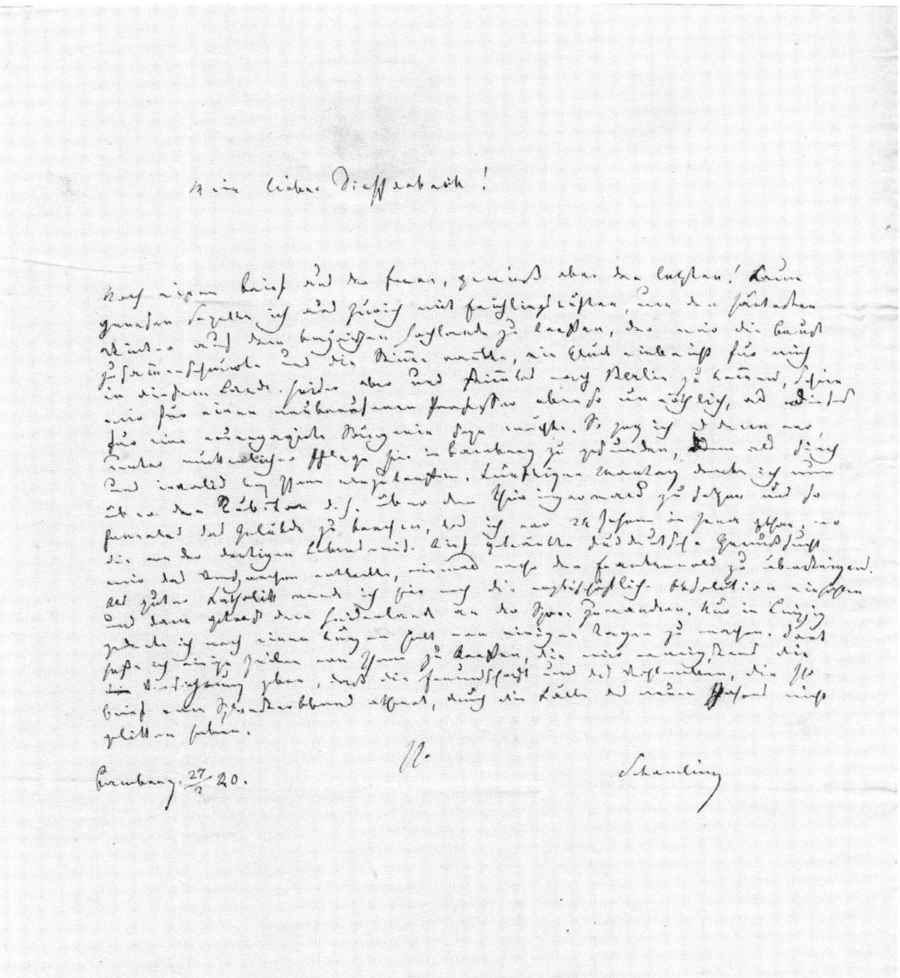

Mein lieber Dieffenbach!

Brief an unbekannt (28. Januar 1844); in dieser Edition: Nr. 103, S. 167 (Staatsbibliothek zu Berlin – Preußischer Kulturbesitz, Slg. Darmstaedter 3 d 1830: Schönlein, Johann Lukas, Bl. 32). Seite 1

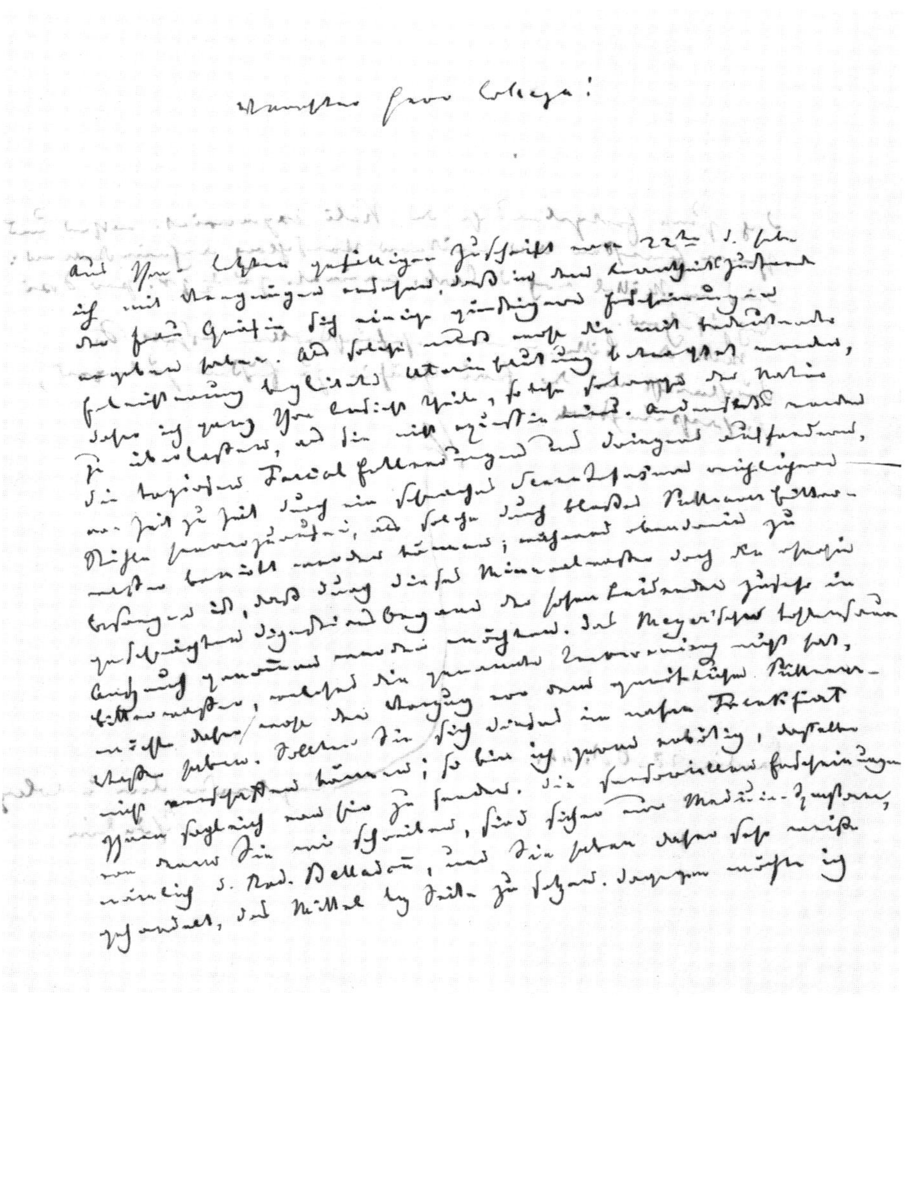

Brief an unbekannt (28. Januar 1844); in dieser Edition: Nr. 103, S. 167 (Staatsbibliothek zu Berlin – Preußischer Kulturbesitz, Slg. Darmstaedter 3 d 1830: Schönlein, Johann Lukas, Bl. 32). Seite 2

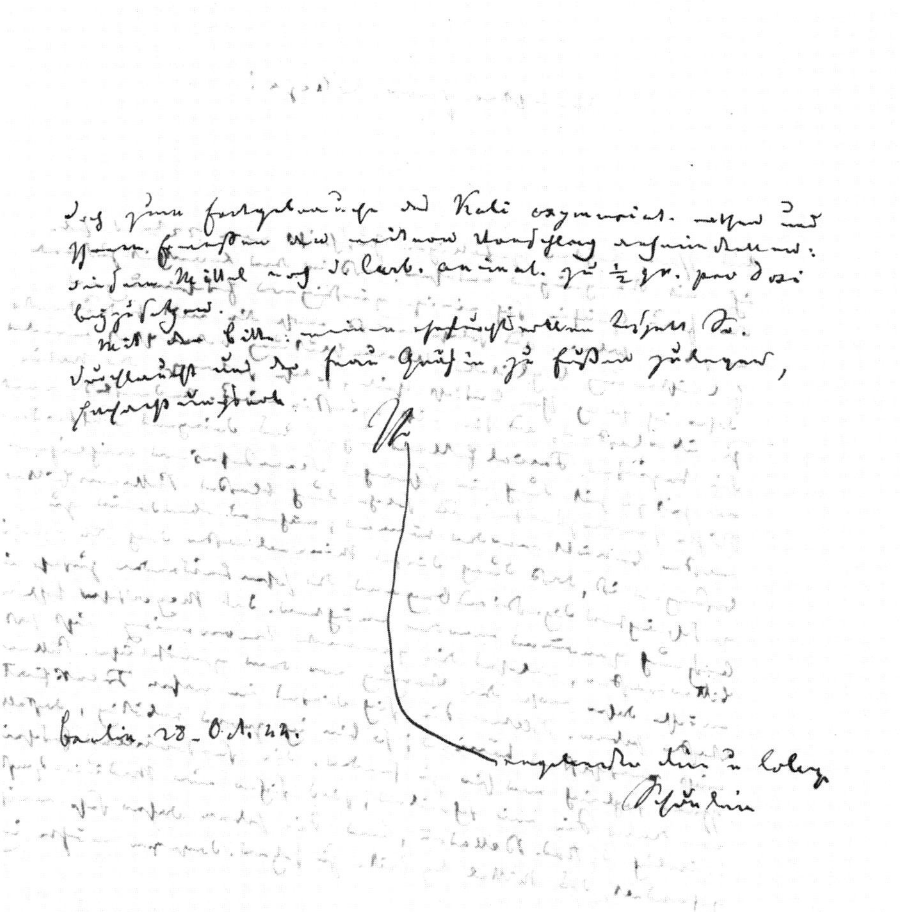

Brief an Johannes Schulze (12. September 1846); in dieser Edition: Nr. 115, S. 176
(Varnhagen Sammlung, Kasten 229, aus der ehem. Preußischen Staatsbibliothek zu Berlin, gegenwärtig in der Jagiellonen Bibliothek Krakau)

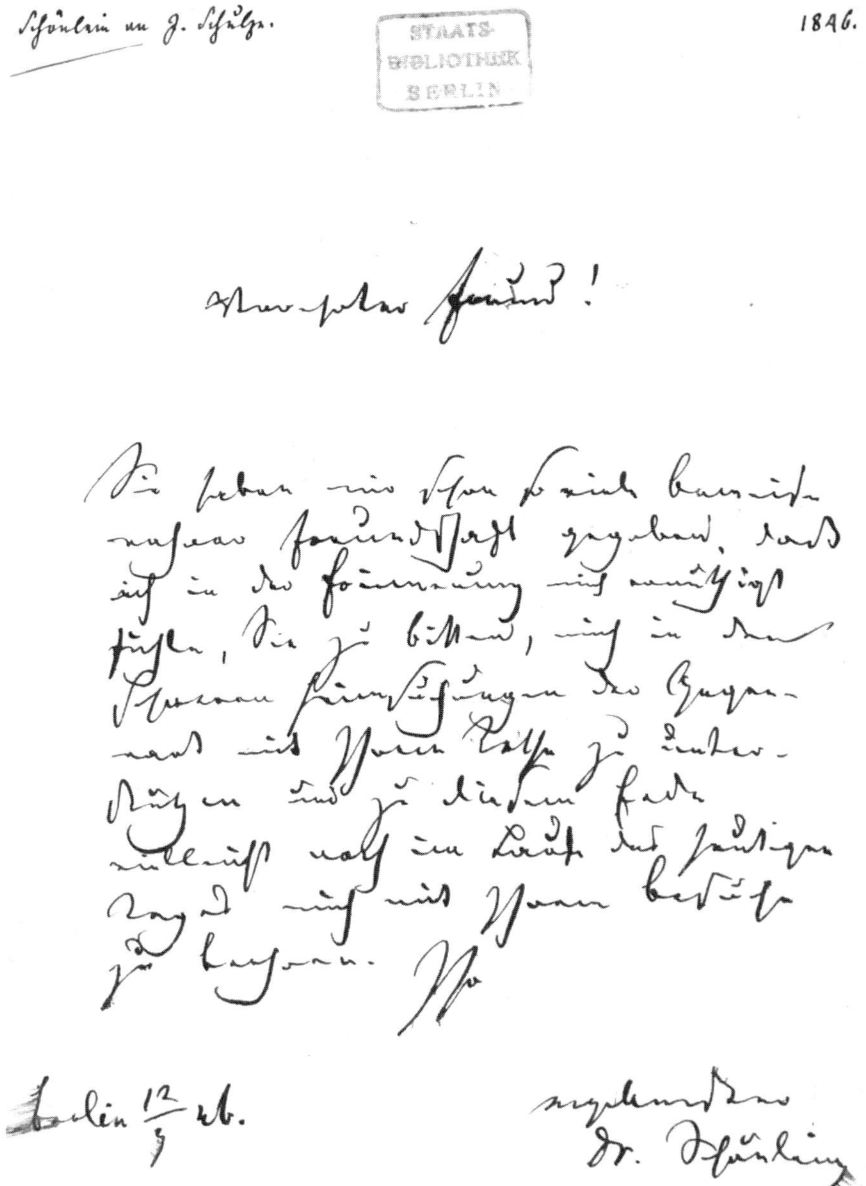

Schönlein an J. Schulze. 1846.

Verehrter Freund!

Sie haben mir schon so viele Beweise unserer Freundschaft gegeben, daß ich in der Hoffnung mich ermuthigt fühle, Sie zu bitten, mich in den schweren Prüfungen der Gegenwart mit Ihrem Rathe zu unterstützen und zu diesem Ende vielleicht noch im Laufe des heutigen Tages mich mit Ihrem Besuche zu beehren. Ihr

Berlin 12/9 46.

ergebenster
Dr. Schönlein

Nr. 45 Brief an Johannes Jacob Hegetschweiler[420]

Zürich, 21. März 1837

Herr Präsident!
Verehrte Herrn!

In der Anlage habe ich die Ehre Ihnen die Krankentabellen über den Stand der medicinischen Abtheilung der Cantonalkranken-Anstalt zu übersenden.[421] Die Verspätung wird zum Theil der Umstand entschuldigen, daß die von Hr. Strehler[422] gefertigte Uebersicht über die Kranken der Spannweid[423] demselben als untauglich zurückgestellt werden mußte und die neue Fertigung sich wegen Hr. Strehlers' Krankheit etwas verzögerte.

Genehmigen Sie die Versicherung der ausgezeichneten Hochachtung, womit ich mich zu nennen die Ehre habe

Ihren
ergebensten Diener
Dr. Schoenlein.

Nr. 46 Brief an Joachim Steetz[424]

Zürich, 22. April 1837

Verehrter Herr College!

Einen jungen Schweitzer Naturforscher,[425] der sich zu Hamburg für Brasilien einschiffen will, möchte ich gerne Ihrer gütigen Fürsorge während seines Aufenthaltes in Ihrer Vaterstadt empfehlen; wenn Sie mich benachrichtigen, daß Sie diesem Wunsche zu entsprechen, nicht abgeneigt wären. Sollten Sie für den

420 Zu Hegetschweiler, dem damaligen Präsidenten des Züricher Gesundheitsrates, siehe oben Fn. 212, S. 88.

421 Die Übersicht aus dem Jahr 1836 ist nicht erhalten, dafür aber die Übersichten aus den Jahren 1837 („Übersicht der medicinischen Abtheilung am Cantonsspital") und 1839 („Tabellarischer Bericht über die Behandlung der Kranken auf der medicinischen Abtheilung des Zürcherischen Kantonsspitals im Jahr 1839") – beide unter S 188.4. Siehe oben Fn. 348, S. 103.

422 Nicht identifiziert.

423 Zum Krankenhaus an der Spannweid vgl. oben Fn. 349, S. 103.

424 Joachim Steetz (1804–1862) – deutscher Mediziner und Botaniker; Schüler von Schönlein in Würzburg. Biographische Angaben unter: http://de.wikipedia.org/wiki/Joachim_Steetz.

425 Nicht identifiziert.

jungen Mann gar noch einige Empfehlungsbriefe für Lissabon und Rio Janeiro verfassen können; so würden Sie zum innigsten Dank verpflichten

Ihren
ergebensten Diener
Dr. Schoenlein.

Nr. 47 Brief an Christian Hohe[426]

Zürich, 8. Juni 1837

Verehrter Herr!

Durch Versehen des hiesigen Spediteurs ist Ihnen nebst der Kiste mit Petrefakten eine 2te Kiste mit Büchern zugekommen, die nach Bamberg in Bayern bestimmt war. Ich bitte Sie, diese Kiste durch Schiffs-Gelegenheit gefälligst unter der Adresse: Bibliothekar Jaeck[427] in Bamberg zurückzuschicken.

Die Zeichnung der Petrefakten betreffend, wozu Sie sich bereit erklärt haben, beschränke ich mich auf folgende Bemerkungen:

1. Das Ihnen übersandte Exemplar der ersten Tafel zeigt Ihnen, daß die Gegenstände nicht sehr getreu wiedergegeben sind. Ich wünsche daher diese Tafel ganz von neuem gefertigt – aber mit Weglassung der durchstrichenen Figuren, deren Raum durch neue ersetzt werden könnte; so daß also darauf die [*ab*][428] Nro. 1. 2. 3 gesendeten Fucoiden.[429] Nro. 5 den Ve[*geta*]tions-Zustand einer [*Pilularis*] verwandten Pflanze. Nro. 9–10 Asterophyllites.[430] Nro. 8 die Inflorescenz[431] von Calamites[432] (Equiset.) – letztere auch noch in einer vergrößerten Figur gegeben würden.

426 Zu Hohe vgl. oben Fn. 352, S. 105.

427 Zu Joachim Heinrich Jaeck vgl. oben Fn. 78, S. 67.

428 Es könnte auch „Tab" für „Tableau" (Tafel) heißen.

429 Die meisten Arten werden heute der Gattung *Chondrites* zugeordnet, die eine fossile Lebensspur darstellt. Es ist bis heute nicht abschließend geklärt, ob es sich, wie noch Alexandre Brongniart (1770–1847), der auch die Bezeichnung prägte (*Fucoides*, abgeleitet von *Fucus* = Seetanggattung aus der Klasse der Braunalgen) glaubte, um eine Spur pflanzlichen Lebens handelt oder diese Spuren von tierischen Lebewesen verursacht wurden. Die von Hohe angefertigten Zeichnungen finden sich in der posthumen Publikation auf Tafel 1 – Schönlein 1865, Tab. 1, Fig. I–III, o. S.; erläuternder Text: ebd., S. 12. Der Herausgeber Schenk deutete diese Spuren noch als Skelette von Farnpflanzen.

430 Zur (im unteren Perm ausgestorbenen) Familie der *Calamitaceae* gehörende Gattung baumartiger Schachtelhalme.

431 Blütenstand.

432 Ausgestorbene Gattung der *Calamitaceae*, die zur Ordnung der *Equisetales* gehört. Schönleins Klammerausdruck „Equiset." geht entweder auf diese Ordnungsbezeichnung oder eine fälschlicherweise angenommene Identität mit der Gattung *Equisetum* zurück. Calamites-Darstellungen von Hohe finden sich auf den Tafeln II, V und XII und stellen nach Schenk *C. Schoenleinii* und *C. meriani* dar (Schönlein 1865, o. S.).

2. Nro. 6 ist das Fragment eines Astes von Voltzia,[433] während auf Nro. 7. das Bruchstück eines Schuppens von der Kätzchenblüthe derselben Pflanze zu sehen ist. Beide müßten daher nebeneinander auf derselben Platte – letztere gleichfalls neben der natürlichen Größe – noch vergrößert. [*Seite 2:*]
3. N. 12 stellt eine Art und Nro. 17 und 18 eine andere einer den Equiseten verwandten Pflanze dar. Von 17 und 18 dürfte natürlich nur eine gemeinschaftliche Abbildung gemacht werden.
4. N 11. 13. 14–15 sind verschiedene Arten von Pterophyllum.[434]
5. Auf Nro. 17 und 18 findet sich neben dem Stamme der Equiseten-ähnlichen Pflanze noch der Abdruck eines Blattes von Taeniopteris[435] – von beiden Abdrücken nur 1 kombinirte Abbildung.
6. Fragment eines Filiciten[436]– an dem ich Sie vorzüglich auf die divergirende Richtung der Blatt[*tt*]venen[437] aufmerksam mache.

Die neuen Tafeln, deren Zahl Sie möglichst beschränken werden, müßten die fortlaufenden Nummern [*von*] 12 (inclusion) anführen. Da die letzte der von Ihnen früher gelieferten Tafeln die Nro. 11 führt.[438]

Indem ich Sie um möglichste [*Förderung*] ersuche bin ich mit Hochachtung

Ihr
ergebener
Dr. Schoenlein.

433 *Voltziales*: ausgestorbene Ordnung der Samenpflanzen, die als Vorläufer der Koniferen gelten. Die von Hohe angefertigte Abbildung findet sich in Schönlein 1865, Tab. 1, Fig. VI, o. S.; Schenk meinte, es würde sich hierbei um *V. coburgensis Schauroth* handeln – ebd., S. 19.

434 Gattungsbezeichnung, zur ausgestorbenen Ordnung der *Bennettitales* gehörend, die möglicherweise einen Vorläufer der heutigen Bedecktsamer darstellt. *Pterophyllum*-Darstellungen von Hohe finden sich auf den Tafeln IX und XIII und stellen nach Schenk *P. longifolium* und *P. Jaegeri* dar (Schönlein 1865, o. S.). Nicht zu verwechseln mit der gleichnamigen Gattung der Buntbarsche.

435 Zu *Taeniopteris* siehe oben Fn. 412, S. 111. *Taeniopteris*-Darstellungen von Hohe finden sich auf den Tafeln VII und VIII und stellen nach Schenk *T. angustifolia* dar (Schönlein 1865, o. S.).

436 *Filices* – Farne. Schönlein meint hier eine nicht näher bestimmte fossile farnartige Pflanze. Siehe auch oben Fn. 268, S. 95.

437 Anscheinend Schreibfehler von Schönlein und dadurch Dopplung des „tt".

438 Das stimmt mit der Anzahl der Nummern auf Tafel I der posthum erschienenen Publikation überein, was darauf schließen lässt, dass die von Schenk 1865 (Schönlein 1865) abgedruckte Tafel 1 mit der von Schönlein im Brief erwähnten identisch ist. Schenk bildet insgesamt 13 Tafeln ab, wovon 11 von Hohe angefertigt wurden.

Nr. 48 Brief an unbekannt[439]

Zürich, 8. Juli 1837

Auch ich bin der Ansicht, daß die Bauchkrämpfe, an denen Hr. Crivelli[440] leidet, mit der von den Füßen verschwundenen Gicht im kausalen Zusammenhange stehen. Wenn sich diese auch bis jetzt nur als Asthma podagricum[441] gestalten, so steht doch zu befürchten, daß sie mit der Zeit Veranlassung zur Hypertrophia cordis[442] und endlich dadurch zur Hydropsie gehen könnten.

Die Mittel, dieser drohenden Entwicklung zu begegnen, möchten folgende seyn:

1. Täglich abends vor Schlafengehen ein reitzendes Fußbad nehmen zu lassen und die Füße mit Gicht-Taffet[443] einzuwickelen.
2. Einen 4–6 wöchentlichen Aufenthalt auf dem Rigi[444] machen zu lassen, wobey der Kranke das Fachinger Wasser trinkt!
3. Täglich 3–4 mal 2 Pillen aus gleichen Theilen Gumm.-Ammoniac.[445] mit Zinkblumen[446] und einigen Tropfen des Vin. sem. Colchic.[447] machen zu lassen.
4. Eine strenge und wohl währende aber durchaus reitzlose Diät.

Schoenlein.

439 Möglicherweise an den Arzt des im Brief genannten Herrn Crivelli gerichtet.

440 Dem Aufbewahrungsort nach zu urteilen, könnte es sich um den Bankier Sebastian Crivelli (1772–1838) oder einen männlichen Verwandten handeln.

441 Nach Schönleins Klassifikation: Klasse: *Neurosen*; Familie: *Neurosen*; Gruppe: *Neurosen der Brustnerven*; Gattung: *Asthma*; Art: *A. podagricum*. Vgl. Schönlein 1834, Bd. 4, S. 135 ff.

442 Nach Schönleins Klassifikation: Klasse: *Morphen*; Familie: *Hypertrophien*; Gruppe: *Hypertrophien muskulöser Gebilde*; Gattung: *Hypertrophie des Herzens*. Vgl. Schönlein 1834, Bd. 1, S. 117 ff.

443 Taffet: leinwandbindiges Gewebe aus Seide mit Terpentingehalt, heute meist: „Taft". Schönlein scheint der Anwendung solcher Taffets prinzipiell einfachere Behandlungsmethoden bevorzugt zu haben: vgl. hierzu Schönlein 1834, Bd. 3, S. 399.

444 Schweizer Bergmassiv.

445 *Gummi ammoniacum*: der zu Gummiharz erstarrte Latex von *Dorema ammoniacum*.

446 Zinkoxid.

447 *Vinum seminis Colchici*. Schönlein wendet das Mittel als Analgetikum bei Rheumatismen an, siehe auch Schönlein 1839 a, Bd. 2, S. 178, 183. In den früheren Auflagen von Schönleins Vorlesungsnachdruck findet sich dieses Mittel hingegen noch nicht.

Nr. 49 Brief an Johann Jakob von Tschudi[448]

Zürich, 16. Juli 1837

Verehrter Herr Tschudy!

Die Fische sind glücklich angekommen. Nur bedaure ich, daß an vielen die Nummern so verlöscht waren, daß man sie nur mit Unsicherheit bestimmen konnte. Es möchte gut seyn bei wieder vorkommender Gelegenheit statt Papiers – Pergament – zu nehmen und mit sogenannter unzerstörbarer Tinte die Nummern darauf zu schreiben.

Das Crocodil und den Varanus habe ich an Schinz[449] zur Besorgung an Agassiz[450] übergeben, dem ich gerne die zurückgehaltenen Fische um einen von ihm zu bestimmenden und der Neuheit und Seltenheit der Objekte entsprechenden Preis überlassen will.

Lang[451] ist auf dem Weg nach Angola und wird wohl jetzt in Lissabon angekommen seyn. Von dort aus soll er seine erste Sendung machen, aus deren Beschaffenheit zu ersehen seyn wird, welche Hoffnungen auf ihn zu gründen sind.

Mit Hochachtung
Ihr
ergebener
Dr. Schoenlein.

448 Johann Jakob von Tschudi (1818–1889) – schweizerischer Naturforscher, Linguist und Diplomat. Biographische Angaben in ADB 38 (1894), S. 749–752.

449 Heinrich Rudolf Schinz (1777–1861) – schweizerischer Zoologe. Biographische Angaben in ADB 31 (1890), S. 303–305.

450 Zu Agassiz vgl. oben Fn. 394, S. 108.

451 Zu Lang vgl. oben Fn. 409, S. 110.

Nr. 50 Brief an Christoph Ernst Bach[452]

Zürich,[453] 21. Juli 1837

Verehrter Herr Doktor!

Haben Sie doch die Güte während 2 Tagen die Frau Bürgermeister Hess[454] und die Fräulein von Escher[455] im Thalgarten,[456] die beide an der Grippe leiden, zu besuchen und das nöthige zu verwenden.

Ihr
ergebener
Dr. Schoenlein.

Nr. 51 Brief an Dionysius Linder[457]

Zürich, 1837[458]

Verehrter Herr Geistlicher Rath!

Von meiner mehrwöchentlichen Alpenreise zurückgekehrt fand ich Ihren Brief, worin Sie mich an ein gemachtes Versprechen erinnern. Längstens wären die Naturalien an Sie abgegangen, wenn ich nur immer die zum Einpacken nöthige Zeit finden könnte und Sie hätten schon manche Sie interessirende Stück erhalten, wenn es nur unverpackt den Weg nach Bamberg antreten wollte. Endlich einmal sind dann doch die Sachen verfrachtet und werden künftige Woche abgehen. Ich wünsche, daß Sie Ihnen einige Freude machen und daß Sie wenigstens meinen guten Willen, nach Kräften zur Vermehrung Ihres so ausgezeichneten Museums beyzutragen, nicht verkennen möchten. Sie werden folgendes erhalten.

I. Eine Kiste enthaltend:
Schädel eines Malayen.[459]
detto[460] eines Chinesen

452 Christoph Ernst Bach (1810–1873) – Schüler von Schönlein in Zürich. Bach hat einen Nachruf auf Schönlein geschrieben: Bach 1864.
453 Im Brief steht „Bleicherweg“ – Schönleins Adresse in Zürich.
454 Zu Johann Jakob Hess vgl. oben Fn. 186, S. 85.
455 Wahrscheinlich zum gleichnamigen Züricher Ratsgeschlecht gehörig.
456 Adressangabe – Örtlichkeit in Zürich.
457 Zu Linder vgl. oben Fn. 199, S. 86.
458 Der Brief ist undatiert – die Datierung erfolgt analog der Einsortierung im Archiv des Bamberger Naturkundemuseums.
459 Die Schädel sind noch zu Zeiten von Linders Nachfolger Andreas Haupt (1813–1893) erhalten gewesen: Haupt 1893, S. 24.
460 Abgeleitet von „a detto“, v. a. im kaufmännischen Bereich verbreitet (gewesen): „desgleichen“.

detto einer Gemse.
Balg von Diomedea exulans[461]
Balg von Procellaria capensis[462] – aus dem Meere um das Cap der guten Hoffnung.[463]
Trigonia pectinata[464] mit dem Thiere. Schon die Schale war früher eine große Seltenheit, das sie bewohnende Thier aber ganz unbekannt, bis durch die Naturforscher der letzten französischen Weltumseglung[465] einige Exemplare nach Paris gebracht wurden, von woher ich eines durch Tausch erhielt. Süd-West-Küste von Neuholland!
Comatula.[466] Wahrscheinlich neue Species dieses merkwürdigen den Eucriniten[467] der Urwelt so ähnlichen Thieres. Celebes.
Calappa granulata.[468] Celebes.

II. Ein langes Kistchen mit dem Skelet von Varanus bivittatus.[469] Ein Stück von einem baumartigen Bambus ist beygeschlossen.

III. Ein Fäßchen / Enthaltend:

1. Einen Börsenkrebs (Abbildg bey Rumph.[470] Tab III). Birgus Latro. Merkwürdig, da er sogar auf die höchsten Cocospalmen[471] steigen und deren Nüsse holen soll.

2. Folgende Fische, die mit den unten vorhandenen Nummern bezeichnet sind. Agassiz[472], nach Cuvier[473] jetzt der große Ichthyologe hat sie bestimmt und wird über meine ganze Sammlung, die ich ihm zu diesem behufe mittheilte, nächstens ein Werk mit Abbildungen im Fol[io] erscheinen lassen, wovon ich ein Exemplar der Bamberger Bibliothek sen-

461 Gültige Bezeichnung. Wanderalbatros.

462 Ungültige Bezeichnung. Heute: *Daption capense* (Kapsturmvogel).

463 Diese Erläuterung steht als geschweifte Klammer hinter den beiden „Balgen".

464 Ungültige Bezeichnung. Heute: *Neotrigonia margaritacea*. Die *Neotrigonia* bilden die einzige noch existierende, zur Familie der *Trigoniidae* gehörende Gattung der Dreiecksmuscheln.

465 Unklar, auf welche Weltumseglung Schönlein hier anspielt. Die erste französische Weltumseglung gelang Louis Antoine de Bougainville (1729–1811), der in den Jahren 1766–1769 die Welt umrundete.

466 Unklar, welches Genus gemeint ist – viele Gattungen, die früher unter *Comatula* systematisiert wurden, werden heute anders klassifiziert.

467 Nicht identifiziert – es scheint sich aber um einen veralteten Namen für ein Pflanzenfossil zu handeln.

468 Gültige Bezeichnung. Schamkrabbenart.

469 Teilweise gültige Bezeichnung – heute nur als Unterart des Bindenwarans (*Varanus salvator*) anerkannt.

470 Georg Eberhard Rumpf (1627–1702) – deutsch-niederländischer Botaniker und Naturforscher. Schönlein verweist auf das 1705 erschienene Werk von Rumpf (Rumphius 1705). Die Geschichte mit dem Börsenkrebs erscheint dort auf S. 7 f. Die Abbildung von *Cancer crumenatus* (Beurskrabbe) findet sich auf Tafel 8, IV. Siehe auch den Brief vom 11.10.1835, wo Schönlein nicht „Börsenkrebs", sondern „Börsenkrabbe" schreibt (oben Fn. 278, S. 96).

471 Im angelsächsischen Sprachraum daher noch heute „coconut crab" („Kokoskrebs") genannt.

472 Zu Agassiz vgl. oben Fn. 394, S. 108.

473 Zu Cuvier vgl. oben Fn. 231, S. 90.

den werde.[474] Die meisten sind neue und von Agassiz noch nicht alle getauft, so daß für manche die vollständigen Benennungen noch folgen werden.

*) Lacerta smaragdina,[475] eine Varietät der L[acerta] viridis[476] aus der Schweitz. Diese selbst sowie die Lacerta ocellata,[477] wenn Sie sie noch nicht besitzen, sollen Sie auch erhalten. Bufo obstetricans[478]. bey Zürich. Ich habe Ihnen schon früher ein Exemplar geschickt;[479] doch dieses hat zwischen den Füßen die Eyerbündel hängen, woher das Thier seinen Namen erhält. Alle Gegenstände sind in Gläsern.

[*Seite 2:*]

Nro Name

1. Holocentrum orientale[480]
2. Glyphisodon coelestinus[481]
3. Mesoprion[482] sp[ecies] nov[a]
4. Myripristis[483] sp[ecies] nov[a]
5. Heniochus macrolepidotus[484]
6. Amphysile[485] [...]entata. chinesischer Messerfisch. 3 Exempl[are]
7. Scatophagus[486] sp[ecies] nov[a]
8. und 9. Synanceia.[487] 2 neue Arten.
10. und 11. Amphibrion.[488] 2 " "
12. Batrachus[489] sp[ecies] n[ova]
13. Scorpaena[490] " "
14. Chaetodon unimaculatus[491]
15. Chaetodon sp[ecies] nov[a]

474 Identität des Werkes unklar (Agassiz hat nur zu fossilen Fischen und den Fischen Zentraleuropas publiziert).
475 Heute nicht mehr als Varietät anerkannt.
476 Gültige Bezeichnung. Östliche Smaragdeidechse.
477 Heute der Gattung *Timon* zugeordnet: *Timon pater* (Perleneidechse).
478 Heute bevorzugtes Synonym: *Alytes obstetricans*. Siehe oben Fn. 366, S. 106.
479 Siehe den Brief an Linder vom 5.6.1836, in dieser Edition Nr. 38, S. 105.
480 Ungültige Bezeichnung. Heute: *Sargocentron rubrum*. Husarenfischart.
481 Ungültige Bezeichnung. Heute: *Abudefduf sexfasciatus*. Riffbarschart: Scherenschwanz-Sergeant.
482 Ungültige Gattungsbezeichnung. Heute: *Lutjanus*. Gattung aus der Familie der Schnapper (*Lutjanidae*).
483 Gültige Gattungsbezeichnung. Gattung der Soldatenfische (*Myripristinae*).
484 Ungültige Bezeichnung. Heute: *Heniochus acuminatus* (Gemeiner Wimpelfisch).
485 Nicht identifiziert. Gattung der Messerfische: *Apteronotus*.
486 Gültige Gattungsbezeichnung.
487 Gültige Gattungsbezeichnung. Zur Familie der Steinfische (*Synanceiidae*) gehörend.
488 Wahrscheinlich Schreibfehler von Schönlein, richtig: *Amphiprion*. Gattung der Anemonenfische.
489 Ungültige Gattungsbezeichnung. Heute mehreren anderen Gattungen zugeordnet. Eventuell eine Art aus der Familie der Froschfische (*Batrachoididae*).
490 Gültige Gattungsbezeichnung. Zur Familie der Skorpionfische (*Scorpaenidae*) gehörend.
491 Gültige Bezeichnung. Tränentropfen-Falterfisch.

16. Dactylopterus orientalis.[492] Einer von den fliegenden Fischen.
17. Optiocephalus planiceps.[493]
18. Neues noch unbenanntes Genus! Merkwürdig, weil es einer von den wenigen, blos in Indien heimischen Fischen ist, die selbst auf Bäume klettern.
19. Scarus Beselii[494] Papageyenfisch.
20. Butis[495] sp[ecies] nov[a]
21. Labrodentes schoenleinii.[496] Neues von Agassiz bestimmtes Genus!
22. Amphiacanthus[497] sp[ecies] n[ova]
23. Psettus Com[*m*]ersonii[498]
24. Neues dem Siluris[499] verwandtes Genus!
25. Platycephalus[500] sp[ecies] n[ova]
26. Platax[501] sp[ecies] n[ova]
27. Pomacentrum[502] sp[ecies] n[ova]
28. Haemiramphos brevirostris.[503]
29. Muraena[504] sp[ecies] n[ova]
30. Tetraodonlineatus.[505]
31. Balistes[506] sp[ecies] n[ova]

Alle diese höchst seltenen Fische sind aus dem Meere um Celebes mit Ausnahme von Nro. 30, der von Surinam kommt.[507]

492 Ungültige Bezeichnung. Heute: *Dactyloptena orientalis* (Helm-Flughahn).

493 Ungültige Bezeichnung. Heute: *Channa striata*. Zur Familie der Schlangenkopffische (*Channidae*) gehörend.

494 Heute nicht mehr gebräuchliche Bezeichnung, nicht identifiziert. Nach Ludwig Franz (Rudolph) Besel benannt, der Schönlein mit Naturalien aus Indonesien belieferte. Zu Besel vgl. oben Fn. 204, S. 87.

495 Gültige Gattungsbezeichnung. Zur Familie der Schläfergrundeln (*Eleotridae*) gehörend.

496 Nicht identifiziert.

497 Wahrscheinlich Schreibfehler von Schönlein, richtig: *Amphacanthus*. Ungültige Gattungsbezeichnung. Heute: *Siganus* (Kaninchenfische).

498 Schönlein schreibt nur ein „m", eventuell ist auch der Dopplerstrich ausgefallen. Ungültige Bezeichnung. Heute: *Monodactylus falciformis Lacepède*. Zur Familie der Flossenblätter bzw. Silberflossenblätter (*Monodactylidae*) gehörend.

499 Ungültige Gattungsbezeichnung. Heute: *Silurus*. Zur Familie der Echten Welse (*Siluridae*) gehörend.

500 Gültige Gattungsbezeichnung. Zur Familie der Plattköpfe bzw. Krokodilsfische (*Platycephalidae*) gehörend.

501 Gültige Gattungsbezeichnung: Fledermausfische. Zur Familie der Spatenfische (*Ephippidae*) gehörend.

502 Wahrscheinlich Schreibfehler von Schönlein, richtig: *Pomacentrus*. Zur Familie der Riffbarsche (*Pomacentridae*). Auch Jungfernfische oder Korallenbarsche genannt.

503 Wahrscheinlich Schreibfehler von Schönlein, richtig: *Hemiramphus*. Zur Familie der Halbschnäbler oder Halbschnabelhechte (*Hemiramphidae*) gehörend.

504 Gültige Gattungsbezeichnung. Zur Familie der Muränen (*Muraenidae*) gehörend.

505 Gültige Bezeichnung: Nilkugelfisch. Zur Familie der Kugelfische (*Tetraodontidae*) gehörend.

506 Gültige Gattungsbezeichnung. Zur Familie der Drückerfische (*Balistidae*) gehörend.

Unser Reisender nach Angola ist noch in Lissabon,[508] von woher derselbe eine große Sendung von Mollusken, Fischen, Reptilien und Insekten angekündigt hat. Heute ist noch ein anderer junger Schweitzer Naturforscher nach Havre abgereißt, um dort sich auf einem Schiffe, das wie Sie in öffentlichen Blättern gelesen haben werden vom Genfer Handlungshaus zur Weltumseglung ausrücket, sich einzuschiffen. Auf diesen Wegen hoffen wir die kostbarsten Erwerbungen zu machen, wobey so Manches Ihnen zu Gute kommen soll.

Hochachtungsvoll
Ihr
ergebenster Diener
Dr. Schoenlein.

Fast hätte ich vergessen, Ihnen noch die Aussicht zu eröffnen einen Steinbock/Capra Ibex[509] und einen Mouflon[510] aus Sardinien zu erhalten.

Nr. 52 Brief an Christian Hohe[511]

Zürich, 1. Februar 1838

Verehrter Herr!

Da ich noch einige Zeichnungen von Phytolithen[512] gefertigt zu haben wünschte, so erlaube ich mir die Anfrage, ob Sie dazu geneigt wären. Nur wünschte ich dieselben in möglichst kürzester Frist zu erhalten. Auf Ihre bejahende Antwort hin, werde ich Ihnen sogleich die Petrefakten zusenden.

Hochachtungsvoll
Ihr
ergebener
Dr. Schoenlein.

507 *Tetraodon lineatus* kommt ausschließlich in Ägypten (Nilmündung) und Zentral- und Westafrika vor. Möglicherweise Bestimmungsfehler.

508 Es dürfte sich wiederum um Johann Conrad Lang handeln, siehe oben Fn. 409, S. 110.

509 Gültige Bezeichnung. Der Alpensteinbock.

510 Gemeint ist das europäische Mufflon, hier die Unterart *Ovis orientalis musimon*.

511 Zu Hohe vgl. oben Fn. 352, S. 105.

512 Hier wohl allgemein für Pflanzenversteinerungen gebraucht und nicht für „Pflanzensteine", d. h. feste Gebilde, die nach Aufnahme von Siliciumdioxid innerhalb pflanzlicher Strukturen abgelagert werden können. Die Entdeckung dieser Gebilde reicht bis in das Jahr 1835 zurück – der deutsche Geologe und Zoologe Christian Gottfried Ehrenberg (1795–1876), Schönleins Kollege an der medizinischen Fakultät in Berlin, hatte daran großen Anteil.

Nr. 53 Brief an unbekannt[513]

Zürich, 10. Juni 1838

Euer Wohlgeboren

ersuche ich nur aus d. I. Abtheilung der Bücherversteigerung vom 25ten d. folgenden Nummern für mich zu erstehen.[514] Die erstandenen Bücher werden Sie mir gefälligst durch die Buchhandlung Orell & Fuessli[515] in Zürich zusenden und den Betrag dafür auf die Ihnen trauenwerd'ste Weise erheben.

Achtungsvoll
Ihr
ergebener
Dr. Schoenlein.

Nr. 54 Brief an unbekannt[516]

Zürich, 25. Juni 1836

Verehrter Herr College!

In Erwiederung auf Ihren gestrigen Brief bemerke ich nur, daß es nöthig seyn wird der Frau Baronin eine kurze Krankheitsgeschichte für den Emser[517] Badearzt mitzugeben, da sie die dortige Kur durchaus unter ärztlicher Aufsicht besuchen muß. Sie können ja dazu die in meinem frühern Schreiben enthaltenen Daten benutzen, wenn Sie es nicht vielleicht für zweckmäßiger erachten sollten, jene Gutachten im Originale mitzugeben. Als Arzt in Ems empfehle ich den Obermedicinalrath Dr. Franque,[518] dem Sie in meinem Namen die Kranke empfehlen können. Diesem wird es auch zu überlassen seyn, ob er neben dem Bade das Trinken der Emser Quelle für heilsam [*Seite 2:*] erachtet, oder ob ein leichter

513 Eventuell ist Wilhelm Birett der Briefempfänger. Vgl. in dieser Edition die Briefe Nr. 35, S. 101 und Nr. 39, S. 109.

514 Eine Liste mit den entsprechenden Büchernummern ist nicht überliefert.

515 Vgl. oben Fn. 154, S. 80.

516 Der Brief ist an einen Herrn „Dr. Müller" in Konstanz gerichtet. Laut Auskunft vom Stadtarchiv Konstanz ist kein Arzt mit diesem Namen für den Entstehungszeitraums des Briefes nachgewiesen.

517 Gemeint ist Bad Ems, das traditionell als „Heilbad für Katarrhe und Asthma" gilt.

518 Johann Baptist von Franqué (1796–1865) – deutscher Mediziner. Biographische Angaben in Callisen 1831 a, S. 447.

Eisensäuerling zb der von Godesberg[519] oder [...]breitstein zur Trinkkur den Vorzug verdiene.

Mit Hochachtung
Ihr
ergebener
Dr. Schoenlein.

Nr. 55 Brief an Andreas Haupt[520]

Zürich, 8. Februar 1839

Verehrter Herr!

So sehr ich bedaure, daß durch den Tod des Hr. Linder das naturhistorische Museum meiner Vaterstadt einen so trefflichen Leitenden verlor; so sehr erfreute mich die Nachricht, daß Sie zum Nachfolger des Seeligen ernannt worden sind; indem ich überzeugt bin, daß Sie nicht nur das Vorhandene erhalten und mit neuen Erwerbungen die Sammlungen vermehren – sondern was mir vor allem noth zu thun scheint – dieselben zugänglicher und den Sinn [für die][521] Naturwissenschaften unter unsern L[ands][522]-Leuten befördernd machen werden.

Ich kann Ihnen nicht leugnen, daß die Bemerkung, die ich in meiner früheren Stellung als Professor in Würzburg so häufig zu machen Gelegenheit hatte, daß gerade unter den Medicinern, die ihre Schulbildung in Bamberg erhalten hatten, so wenig Liebe für die Naturwissenschaften, dieser einzig sichern Basis für die Arzneykunde, zu finden war, mich immer tief betrübte. Während ich junge Aerzte [*Seite 2:*] aus Liebe zu den Naturwissenschaften Reisen in ferne Länder antreten, und dort neben der Befriedigung dieser edlen Wißbegierde auch häufig noch in pekuniärer Beziehung sich ein Fortkommen begründen sah, das sie im Vaterlande vergebens anstrebten, mußte ich leider wahrnehmen, daß unter der nicht geringen Zahl, die fast jährlich in dieser Absicht von Würzburg abgingen, sich niemals auch nur ein einziger aus dem ehmaligen Fürstenthum Bamberg befand. Möchte es Ihnen gelingen, in Ihrer neuen Stellung wohlthätig auf den Geist unserer Studirenden einzuwirken. Ich bin bey diesem Wunsche übrigens auch noch darum persönlich interessirt, weil ich wünschte, einmal einem tüchtigen Landsmann die Unterstützung zuwenden zu können, die fast jährlich von einigen wohlhabenden Liebhabern der Naturwissenschaften zu Reisen in fremde Länder ausge[...] werden. Wenn Sie einem jungen Manne einmal das Zeugniß der Tüch-

519 Bad Godesberg – bekannt für seine Mineral- und Heilwasser. Der 1790 eröffnete Godesberger Draitschbrunnen stand im Mittelpunkt des hiesigen Trink- und Bäderkurenbetriebs.

520 Andreas Haupt (1813–1893) – Direktor des Bamberger naturhistorischen Museums; Nachfolger von Dionysius Linder. Biographische Angaben bei Döllner 2013.

521 Hier weist der Brief eine Fehlstelle auf – die fehlenden Wörter wurden sinngemäß ergänzt.

522 Wiederum Fehlstelle im Brief. Sinngemäße Ergänzung.

tigkeit zu einem solchen Unternehmen ausstellen würden, so müßte eine solche Empfehlung von besonderem Gewichte seyn.

[*Seite 3:*] Daß ich der Sammlung, die sich jetzt Ihrer thätigen Obhut zu erfreuen hat, nach meinen schwachen Kräften durch Sendung von Naturalien wie früher gedenken werde, bedarf kaum einer Versicherung: zum Beweiße sollen Sie schon in einigen Wochen eine Kiste mit ostindischen und surinamischen Vögeln erhalten. Eine Lieferung von der Insel Gorée[523] vom grünen Vorgebirge[524] kommend ist mir vor einigen Tagen als in Marseille angelangt verkündet worden. Hoffentlich wird sich dabey auch Einiges für Ihr Museum finden.

Mit ausgezeichneter Hochachtung
Ihr
ergebenster
Dr. Schoenlein.

Nr. 56 Brief an Philipp Jakob Cretzschmar[525]

Zürich, 26. März 1839

Verehrter Freund und College!

Herr Kölliker,[526] Mediziner aus Zürich, junger eifriger Naturforscher wird Ihnen auf seiner Durchreise nach Bonn dieses Blatt überreichen. Da derselbe die reichen naturwissenschaftlichen Schätze Ihrer Stadt sehen und den Pflegern der [*Directio*][527] amabilis persönlich seine Achtung bezeugen möchte, so würden Sie mich sehr verbinden, wenn Sie diesen seinen Zwecken förderlich seyn wollten.

Herzlichst grüßt Sie
Ihr
ergebenster
Schoenlein.

523 Insel vor der Küste Senegals. *Astropecten Schoenleinii* soll von dort stammen, wie Johannes Müller im *System der Asteriden* schreibt (Müller und Troschel 1842, S. 75).

524 Cape Verde, im Senegal, westlichste Spitze Kontinentalafrikas.

525 Philipp Jakob Cretzschmar (1786–1845) – deutscher Anatom und Zoologe; gehörte zu den Gründern der Senckenbergischen Naturforschenden Gesellschaft. Biographische Angaben in NDB 3 (1957), S. 411 f.

526 Albert von Kölliker (1817–1905) – schweizerischer Anatom und Physiologe; Schüler von Schönlein in Zürich, später Professor für Physiologie und vergleichende Anatomie in Würzburg. Biographische Angaben in NDB 12 (1979), S. 322–323.

527 Wahrscheinlich ein Transkriptionsfehler – sinngemäß müsste es „Scientia amabilis" heißen.

Nr. 57 Brief an Johann Friedrich Dieffenbach[528]

Zürich, 4. Mai 1839[529]

Mein lieber Kollege!

Heute endlich ist meine Erklärung an das hohe Ministerium abgegangen. Ich lege zu Ihrer Kenntnisnahme eine Abschrift derselben hierbei.[530] Die mir selbst unangenehme Verspätung wurde dadurch herbeygeführt, daß ich augenblicklich zu einer Konsultation nach St. Gallen verreisen mußte. Ich bitte Sie dieses nöthigenfalls am geeigneten Orte zu meiner Entschuldigung zu bemerken. Aus einem gestern an Kollege Müller[531] abgegangenen Briefe können Sie die Gründe erfahren, die es mir im höchsten Grade wünschenswerth machen, die schwebende Angelegenheit auf eine oder die andere Weise beendigt zu sehen. Unterdessen verbreitet man hier höchst geschäftig, theils auf mündliche Aussagen, theils auf schriftliche Mittheilungen sich fußend, offenbar in der Absicht, auf meinen Entschluß zu influenziren, die Sage, daß mir von der Mehrheit Ihrer ärztlichen Notabilitäten der Universität ein kühler Empfang bereitet werde, und daß ich mit diesen Herren manchen harten Strauß würde zu bestehen haben.[532] Weit entfernt, daß diese Nachrichten die beabsichtigte Wirkung auf meinen Entschluß übten,

528 Zu Dieffenbach vgl. oben Fn. 67, S. 65. Als Hintergrund dieses Briefes vgl. Schönleins Brief an Dieffenbach vom 25. Juni 1838 (abgedruckt bei Mälzer 1994, S. 90 f.).

529 Das Datum wurde der im vorliegenden Brief erwähnten Abschrift des Briefes an den damaligen Leiter des Ministeriums der geistlichen, Unterrichts- und Medizinalangelegenheiten, Freiherr Karl vom Stein zum Altenstein (1770–1840), der bereits veröffentlicht wurde (Mälzer, 1994, S. 92 f.), entnommen.

530 Siehe oben Fn. 529, S. 126.

531 Johannes Müller (1801–1858) – deutscher Physiologe, Biologe und Anatom; Kollege Schönleins in Berlin. Biographische Angaben in NDB 18 (1997), S. 425–426; ADB 22 (1885), S. 625–628.

532 Dass dies nicht nur Gerüchte gewesen sind, beweisen mehrere Vota, die sich in den Akten der medizinischen Fakultät Berlin erhalten haben und die sich mit einer möglichen Berufung Schönleins nach Berlin befassen – besonders der Direktor der chirurgischen Klinik der Charité, Johann Nepomuk Rust (1775–1840), der nach Schönleins eigener Aussage (siehe den Brief an Dieffenbach vom 5.11.1832, in dieser Edition oben Nr. 6, S. 65) bei einem Besuch in Würzburg in den 1820er Jahren noch um Schönlein geworben hatte, gibt sich dabei sehr skeptisch gegenüber einer Berufung Schönleins (GStA PK, Rep. 76 Kultusministerium Va Sekt. 2 Tit. IV Nr. 6 Bd. 4 Bl. 72–100; vgl. auch Archiv der Humboldt-Universität Berlin, Med. Fak. 1390, Bl. 86 dw und Med. Fak. 239).

spornen sie mich nur, das […][533] zu bestehen; zeigen mir aber auch um so dringender die Nothwendigkeit, auf Erfüllung der beiden von mir gestellten Bitten zu beharren.[534]

Ihr Schoenlein.

Nr. 58 Brief an Karl vom Stein zum Altenstein[535]

Zürich, 2. Juli 1839

Ihre Excellenz Herr Staatsminister
Hochgeborener Herr!

Die Zuschrift, die Ihre Excellenz unter dem 20ten May an mich zu richten die Gnade hatten, ist mir durch Vermittlung der königl. Gesandtschaft in Bern am 1ten Jun[y] zugekommen. Mit großer Freude habe ich daraus erfahren, daß Ihre Excellenz meine gehorsamsten Bitten, meine Stellung am Charité-Krankenhause

533 Auslassung in der Transkription.

534 Schönlein hatte in einem Brief vom 29.4.1839 an den Geheimen Oberregierungsrat und Vortragenden Rat im Ministeriums Altensteins, Johannes Schulze (1786–1869), darum gebeten, seine klinischen Vorträge in deutscher Sprache abhalten und die Kranken aus den einzelnen Abteilungen der Charité für seinen Unterricht selbst auswählen zu dürfen – diesen Brief hat Ebstein unvollständig an zwei Orten veröffentlicht: vgl. Ebstein 1910, S. 2054; Ebstein 1920, S. 103–106. Es fehlt bei Ebstein der folgende Briefabsatz, in dem Schönlein die zweite Forderung, seine Stellung in der Charité betreffend, stellt: „[*Seite2:*] […] Der erste und wichtigste Punkt, wo ich zuvor klar sehen muß, ist die Bestimmung der Größe und des Umfangs der Mittel, die mir für den klinischen Unterricht zur Verfügung gestellt werden. Ich kenne die klinische Anstalt der Universität nur aus den Berichten, welche darüber der seelige Bartels‘ in der Rustischen Zeitschrift veröffentlichte. Die Angaben über die Art und Weise, wie die klinische Anstalt die für den Unterricht bestimmten Kranken aus den verschiedenen Abtheilungen des Charité-Krankenhauses erhält, sind so wag und unbestimmt, daß es mir scheinen will, als hänge der Kliniker in dieser Beziehung ganz von dem guten Willen der Krankenhausaerzte ab, ein Verhältniß, das nicht nur höchst störend für den klinischen Unterricht seyn müßte, sondern auch noch zu unangenehmen Reibungen zwischen den betheiligten Personen Veranlassung geben könnte, was die genaue Reglung dieser Beziehungen aus doppeltem Grunde nicht nur wünschenswerth sondern nothwendig macht. [*Seite 3:*] Doch bin ich vielleicht deshalb im Irrthume und es bestehen wirklich Verfügungen, die nicht blos die Interessen der Klinik sichern, sondern auch jeden möglichen Zusammenstoß zwischen den Aerzten [ver]hindern; in diesem Falle wünschte ich, daß Sie mich durch Uebersendung derselben eines besseren belehren möchten. […]“. Vgl. auch unten Fn. 537, S. 128.

535 Karl Sigmund Franz Freiherr vom Stein zum Altenstein (1770–1840) – preußischer Politiker; geheimer Oberregierungsrat im Kultusministerium Berlin; seit 1817 Leiter des neugebildeten Ministeriums für Kultus, Unterricht und Medizinalwesen (Preußisches Ministerium der geistlichen, Unterrichts- und Medizinalangelegenheiten). Biographische Angaben in NDB 1 (1953), S. 216–217; ADB 35 (1893), S. 645–660.

und die Abhaltung der klinischen Vorträge in deutscher Sprache betreffend,[536] huldvoll gewährt haben.[537]

Diese alle von mir vorgebrachten Bedenken beseitigende Mittheilung hätte mich bestimmen sollen, unverweilt die Erklärung einzusenden, daß ich dem ehrenvollen Rufe auf den Lehrstuhl der medicinischen Klinik an der Universität Berlin unter den von Ihrer Excellenz mir gnädig bewilligten Bedingungen folgen werde. Indem [*Seite 2:*] dieses erst so spät geschieht, halte ich es für meine Pflicht, Ihrer Excellenz frey und offen den Grund dieser Verspätung anzugeben und wage mich mit der Hoffnung zu schmeicheln, daß sich derselbe der Billigung Ihrer Excellenz zu erfreuen haben werde.

Da ich nämlich dem Bürgermeister Hirzel,[538] als Präsidenten des Erziehungsrathes die konfidentielle Anzeige machte, von meinem Entschluße, dem Rufe nach Berlin zu folgen, bat mich derselbe die officielle Erklärung solange zurückzuhalten, bis die vor dem großen Rathe schwebende Frage über den Fortbestand der hiesigen Hochschule entschieden sey;[539] indem er befürchtete, die Gewißheit von meinem Abgange von hier könnte leicht einen für die Universität nachtheiligen Einfluß auf die Beschlüsse dieser Behörde äußern. Wenn ich nun auch die Meinung [*Seite 3:*] des Herrn Hirzels‘ nicht theilen konnte, so dankbar bin ich doch, um jeder möglichen Misdeutung vorzubeugen, sowohl aus Dankbarkeit gegen eine Stadt, die mich so liebevoll aufgenommen hatte, als auch im Interesse der Wissenschaft, der eine Pflegestätte in der hiesigen Hochschule zu erhalten, die Pflicht jedes Gebildeten war, diesem Ansinnen entsprechen zu müssen. Da nun der große Rath in seiner Sitzung vom 27ten v[origen] M[onats] nicht nur den Fortbestand der Hochschule, sondern auch die Einbringung eines Gesetzes zur Dotation dieser Anstalt beschlossen hat, und somit der Grund meines bisherigen Stillschweigens beseitiget war; so habe ich heute mein Gesuch um Entlassung aus dem diesseitigen Dienstverbande dem Regierungsrathe einge-

536 Schönleins Vorgänger Ernst Daniel August Bartels (1770–1838) hatte noch – wie alle anderen Kliniker vor ihm auch – lateinisch gelesen.

537 Siehe hierzu den Brief Schönleins vom 29.4.1839 an Johannes Schulze (1786–1869), der im Ministerium Altenstein als Geheimer Oberregierungsrat und Vortragender Rat für das Universitätswesen zuständig war. Dieser Brief wurde bereits teilweise von Ebstein veröffentlicht (Ebstein 1910, S. 2054; Ebstein 1920, S. 103–106) – der Brief war Bestandteil der Varnhagen von Enseschen Sammlung und wird heute in der Jagiellonischen Bibliothek in Krakau als Teil der sogenannten Berlinka-Sammlung aufbewahrt. Siehe auch oben Fn. 534, S. 127.

538 Conrad Melchior Hirzel (1793–1843) – schweizerischer Jurist und Politiker. Biographische Angaben in ADB 12 (1880), S. 494–497.

539 Am 18.3.1839 hatte David Bürgi (1801–?) eine Motion in den Züricher Großen Rat eingebracht und darin die Aufhebung der Universität gefordert. Zur Begründung führte er u. a. an, dass dies der einzige Weg sei, um den im Januar 1839 gegen den Willen der Theologischen Fakultät auf den Lehrstuhl für Dogmatik berufenen deutschen Reformtheologen David Friedrich Strauß (1808–1874) wieder zu entfernen, dessen liberale Einstellung den konservativen Kräften in Zürich sehr missfiel. Zu den weiteren Hintergründen der „Motion Bürgi“ vgl. auch Escher 2008, S. 37 ff.

reicht[540] und gewärtige in Kurzem der Gewährung desselben, die ich unverweilt Ihrer Excellenz zur Anzeige bringen werde.

[*Seite 4:*] Dem Befehle Ihrer Excellenz gehorchend habe ich unter dem heutigen das Verzeichniß der im nächsten Semester von mir zu haltenden Vorlesungen an den Herrn Professor Müller als zeitlichen Rektor der Universität eingeschickt.

In ehrfurchtsvoller Hochachtung verharre ich
Euer Excellenz
gehorsamster Diener
Dr. Schoenlein.

Nr. 59 Brief an Conrad Melchior Hirzel[541]

Zürich, 3. Juli 1839

Herr Präsident!
Hochgeehrter Freund!

Da ich die vom Königl. Preußischen Ministerium des Unterrichts an mich ergangene Berufung zur Professur der medicinischen Klinik an der Universität Berlin angenommen habe; so bringe ich dieses zur Kenntniß des hohen Regierungsrathes mit der gehorsamen Bitte: mir die Entlassung von den Funktionen an der hiesigen Hochschule und am Kantonsspitale, mit denen mich Ihr Vertrauen beehrt hatte, gütigst zu ertheilen.[542]

Indem ich aus dem diesseitigen Dienstverbande scheide, muß ich noch einer ebenso angenehmen als heiligen [*Seite 2:*] Pflicht genügen, Ihnen nämlich vor allem, hochgeachtete Herrn! – meinen innigsten Dank auszusprechen für die unzählbaren Beweise von Vertrauen, Güte und Wohlwollen, ja, ich muß es offen bekennen, auch von Nachsicht, die ich zwar von allen Cantonalbehörden, mit denen mich meine amtlichen Verhältnisse in Berührung brachten, erhielt, von keinem aber in höherem Grade und reichlicherem Maaße als von dem hohen Regierungs-Rathe.

Dieses Dankgefühl und die lebhafteste Teilnehme an dem fernern Gedeihen der Hochschule, an welcher vielleicht nicht ganz ohne Erfolg gewirkt zu haben, eine der angenehmsten Erinnerungen meines Lebens bilden wird, werden mich auch in meinem neuen Wirkungskreis hinüberbegleiten.

540 Siehe den unmittelbar folgenden Brief in dieser Edition, Nr. 59, S. 129.

541 Zu Hirzel vgl. oben Fn. 538, S. 128. Zumindest lässt der Inhalt von Brief Nr. 58 darauf schließen, dass Hirzel mit der Anrede „Herr Präsident" gemeint ist. Es kommt allerdings auch Johann Jakob Hess infrage, der gemeinsam mit Hirzel von 1832 bis 1839 halbjährlich alternierend das Bürgermeisteramt bekleidete.

542 Schönleins Entlassungsgesuch ist am 3.7.1839 beim Regierungsrat in Zürich eingegangen – vgl. Staatsarchiv Zürich, MM 2.50 RRB 1839/1251.

[*Seite 3:*] Ich wage mich noch mit der Hoffnung zu schmeicheln, daß Sie, hochgeachtete Herrn, die Motive nicht missdeuten werden, die mich zum Aufgeben des hiesigen, mir in jeder Beziehung so angenehmen, Dienstverbandes bestimmten. Sie entsprangen einzig und allein aus dem beklagenswerthen Irrthume, daß meine Wirksamkeit als klinischer Lehrer, die ich nun einmal als die Aufgabe meines Lebens erkannt habe, entweder schon jetzt oder in einer nicht zu fernen Zukunft hier eine Störung oder gar eine gänzliche Unterbrechung erleiden könnte.[543]

Genehmigen Sie den Ausdruck der ehrfurchtsvollen Hochachtung, womit ich mich zu nennen die Ehre habe

Ihren
gehorsamen
Dr. Schoenlein.

Nr. 60 Brief an Andreas Haupt[544]

Zürich, 19. Juli 1839

Verehrter Herr!

Endlich einmal bin ich in dem Falle, mein längst gegebenes Versprechen zu erfüllen. Sie werden nächster Tage zwey Kisten mit Naturalien für das Museum unserer Vaterstadt erhalten. Nur einige Bücher und ein antikes Thongefäß finden sich beigepackt, die Sie gefälligst Herrn Bibl[iothekar] Jaeck übergeben wollen. Unter den Säugethierbälgen ist der Galeopithecus[545] von den molukkischen Inseln, Hydromys[546] aus Neuholland und ein Myrmecophaga[547] aus Brasilien.

Von den Vögeln kommen die, deren Vaterland nicht bezeichnet ist, aus Surinam. Die übrigen sind vom Senegal und aus Ostindien. Wenige aus Nordamerica und Brasilien. Die meisten hat Herr Schinz[548] bestimmt, die Surinamschen der Prinz von Musignano (Bonaparte).[549]

543 Schönlein befürchtete nicht ganz zu Unrecht, dass die Universität Zürich wieder geschlossen werden könnte – vgl. oben Fn. 539, S. 128.

544 Zu Haupt vgl. oben Fn. 520, S. 124.

545 Ungültige Bezeichnung. Identisch mit der Gattung der Riesengleiter (*Cynocephalus*) – gemeint ist hier wahrscheinlich der Malaien-Gleitflieger, *Cynocephalus variegatus*.

546 Gültige Gattungsbezeichnung: Schwimmratte. Zur Unterfamilie der Altweltmäuse (*Murinae*) gehörend.

547 Gültige Gattungsbezeichnung: Ameisenbär. Es gibt nur eine rezente Art: *Myrmecophaga tridactyla*, den Großen Ameisenbären.

548 Heinrich Rudolf Schinz (1777–1861) – schweizerischer Zoologe. Biographische Angaben in ADB 31 (1890), S. 303–305.

549 Charles Lucien Jules Laurent Bonaparte (1803–1857) – italienischer Ornithologe und Politiker.

Ueber die Amphibien, die, Uromastyx[550] aus Tripoli ausgenommen, alle in Weingeist aufbewahrt sind bemerke ich folgendes. In einem Glaße ist Anolius equestris[551] aus der [*Havannha*]. In einem eigenen Kistchen Menopoma alleghanensis[552] aus N[ord]Amer[ica] vom Prinzen von Neuwied[553] mitgetheilt, von dem auch das Exemplar der Meleagris gallopavo.[554] Im größern Glaße sind Python Tigris[555] aus Java, Draco [*baun*]:[556] ebendaher. Im kleineren Glaße Rana mugiens[557] und Salamandra symetrica,[558] beyde aus N[ord]America.

Die trockenen Insekten sind größtentheils vom Senegal und wenige aus Cuba. Von ersteren finden sich von manchen Species mehrere Exemplare, die bey der Seltenheit der Käfer aus diesem [*Seite 2:*] Erdstriche wohl gute Tauschartikel seyn werden. Alle diese Käfer sind vom Professor Heer,[559] einem der ausgezeichnetsten Entomologen bestimmt. Im Weingeiste finden Sie noch eine von der surinamschen Vogelspinne verschiedne Species aus Havannha, sowie den braunen Scorpion aus derselben Insel.

Die Crustacea sind sämmtlich aus dem westafrikanischen Meere, von Gorée[560] am Cap Vert.[561]

Von Anneliden[562] finden Sie 2 Spec. Die Amphitrite[563] ist aus dem Mittelmeer bey Neapel. Die Nereis[564] von Gorée in Afrika. Die beyden in eigenen Gläschen befindlichen Entozoen[565] sind aus dem Darmkanale der Otis hubara.[566] Da meines Wissens Ihre Sammlung äußerst arm ist an diesen so interessanten Thieren, so wäre es wohl die Mühe lohnend, wenn Sie Jäger[567] und

550 Gültige Gattungsbezeichnung. Zur Unterfamilie der Dornschwanzagamen (*Uromasticinae*) gehörend.
551 Ältere Schreibweise für *Anolis equestris*. Bevorzugt wird heute das Synonym *Deiroptyx equestris* (Ritteranolis).
552 Ungültige Bezeichnung. Heute: *Cryptobranchus alleganiensis* (Schlammteufel). Einzige Art der Amerikanischen Riesensalamander (*Cryptobranchus*).
553 Zu Wied-Neuwied vgl. oben Fn. 240, S. 91.
554 Gültige Bezeichnung: Truthuhn.
555 Nicht mehr gebräuchliches Synonym für *Python molurus* (Tigerpython).
556 Gültige Gattungsbezeichnung: Flugdrachen. Die Bezeichnung für die Spezies ist nicht lesbar. Im Bamberger naturhistorischen Museum gab es ein Exemplar von *Draco lineatus (Daudin)*, das von Haupt als „dono Schönlein" bezeichnet wurde: Haupt 1893, S. 40.
557 Nicht mehr gebräuchliches Synonym für *Rana catesbeiana* (Amerikanischer Ochsenfrosch).
558 Nicht mehr gebräuchliches Synonym für *Notophthalmus viridescens* (Grünlicher Wassermolch).
559 Oswald Heer (1809–1883) – schweizerischer Botaniker, Paläontologe und Entomologe. Biographische Angaben in NDB 8 (1969), S. 193; ADB 50 (1905), S. 98–107.
560 Vgl. oben Fn. 523, S. 125.
561 Vgl. oben Fn. 524, S. 125.
562 Stamm der Ringelwürmer.
563 Gattung der Vielborster (*Polychaeta*), die eine Klasse der Anneliden darstellen.
564 Ebenfalls Gattung der Vielborster (*Polychaeta*).
565 Parasit, der im Inneren von tierischen Organismen lebt.
566 Veraltete Bezeichnung. Heute: *Chlamydotis undulata* (Kragentrappe).
567 Nicht identifiziert.

Gutschencker[568] aufforderten die in den heimischen Thieren vorkommenden Species an das Museum einzuliefern.

Die wenigen Fische in Weingeist sind alle aus dem afrikanischen Meere bey Gorée – mit Ausnahme der Chelmon (Chaetodon) rostratus[569] Cuv[ier], der aus dem indischen Meere stammt.

Ueber die Mollusken bemerke ich folgendes: Unter denen in Weingeist finden sich 2 Species von Octopus – die kleineren, mit abgebissenen Fangarmen, aus Ostindien – die größeren vom Cap Vert. Unter den Schaalthieren – den Gattungen Voluta,[570] Haliotis,[571] Fissurella,[572] Terebra[573] zugehörig ist wohl die Spec[ies] von Polliceps[574] das Seltenste. Unter den trockenen Schaalthieren finden Sie nur einige Meerbewohner, die meisten [*Seite 3:*] sind Erd- und Süßwasser Conchylien, an denen Sie, wie ich weiß, großen Mangel haben. Wenige aus der Schweitz, mehrere aus Südfrankreich, die meisten aus dem Ohio[575] und Wabasch[576] in Nordamerika. Alle hat Herr Professor Mousson[577] bestimmt, dessen Verzeichnis ich hier beylege.[578] Diese sonderbaren Formen, an Meerbewohner erinnernd, sind für den Naturforscher um so interessanter, als sie eine gänzliche Revolution in der Conchyliologie,[579] sowie in der Geologie zu bewirken drohen.

Unter den Strahlthieren[580] ist der Sipunculus[581] (in Weingeist) aus dem Mittelmeere, die getrockneten Asterien[582] aus dem atlantischen und afrikanischen Meere.

Da ich aus Ihrer Aufforderung im Bamberger Tagblatte ersehen habe, daß Sie auch für die Vergrößerung der Herbarii thätig bemüht sind, so habe ich eine

568 Nicht identifiziert.

569 Heute: *Chelmon rostratus* (Kupferstreifen-Pinzettfisch). Art aus der Familie der Falterfische (*Chaetodontidae*).

570 Gültige Gattungsbezeichnung. Zur Familie der Walzenschnecken (*Volutidae*) gehörend.

571 Gültige Gattungsbezeichnung: Seeohren. Zur Familie der *Haliotidae* gehörend.

572 Gültige Gattungsbezeichnung. Zur Familie der Schlitzschnecken (*Fissurellidae*) gehörend.

573 Gültige Gattungsbezeichnung. Zur Familie der Schraubenschnecken (*Terebridae*) gehörend.

574 Gemeint ist wohl die Gattung *Pollicipes*. Zur Ordnung der Entenmuscheln (*Pedunculata*) gehörend.

575 Ohio River – Nebenfluss des Mississippi. Siehe hierzu auch Haupt 1893, S. 97: „Schönlein schickte eine grosse Suite von Unionen aus dem Ohio und anderen nordamerikanischen Strömen."

576 Wabash-River – Zufluss des Ohio Rivers. Schönlein schreibt eingedeutscht „Wabasch".

577 Zu Mousson siehe oben Fn. 307, S. 99.

578 Dieses von Mousson gefertigte Verzeichnis ist neben dem Brief im Naturkundemuseum Bamberg erhalten und enthält Randbemerkungen zur Herkunft der Naturalien von Schönlein.

579 Oft auch „Conchologie": Teilgebiet der Zoologie, das sich mit dem Studium der Schalen von Schalenweichtieren befasst.

580 Georges Cuvier (1769–1832) unterteilte das Tierreich in vier unveränderliche Großgruppen, darunter die Strahl(en)tiere (*Radiata*) – vgl. Cuvier 1817. Dieses Klassifikationsschema ist heute nicht mehr üblich.

581 *Sipuncula* oder *Sipunculida*: ca. 320 Arten umfassende Gruppe von Meereswürmern, die zum Stamm der Ringelwürmer (*Anneliden*) gehören.

582 Gültige Gattungsbezeichnung: *Asterias* (Seestern).

Sammlung, von mir getrockneter, Schweitzerpflanzen beygelegt. In der Folge hoffe ich Ihnen bessere Beyträge liefern zu können.

Damit aber kein Naturreich leer ausgehe, so finden Sie auch einige Gotthardtfossilien, unter denen die riesigen Adularxx[583] und der Diopsis[584] aus Piemont wohl das Werthvollste seyn möchte[n].

Ich möchte Ihnen gerne eine nicht unbedeutende Sammlung von Pflanzen-Versteinerungen, besonders aus der Kohlenformation von Nordamerika, zukommen lassen; wenn ich nur gewiß wäre, daß unter Ihrer Direktion der Einfluß von Bayreuth nicht so mächtig wäre, wie unter dem seeligen Lind[er], wo manches seltene Petrefakt dadurch in die Sammlung eines einflußreichen Regierungsrathes[585] wanderte.

Mit Hochachtung
ergebenster
Schoenlein.

Nr. 61 Brief an Conrad Melchior Hirzel[586]

Zürich, 13. August 1839

Herr Präsident,
Hochgeehrte Herrn!

Durch verehrliche Zuschrift vom 25ten [*July*] haben Sie mich in Kenntniß gesetzt:

> „es könne in mein Entlassungsgesuch[587] aus dem hiesigen Staatsdienste so lange nicht eingetreten werden, bis das neue Cantonsspital in seiner inneren Einrichtung vollendet und die neue Anstalt völlig ins Leben getreten seyn wird."

Indem Sie annehmen, daß nach den bestehenden Verordnungen meinem Gesuche um Entlassung von den Funktionen an der hiesigen Hochschule und am Cantonsspitale entsprochen werden müsse; glauben Sie aber anderseits, daß die Sorge für die zweckmäßige Einrichtung des neuen [*Seite 2:*] Krankenhauses Sie berechtige, mir die nachgesuchte Entlassung den bestehenden Gesetzen entgegen vorläufig zu verweigern; sowie für mich in diesen Verhältnissen eine Art von moralischem Zwang gelegen wäre, bis zur Vollendung der neuen Anstalt auf meinem Posten zu verharren.

583 Lateinische Bezeichnung des Gotthardts. „xx" ist Akronym für „Kristalle".
584 Heute meist: „Diopsid" – häufig durchsichtiges (griech. „diopsis") Mineral aus der Klasse der Silikate (CaMg [Si_2O_6]).
585 Anspielung unklar.
586 Zu Hirzel und seiner Präsidentschaft vgl. oben Fn. 538, S. 128.
587 Siehe hierzu in dieser Edition den Brief Nr. 59, S. 129.

So schmeichelhaft mir nun das Vertrauen des hohen Regierungsrathes seyn muß und so gerne ich demselben unter andern Verhältnissen entsprechen würde; so sehr muß ich es bedauern, daß meine der Königl. Preußischen Regierung gegebene bestimmte Zusage der Uebernahme der klinischen Professur an der Universität Berlin, auf die hin [*Seite 3:*] auch schon meine im künftigen Wintersemester dort zu haltenden Vorlesungen in das Lektionen-Verzeichniß der dortigen Hochschule, wie dieses die Anlage beweißt, eingerückt wurden, mich nöthigt, mein früher gestelltes Gesuch um Entlassung aus dem diesseitigen Staatsdienste mit der weitern Bitte dringendst zu wiederhohlen, diesem meinem gehorsamsten Gesuche möglichst bald zu entsprechen, um mich so in den Stand zu setzen, meine gegen die Königl. Preußische Regierung eingegangenen Verbindlichkeiten zu erfüllen.

Endlich bringe ich noch zur Kenntniß des hohen Regierungsrathes, daß ich es für meine Pflicht erachtet habe, dem Königl. Preußischen [*Seite 4:*] Staatsministerium von dem Stande dieser Angelegenheit mit Beylage der betreffenden Aktenstücke Kenntniß zu geben.

Genehmigen Sie den Ausdruck ehrfurchtsvoller Hochachtung, womit ich verharre

Herr Präsident
Hochgeehrte Herren
Ihr
gehorsamster Diener
Dr. Schoenlein.

Nr. 62 Brief an Karl vom Stein zum Altenstein[588]

Zürich, 13. August 1839

Ihre Excellenz Herr Staatsminister
Hochgeborener Herr!

Unter dem 27ten Juny[589] hatte ich die Ehre Ihrer Excellenz anzuzeigen, daß ich mein Gesuch um Entlassung aus dem hiesigen Staatsdienste bey dem Regierungsrathe eingereicht habe.

Nach langem Zögern und nur auf wiederhohltes mündliches Betreiben ist endlich von dieser Behörde auf jenes Gesuch eine Entschließung ergangen, deren überraschenden Inhalt Ihre Excellenz aus der beyliegenden von einem Amts-Notare beglaubigten Abschrift[590] ersehen mögen.

588 Zu Altenstein vgl. oben Fn. 535, S. 127.

589 Diese Datumsangabe stimmt allerdings nicht mit der Datierung des erhaltenen Briefes an Altenstein überein – dieser ist auf den 2.7.1839 datiert. Vgl. oben Brief Nr. 58, S. 127.

590 Nicht erhalten im Aktendossier GStA PK, I. HA Rep. 76 Va Sekt. 2 Tit. IV Nr. 6 Bd. 4.

Ich habe unverweilt bey dem Regierungsrathe gegen diesen Beschluß remonstriert und mein früher gestelltes [*Seite2:*] Gesuch um Entlassung auf das dringendste wiederhohlt; auch von dieser Eingabe eine getreue Abschrift vorzulegen,[591] halte ich für meine Pflicht, um Ihre Excellenz von der Lage der Angelegenheit in genaue Kenntniß zu setzen, gewärtigend, welche Maßregel Ihre Excellenz in Ihrer Weisheit für nöthig erachten und welche Befehle Hochdieselben mir in diesem Betreffe werden zukommen lassen.

Mit ehrfurchtsvoller Hochachtung verharrt
Ihrer Excellenz
gehorsamster Diener
Dr. Schoenlein.[592]

Nr. 63 Brief an Hans Johann Caspar Ott[593]

Zürich, 25. August 1839

Euer Hochwohlgeboren

habe ich die Ehre zu benachrichtigen, daß ich mit Ihrer Erlaubnis die Consultation für Ihre Klientinnen nächster Tage mit der Bitte zusenden werde, dieselbe gütigst den Damen[594] einzusenden.

Mit ausgezeichneter Hochachtung
Euer Hochwohlgeboren
gehorsamer Diener
Schoenlein.

591 Die Abschrift ist im Geheimen Staatsarchiv Preußischer Kulturbesitz unter der Signatur GStA PK, I. HA Rep. 76 Va Sekt. 2 Tit. IV Nr. 6 Bd. 4, Bl. 200 erhalten und stimmt mit dem obigen Brief Nr. 61, S. 133 überein.

592 Altenstein antwortet auf diesen Brief am 21.8.1839 – hierin teilt er Schönlein mit, dass er das Ministerium für auswärtige Angelegenheiten informiert habe (Konzept: GStA PK, Rep. 76 Kultusministerium Va Sekt. 2 Tit. IV Nr. 6 Bd. 4 Bl. 190). Altenstein wendet sich am 21.8.1839 an den Wirklichen Geheimen Staatsminister (Minister der auswärtigen Angelegenheiten) Freiherr Heinrich Wilhelm von Werther (1772–1859) und informiert diesen über die Lage der Dinge in puncto Schönleins Berufung: GStA PK, Rep. 76 Kultusministerium Va Sekt. 2 Tit. IV Nr. 6 Bd. 4 Bl. 188–189. Von Werther instruiert daraufhin seinen Gesandten in Bern, Theodor Heinrich Rochus von Rochow (1794–1854), sich für die sofortige Entlassung Schönleins einzusetzen – Schreiben von Werther an Altenstein vom 29.8.1839 (GStA PK, Rep. 76 Kultusministerium Va Sekt. 2 Tit. IV Nr. 6 Bd. 4 Bl. 198).

593 Hans Johann K/Caspar Ott (1780–1856) – Ratsherr (Oberamtsmann) von Greifensee (Schweiz) und eidgenössischer Oberst.

594 Siehe auch in dieser Edition den Brief Nr. 67, S. 138.

Nr. 64 Brief an unbekannt

Zürich, 19. September 1839

Das Halsleiden des Herrn Obristen[595] ist ohne Zweifel Angina chronica hämorrhoidalis.[596] Das Uebel läßt wohl eine Rückbildung bis zu einem gewissen Grade zu; eine leichte Anschwellung mit Varicosität[597] der Venen wird aber jedenfalls zurückbleiben. Die Bauch-Organe – Herz und Lunge – hat die genauste Untersuchung als völlig gesund nachgewiesen.

Von dieser Ansicht über die Natur des Leidens ausgehend schlage ich folgendes Heilverfahren vor:

1. Einfache-nährende aber reitzlose Diät – weißes Fleisch, Gemüse mit Ausschlusse stark blähender Blättergemüse und der Hülsenfrüchte – mäßiger Genuß von gewässerten weißen Wein – keinen Kaffee.
2. Zugleich 2mal – Morgens und Abends – Waschungen des Körpers mit der Wezler'schen[598] Kampferseife in kalten Wasser gelößt.
3. 4mal täglich Bespülen (nicht gewaltsamer-anstrengender [...]) mit einer Lösung des Salmiaks' in Belladonna [*Infuso*] – ohngefähr nach folgender Formel:

   Rp.[599] Hbae Belladonn.[600] gr. iiij[601]
   inf. i.[602] {*Aqua*} foenic.[603] q s[604]
   in solut.[605] ℥[606] viij solv.[607]
   Sal. ammoniac. depur.[608] ʒ[609] j.
   Mel. ros.[610] ℥ j.

595 Veraltete Bezeichnung für den militärischen Dienstgrad „Oberst".

596 Diese Krankheitsbezeichnung taucht weder in Schönleins Vorlesungsnachdruck noch in der übrigen Fachliteratur seiner Zeit auf. Es handelt sich um eine Zusammensetzung aus den beiden Krankheitsbezeichnungen *Angina chronica* und *Angina hämorrhoidalis*, die sonst ebenfalls nicht bei Schönlein vorkommen.

597 Hier allgemein: „Erweiterung". Der Ausdruck „Varikosität" wird heute in der Medizin meist für Verdickungen an den Fortsätzen von Nervenzellen verwendet.

598 Benannt nach Johann Evangelist Wetzler (1774–1850) – vgl. dessen Buch über Kampferseife: Wetzler 1833.

599 „Rp." = „Recipe" = lat. „Nimm". Typische Eröffnungsformel für Rezepte. Zutaten folgen im Genitivus partitivus.

600 „Hbae Belladonn." = „Herbae Belladonnae" = die Blätter der Tollkirsche.

601 „gr. iiij" = „4 Gran". Nürnberger Apothekergewicht – 1 Gran: ca. 0,062 Gramm (historisch).

602 „inf. i." = „infunde in" = lat. „gieße hinein".

603 „Aqua foeniculi" = Fenchelwasser. Im Text steht das in der Pharmazeutik gebräuchliche, an ein auf dem Kopf stehendes gleichseitiges Dreieck erinnernde Symbol für „Aqua".

604 „quantum satis" – unspezifische Mengenangabe: lat. „so viel wie nötig".

605 „in solutio" – lat. „in der Lösung".

606 „℥" = Symbol für „Unze". Nürnberger Apothekergewicht – eine Unze entspricht ca. 29,82 Gramm (historisch).

607 „solv." = „solve" = lat. „löse".

608 „Sal ammoniacum depuratum" = gereinigter Salmiak bzw. Ammoniumchlorid (NH_4Cl).

609 „ʒ" = Symbol für „Drachme". Nürnberger Apothekergewicht – eine Drachme entspricht ca. 3,73 Gramm (historisch).

Innerlich ebenfalls die Lösung der Belladonna in kleinen Dosen. Etwa so: [*Seite 2:*]
Rp. Extract. Belladonn.[611] gr j.
solv. in
{*Aqua*} amygd. amar.[612] ʒ ij.
mds[613] 2mal täglich 8 Tropfen zu nehmen

4. Endlich halte ich es für heilsam, wenn der Hr. Obrist in den wärmsten Monaten des Jahres (von der Mitte July's bis Ende Augusts) einen hoch gelegenen, einer reinen-kühlern Athmosphäre sich erfreuenden – Ort zum Aufenthalte wählt und dort statt seines gewohnten Quantums von kalten Brunnenwasser den Eger Franzensbrunnen[614] in der Art trinkt, daß er mit ½ Flasche beginnend bis zu ¾tel eines ganzen Krugs steiget.

Schoenlein.

Nr. 65 Brief an Carl Reinhold August Wunderlich[615]

Zürich, 30. September 1839

Euer Wohlgeboren

Anfrage[616] vom Juny beantworte ich aus dem einfachen Grunde so spät, weil ich erst jetzt eine etwas bestimmtere Auskunft zu geben im Stande bin. Leider setzt die Züricher Regierung meiner Entlassung[617] aus dem diesseitigen Staatsdienste noch immer Hindernisse entgegen, deren Beseitigung selbst durch diplomatische

610 „Mel rosatum" – Rosenhonig; mit Rosenöl aromatisierte Glycerol-Honig-Mischung.

611 „Extractum Belladonnae" – Extrakt aus den Blättern oder Wurzeln der Tollkirsche.

612 „Aqua amygdalarum amararum" – Bittermandelwasser; ugs: Kirschstielwasser. Schönlein rechnete *Amygdalarum amararum* zu den blausäurehaltigen Narkotika – Schönlein 1834, Bd. 1, S. 45.

613 „Mds" bzw. „m. d. s." = „misce, da, signa" = lat. „mische, gib, bezeichne".

614 Benannt nach dem Ort Eger, heute Cheb (tschech.) – Franzensbad (Františkovy Lázně), das seit dem 15. Jahrhundert für seine Heilquellen bekannt war, gehörte bis 1851 dem Magistrat der Stadt Eger.

615 Carl Reinhold August Wunderlich (1815–1877) – deutscher Internist; gilt als Mitbegründer der physiologischen Medizin und der Konstitutionstherapie. Zur Zeit der Entstehung des Briefes arbeitete Wunderlich als Assistent am Katharinen-Hospital in Stuttgart. Biographische Angaben in ADB 44 (1898), S. 313–314.

616 Es ist nicht bekannt, warum Wunderlich sich an Schönlein wendete bzw. in welchem Verhältnis er zu Schönlein stand, um sich mit solch einer Anfrage an ihn zu richten. Wunderlich war seit seiner Stuttgarter Gymnasialzeit mit Wilhelm Griesinger (1817–1868) befreundet, der in Zürich für kurze Zeit (1837–1838) Schönleins Schüler war. Spätestens seit 1842 attackierten Griesinger und Wunderlich Schönlein publizistisch – vgl. hierzu auch Bleker 1981, S. 114–117.

617 Zu den Vorgängen um Schönleins Entlassung vgl. die Briefe Nr. 58, S. 127; Nr. 59, S. 129; Nr. 61, S. 133 und Nr. 62, S. 134, oben in dieser Edition.

Intervention kaum so frühe zu erwarten steht, daß ich schon im kommenden Wintersemester meine Funktionen in Berlin antreten könnte.

Mit Hochachtung
ergebener
Dr. Schoenlein.

Nr. 66 Brief an Hans Konrad von Muralt[618]

Zürich, 5. Oktober 1839

Ihre Excellenz Herr Amtsbürgermeister
Hochgeehrte Herrn!

Vor wenigen Tagen wurde mir das von Sr. Majestät dem Könige[619] unterzeichnete Berufungsdekret von dem Königl. Staatsministerium mit der Einladung zugestellt: möglichst bald meine Funktionen an der Universität Berlin anzutreten.

Ich sehe mich dadurch veranlasst die gehorsame Bitte zu wiederhohlen: meine früher eingereichten Gesuche um Entlassung aus dem diesseitigen Staatsdienste einer gefälligen Erledigung zu würdigen.

Indem ich die Gelegenheit benutze, Ihnen, hochgeachtete Herrn! die Gefühle ehrfurchtsvoller Hochachtung auszudrücken, habe ich Ehre mich zu nennen

Ihren
gehorsamen Diener
Dr. Schoenlein.

Nr. 67 Brief an Hans Johann Caspar Ott[620]

Zürich, 5. Oktober 1839

Euer Hochwohlgeboren

habe ich die Ehre in der Anlage endlich einmal die längst versprochenen Consultationen für die beiden Damen[621] zu übersenden.[622] So sehr ich wünschte, daß

618 Hans Konrad von Muralt (1779–1869) – schweizerischer Politiker; nach dem Züriputsch am 6.9.1839 wurden Johann Jakob Hess und Conrad Melchior Hirzel als Bürgermeister von Zürich abgesetzt. Es folgten von Muralt (1839–1844) und Johann Heinrich Emanuel Mousson (1840–1845) im Amt.

619 Friedrich Wilhelm III. von Preußen (1770–1840).

620 Zu Ott vgl. oben Fn. 593, S. 135.

621 Auf dem Briefumschlag steht von fremder Hand geschrieben: „Damen v. Dochtouroff", außerdem „Die Consultationen abgesendet nach Ischel am 8.8.1839". Bei den Damen von

der Gebrauch von Ischl[623] den wohlthätigsten Einfluß auf die Gesundheit der Gräfin Tochter geäußert haben möchte; so kann ich doch die Besorgniß nicht bergen, daß mein ärztlicher Rath auch nach dem Gebrauche jenes Bades nicht ganz überflüssig seyn möchte.

Genehmigen Sie den Ausdruck ausgezeichneter Hochachtung, womit ich mich zu nennen die Ehre habe

Euer Hochwohlgeboren
ergebener Diener
Dr. Schoenlein
Königl. Preuß. Geheimrath.

Nr. 68 Brief an Theodor Heinrich Rochus von Rochow[624]

Zürich, 24. Oktober 1839

Ew. Excellenz beiden Briefe habe ich vorgestern bei meiner Rückkehr aus Como vorgefunden.[625] Zu gleicher Zeit auch eine Zuschrift der hiesigen Regierung, worin sie mir die erbetene Entlassung aus dem diesseitigen Staatsdienste ertheilt, aber den dringenden Wunsch ausspricht, daß ich noch für einige Monate den Dienst am Krankenhause versehen und die nöthigen Vorkehrungen für die Wiederbesetzung der Stelle,[626] so wie für die Vollendung des Baues und die Einrichtung des neuen Hospitals treffen möchte. In gleichem Sinne werden auch wohl Mittheilungen an Ew. Excellenz ergangen sein. Wenn Sie Ihre kräftige Verwendung für die Gewährung der allerdings billigen Wünsche der hiesigen Regierung zu Berlin wollten eintreten lassen, so würden Sie auch mich zu innigstem Dank verbinden,[627] da die in Folge der letzten Ereignisse sehr angegriffene Frau[628], die

Dochtouroff handelt es sich um „Kais. Rußische Ehrendamen“, wie aus der Beilage zum Brief hervorgeht. Eventuell Nachfahren oder Verwandte des russischen Generals Dmitri Sergejewitsch Dochturow (1756–1816).

622 Siehe auch den Brief an Ott vom 25.8.1839, in dieser Edition Nr. 63, S. 135.

623 Bad Ischl – österreichischer Kurort, bekannt für seine Solebäder.

624 Theodor Heinrich Rochus von Rochow (1794–1854) – preußischer Diplomat; von 1835–1839 Gesandter bei der schweizerischen Eidgenossenschaft; Oberst des Regiments Garde du Corps; außerordentlicher Gesandter und bevollmächtigter Minister zugleich bei dem Königlich Württembergischen Hofe.

625 Dort hatte Schönlein u. a. Hermann Fürst zu Wied (1814–1864) konsultiert – vgl. auch unten Fn. 634, S. 141.

626 Schönleins Nachfolger in Zürich wurde Karl Sebastian von Pfeufer (1806–1869). Zu Pfeufer vgl. auch oben Fn. 61, S. 64.

627 Was Rochow dann auch tut – allerdings ist Kultusminister Altenstein damit nicht einverstanden: Altenstein schreibt in einem Brief vom 31.10.1839 an den preußischen Minister für auswärtige Angelegenheiten, Heinrich Wilhelm von Werther (1772–1859), dass „es beim besten Willen nicht möglich sey, dem Wunsch der Regierung des Cantons Zürich zu entsprechen, da in der Voraussicht auf die Ankunft des Hr. Schoenlein hier schon bedeutende Einrichtungen getroffen seyen, und bereits sowohl Auswärtige als Einheimische in Vertrau-

zarte Constitution unserer beiden jüngsten Kinder,[629] von denen das eine kaum ein Jahr alt, die Reise in so später Jahreszeit /: denn vor Mitte Dezember wäre es rein unmöglich von hier abzugehen :/ höchst peinlich und selbst gefährlich machen müßte und meine Familie hier zurückzulassen, ich durchaus nicht geneigt bin. Alle Interessen im gleichen Maaße befriedigend, will es mir erscheinen, wenn mir vom hohen Staatsministerium ein Urlaub bis zum 1. März bewilligt würde, wodurch ich in den Stand gesetzt würde, meine öffentlichen und Privat-Angelegenheiten hier in Zürich zu ordnen, [*Seite 2:*] meine Vorkehrungen in Berlin zu treffen und somit künftige Ostern meine Functionen zu Berlin – wohlgeordnet und eingerichtet – anzutreten. Doch werde ich schon jetzt das Haus bestellen und die Verpackungen beginnen lassen, um dem von Berlin zu erwartenden Bescheid so schnell als möglich Folge leisten zu können.

Bei dieser Gelegenheit erlaube ich mir gegen Ew. Excellenz den Wunsch auszusprechen, daß ich meine Effecten[630] mauthfrei nach Berlin einführen dürfte, denn wenn ich für dieselben Zollgebühren entrichten muß, so würde die ohnhin mäßige Summe von 500 Thlr[631] als Vergütung für Reise- und Umzugskosten eine nicht unbedeutende Schmälerung erfahren. An wen hätte ich mich wohl in dieser Angelegenheit zu wenden?

[…][632]

en auf die Nachricht von seiner Berufung an die hiesige Universität seiner Ankunft hier harrten.“ (GStA PK, Rep. 76 Kultusministerium Va Sekt. 2 Tit. IV Nr. 6 Bd. 4 Bl. 235). Den obigen Brief Schönleins an von Rochow vom 27.10.1839 leitet von Werther am 12.11.1839 an Altenstein weiter – von Rochow habe Schönlein vorerst geantwortet, dass er einen solchen Urlaubsantrag wohl selbst bei den betreffenden preußischen Behörden, also Altenstein, zu stellen habe, von Werther selbst sei der Meinung, dass Schönlein jetzt eh zu spät zum Vorlesungsbeginn käme. Altenstein schreibt daraufhin Schönlein am 14.11.1839 (a. a. O., Bl. 251), „So aufrichtig ich die Rücksichten ehre, welche Ew. […] zu diesem Wunsch bestimmen: eben so dringend sind die Gründe, die mich hindern, denselben zu entsprechen.“ Als Grund führt Altenstein im Folgenden an, dass bereits viele Studenten nach Berlin gekommen seien, um Schönleins angekündigte Vorlesungen zu hören. Die Studenten zögerten damit, sich für andere Vorlesungen einzuschreiben, weil sie fürchteten, diese könnten mit den von Schönlein angekündigten kollidieren. (a. a. O., Bl. 251–252). Am selben Tag schreibt Altenstein dann erneut an von Werther und betont ihm gegenüber, dass er Schönleins Wunsche nicht nachkommen könne und bittet von Werther seinen auswärtigen Gesandten in der Schweiz entsprechend zu instruieren. Altenstein äußert von Werther gegenüber, dass er nicht glaube, dass der Umzug Schönlein und seiner Familie im Februar 1840 leichter fallen werde als im Dezember 1839 (a. a. O., Bl. 252).

628 Zu Schönleins Frau vgl. oben Fn. 105, S. 72.

629 Gemeint sind Cäcilie Seuffert, geb. Schönlein (1838–1919), und Philipp Schönlein (1834–1856). Zu Cäcilie vgl. oben Fn. 80, S. 67; zu Philipp vgl. oben Fn. 190, S. 85. Die älteste Tochter Margarete wurde 1828 geboren – Margarete Pückler, geb. Schönlein (1828–1906).

630 Veraltete Bezeichnung für die Gesamtheit des beweglichen Eigentums mit Ausnahme von Bargeld. Heute wird der Ausdruck meist in der eingeschränkten Bedeutung von „Wertpapiere“ gebraucht.

631 Diese Summe war Schönlein bereits Anfang August angewiesen worden: GStA PK, Rep. 76 Kultusministerium Va Sekt. 2 Tit. IV Nr. 6 Bd. 4 Bl. 185 (Schreiben an die General-Kasse des (Unterrichts-) Ministeriums).

632 Es handelt sich bei der erhaltenen Abschrift nur um einen Auszug des Originalbriefs.

Nr. 69 Brief an Karl von Beaulieu-Marconnay[633]

Zürich, 3. Dezember 1839

Verehrter Herr Baron!

Ich hoffe, daß in der letzten Zeit das Clima von Como[634] Euer Hochwohlgeboren in einer freundlichern Gestalt erschienen seyn möge und somit der Grund weggefallen seyn werde, aus dem Sie im Interesse des Fürsten[635] eine Uebersiedlung nach dem tiefern Süden von Italien für wünschenswert erachteten. Von ärztlichem Standpunkte aus boten sich aber noch andere Motive dar, aus denen die vorgeschlagene Aufenthalts-Veränderung geradezu als unausführbar erscheinen musste. Die Besorgniß die rasch fortschreitende Genesung durch die Reise unterbrochen zu sehen, da schon die kleine Strecke von Zürich nach Como eine momentane Verschlimmerung erregte, die Unmöglichkeit einen ärztlichen Begleiter aufzutreiben, die Gefahr, daß der Genesende in einer mehr Lebensgenuße darbietenden Stadt wohl augenblicklich die diätetischen Anordnungen vergessen könnte, dieses und noch Manches andere sind Momente, deren Dringlichkeit Sie, bey der regen Theilnahme, die Sie an der Zukunft Ihres kranken Freundes nehmen, nicht verkennen werden.

Ihre Frage nach der Natur der Krankheit des Fürsten werden Sie sich wohl schon selbst insofern beantwortet haben, daß allerdings noch keine Luftröhrenschwindsucht[636] schon ausgebildet vorhanden ist, sondern nur die Gefahr ihrer Entwicklung drohte, eine Gefahr, die hoffentlich nun beseitigt ist.

633 Karl Olivier Freiherr von Beaulieu-Marconnay (1811–1889) – deutscher Diplomat und Schriftsteller; Sohn von Wilhelm Ernst von Beaulieu-Marconnay (1786–1859), der mit August Kestner (1777–1853) freundschaftlich verbunden war: Augusts Bruder, Georg Heinrich Friedrich Wilhelm Kestner (1774–1867), hat die Sammlung angelegt, in welcher der Schönlein-Brief Ende des 19. Jahrhunderts in die Universitätsbibliothek Leipzig gelangte, wo er noch heute aufbewahrt wird („Kestners Autographensammlung").

634 Schönlein selbst war im Oktober 1839 in Como gewesen, wie aus seinem Brief vom 24.10.1839 an Theodor Heinrich Rochus von Rochow hervorgeht – siehe in dieser Edition Brief Nr. 68, S. 139.

635 Es handelt sich um Hermann Fürst zu Wied (1814–1864). Ein Hinweis darauf, dass Beaulieu-Marconnay den Fürsten zu einer Kurreise nach Italien begleitete, findet sich in Winkler Prins 1884, S. 690. Aus einem Brief von Carl Emil Friedrich Heinrich Prinz zu Wied-Neuwied (1785–1864) vom 27.7.1840 an Schönlein (unveröffentlicht, Privatbesitz) geht hervor, dass Hermann Fürst zu Wied in ärztlicher Behandlung bei Schönlein war. Wied hatte sich als junger Offizier bei einem Manöver ein Lungenleiden zugezogen, das chronisch geworden war. Aus dem erhaltenen Briefwechsel zwischen Prinz Maximilian Alexander zu Wied-Neuwied (1782–1867) mit dem schweizerischen Zoologen Heinrich Rudolf Schinz (1777–1861) wird ersichtlich, dass Prinz Maximilian den Herrn Schinz gebeten hatte, Schönlein dazu zu bewegen, nach Neuwied zu kommen und die Behandlung seines Neffen zu übernehmen (Auskunft von Herrn Hans-Jürgen Krüger, Fürstlich Wiedisches Archiv zu Neuwied).

636 Diese Krankheitsbezeichnung kommt in den Vorlesungsnachschriften Schönleins nicht vor – Schönlein 1834.

Was Sie mir über eine passende Beschäftigung des Fürsten so durch Schachspiel und in der Italienischen Sprache zu nehmende Lektionen vorschlagen, finde ich sehr zweckmäßig und dagegen [ist][637] in ärztlicher Beziehung gar nichts einzuwenden.

[*Seite 2:*] Dürfte ich Sie wohl bitten, dem Fürsten zu sagen, daß eine Kiste Bordeaux nach Como abgegangen ist, daß aber es mir bis jetzt nicht gelungen ist, das ersehnte Eger Wasser trotz aller Versicherungen und Zusagen des Händlers zu erhalten und ich deshalb vor einigen Tagen nach Bern und Basel geschrieben habe, hoffend, in einer dieser Städte den nöthigen Bedarf aufzutreiben.

Genehmigen Sie den Ausdruck ausgezeichneter Hochachtung, womit ich bin

Euer Hochwohlgeboren
ergebenster
Dr. Schoenlein.

Nr. 70 Brief an unbekannt[638]

[Zürich, 1839][639]

Immer hoffte ich persönlich Ihnen meinen Dank für die gütige Besorgung meiner Aufträge ausdrücken zu können. Aber leider wurden stets meine Hoffnungen zu Wasser. Da die [...] Regierung mir immer neue Schwierigkeiten macht, so die Aussicht bald von hier fortzukommen immer mehr in die Ferne rückt; so fürchte ich von Ihnen, Verehrteste! einen Mahnbrief zu erhalten, wenn ich länger zögerte mit der Abtragung meiner Schuld.
[...][640]

Ihrem
gehorsamen Diener
Schoenlein.

Das arme Peterchen ist also doch noch aus Furcht gestorben!![641]

637 „ist“ fehlt im Brieftext.

638 Der Brief scheint an eine (Züricher?) Bekannte adressiert zu sein – er besitzt keine Anredeformel.

639 Auf die Datierung und den Ort deutet der Inhalt des Briefes hin – Schönlein hatte große Schwierigkeiten, aus dem Dienstverhältnis in Zürich entlassen zu werden, wie die obigen Briefe aus dem Jahr 1839 gut veranschaulichen. Auch die Schreibweise seines Nachnamens mit „oe“ deutet auf Zürich hin – siehe hierzu auch oben Fn. 44, S. 62.

640 Die folgenden drei Zeilen sind ausgeschnitten.

641 Postskriptum unter dem Brief.

Nr. 71 Brief an Christoph Ernst Bach[642]

Zürich, zwischen 1834 und 1839

L[ieber] F[reund]

Im Gewölbe des Hr. Hirzel & Comp.[643] unter dem Rüden[644] wünscht ein junger Mensch von seinem intermittirenden Kopfweh befreyt zu seyn, den Sie daher besuchen mögen. – Frau Hess[645] will die verordneten bittern Mittel nicht vertragen; ich habe sie daher mit einer Valeriana[646] Infus[ion] [...], wovon ich Sie, um Missgriff zu verhüten, in Kenntnis setze.

Ihr
ergebener
Dr. Schoenlein.

Nr. 72 Brief an Karl vom Stein zum Altenstein[647]

Zürich, 4. Januar 1840

Ihre Excellenz Herr Staatsminister, hochgeborener Herr!

Durch Vermittlung Sr. Majestät Gesandten in der Schweitz[648] wird es zur Kenntniß Ihrer Excellenz gelangt seyn, daß mir erst unter dem 24ten Decemb[er] v[origen] J[ahres] die Entlassung aus dem diesseitigen Staatsdienste von dem hiesigen Regierungsrathe ertheilt wurde.

So sehr ich mich auch bemühte, meine Geschäfte in möglichster Eile zu erledigen; so war es mir doch rein unmöglich die Masse früher zu gewältigen.[649]

642 Zu Bach vgl. oben Fn. 452, S. 118.

643 „Commissions- und Speditionshandlung" in Zürich.

644 Adresse in Zürich.

645 Ehefrau von Johann Jakob Hess (1791–1857), Bürgermeister von Zürich, mit dem Schönlein freundschaftlich verbunden war. Vgl. auch den Brief an Bach vom 21.7.1837 – in dieser Edition Nr. 50, S. 118.

646 *Valeriana* – Gattung aus der Unterfamilie der Baldriangewächse (*Valerianoideae*).

647 Zu Altenstein vgl. oben Fn. 535, S. 127.

648 Gemeint ist hier der Geheime Legationsrat Christian Karl Josias von Bunsen (1791–1860), der Theodor Heinrich Rochus von Rochow als außerordentlicher und bevollmächtigter Gesandter für die Schweiz am 4.10.1839 ablöste (zu von Rochow vgl. oben Fn. 624, S. 139). Zu den preußischen Gesandten in der Schweiz vgl. auch Inauen 2008, S. 348. Biographische Angaben zu von Bunsen in NDB 3 (1957), S. 17 f.; ADB 3 (1876), S. 541–552.

649 Ursprünglich hatte Schönlein direkt nach dem Weihnachtsfest abreisen wollen, wie aus einer Abschrift eines Schreibens des Gesandten Christian Karl Josias von Bunsen an den preußischen Minister für auswärtige Angelegenheiten Heinrich Wilhelm von Werther hervorgeht (GStA PK, I. HA Rep. 76 Va Sekt. 2 Tit. IV Nr. 6 Bd. 5, Bl. 19 f.). Der Präsident des Züricher Regierungsrates (Hans Konrad von Muralt) habe von Bunsen zugesichert, dass die

Morgen werde ich die Reise nach Berlin antreten, wo ich wenigstens [*Seite 2:*] noch in den beyden letzten Monaten des laufenden Semesters den medicinisch-klinischen Unterricht ertheilen zu können die Hoffnung hege.

Mit Sehnsucht sehe ich dem Augenblicke entgegen, wo es mir vergönnt seyn wird, Ihrer Excellenz persönlich aufzuwarten und die Gefühle der Dankbarkeit und der Ehrfurcht auszusprechen, mit denen ich stets verharren werde.

Ihrer Excellenz
gehorsamster Diener
Dr. Schoenlein.[650]

Nr. 73 Brief an Robert Friedrich Froriep[651]

Zürich, 4. Januar 1840

Verehrter Herr College!

Recht wohl erinnere ich mich des freundlichen Besuches noch, den Sie mir in Gesellschaft Ihres Freundes Reimers[652] zu Würzburg machten. Mit großer Theil-

diesbezügliche Entscheidung „keinem Zweifel und Anstand" unterliege – Schönlein wiederum habe von Bunsen zugesagt, möglichst bald nach Beginn der Vorlesungen in Berlin eintreffen und unverzüglich die Leitung der Klinik übernehmen zu wollen, unter dem Vorbehalt, dass ihm die Förmlichkeit der *Dissertatio pro loco* erlassen würde.

650 Es existiert auch das Konzept zu dem Antwortschreiben, in dem Schönlein von den Habilitationsleistungen (*Dissertatio pro loco*) befreit wird (ohne Datum; GStA PK, I. HA Rep. 76 Kultusministerium Va Sekt. 2 Tit. IV Nr. 6 Bd. 5, Bl. 24r). Diese Mitteilung erging auch in einem Schreiben vom 24.1.1840 an die medizinische Fakultät, in dem Altenstein der Fakultät mitteilt, dass das Unterrichtsministerium von seinem diesbezüglichen Recht Gebrauch mache und Schönlein von den vorgeschriebenen Habilitationsleistungen dispensiere (Abschrift: GStA PK, I. HA Rep. 76 Kultusministerium Va Sekt. 2 Tit. IV Nr. 6 Bd. 5, Bl. 23v; Original: Archiv der Humboldt-Universität Berlin, Med. Fak., Nr. 1379, ohne Blattzählung).

651 Robert Friedrich Froriep (1804–1861) – deutscher Anatom. Zur Zeit der Entstehung des Briefes war Froriep Prosektor an der Berliner Charité. Schönleins musste freilich als zukünftiger Leiter der medizinischen Klinik ein Interesse an einem guten Verhältnis zum Inhaber dieser Position haben.

652 Wahrscheinlich Karl August Reimer (1801–1858). Der Besuch Frorieps und Reimers, auf den Schönlein im Brief anspielt, könnte der geplanten Veröffentlichung von Schönleins „Naturgeschichte der europäischen Krankheiten" gegolten haben, die Anfang der 1830er Jahre im Leipziger Messkatalog durch die Reimersche Buchhandlung angekündigt worden sein soll – vgl. hierzu Virchow 1865, S. 70. Fest steht, dass Schönlein im Jahr 1833, nun schon in Zürich lebend, einen Vertrag über die Herausgabe eines Werkes unter dem Titel „Allgemeine und specielle Pathologie und Therapie" mit der Weidmannschen Buchhandlung abgeschlossen hat – der auf den 7. August 1833 datierende Vertrag ist von Schönlein und Karl August Reimer unterschrieben (SUB Hamburg, CS 14: Schönlein: 5–6). Die Weidmannsche Buchhandlung war von Georg Andreas Reimer (1776–1842), dem Vater von Karl August, im Jahr 1822 übernommen worden, seit 1832 hatte sein Sohn Karl August die Geschäftsführung inne.

nahme und steigendem Interesse habe ich von dort an Ihre ausgezeichneten Leistungen auf dem Gebiete unserer Wissenschaft verfolgt, die vollkommen jene Hoffnungen verwirklichten, welche die damalige – wenn auch so kurze Unterredung – mich auf die Zukunft des angehenden jungen Arztes setzen ließ.

Keine geringe Freude würde es mir machen, wenn ich in meinem neuen Wirkungskreise zu Berlin, wohin ich morgen von hier abgehen werde, auf Ihre kräftige und erfolgreiche Unterstützung rechnen dürfte.

Genehmigen Sie den Ausdruck der innigsten Hochachtung von

Euer Wohlgeboren
ergebensten Diener
Dr. Schoenlein.

Nr. 74 Brief an Johann Friedrich Dieffenbach[653]

Bamberg, 27. Februar 1840

Mein lieber Dieffenbach!

Noch einen Brief aus der Ferne, gewiß aber den letzten! Kaum genesen segelte ich aus Zürich mit Frühlingslüften, um den härtesten Winter auf dem bayrischen Hochlande zu treffen, der mir die Brust zusammenschnürte und die Stimme raubte, ein Glück vielleicht für mich in diesem Lande.[654] Heiser aber und stimmlos nach Berlin zu kommen, schien mir für einen neuberufenen Professor ebenso unräthlich, als dieses für eine neuengagirte Sängerin seyn möchte. So zog ich es denn vor, unter mütterlicher Pflege hier in Bamberg zu gesunden, denn als siech

653 Zu Dieffenbach vgl. oben Fn. 67, S. 65. Dieser Brief befindet sich als Faksimile in der Buchmitte abgedruckt.

654 Schönlein spielt darauf an, dass ihm nach seinem v. a. politisch motivierten Weggang aus Würzburg im Jahr 1833 möglicherweise von Seiten der bayerischen Regierung noch immer Repressalien drohen könnten. Dass diese Befürchtung nicht ganz unberechtigt war, zeigen Aktenstücke, die sich im Bayerischen Staatsarchiv in der Personalakte zu Schönlein erhalten haben. So wird der königlich bayerischen Regierung in München in einem Bericht des Präsidiums der königlichen Regierung von Oberfranken (Bayreuth), der auf den 3.8.1839 datiert, angezeigt, dass der in den preußischen Staatsdienst eingetretene Schönlein „dem Vernehmen nach" beabsichtige, sich auf seiner Durchreise nach Berlin mehrere Tage in Bamberg aufzuhalten. Weiter heißt es in dem Schreiben: „Da bekanntlich Schoenlein in früherer Zeit mit der liberalen Parthey in Deutschland in näherer Beziehung stand und dieses Verhältniß nicht ohne Einfluß auf seinen Austritt aus dem k. bayerischen Staatsdienst war, so veranlaßt mich dieses Gerücht zu der ehrerbietigsten Anfrage, ob und welche Anordnungen für den Fall, daß derselbe wirklich nach Bamberg kommen und dortselbst sich aufzuhalten beabsichtigen sollte, getroffen werden wollen." Im Antwortschreiben aus München vom 10.8.1839 heißt es dann, „daß eintretenden Falles die Anwesenheit des Dr. Schoenlein in Bamberg keinen Anlaß zu besonderen Anordnungen gebe, und nur im allgemeinen eine Aufsicht auf sein Benehmen mit Vermeidung jeder Auffallenheit einzuleiten sey." (BayHStA, MInn, Nr. 23554, Bl. 50 f.).

und invalid bey Ihnen einzutreffen. Künftigen Montag denke ich nun über den Rubikon d.h. über den Thüringerwald zu setzen und so frevelnd das Gelübde zu brechen, das ich vor 24 Jahren in Jena gethan,[655] wo die von der dortigen Lebensweise tief gekränkte süddeutsche Genußsucht mir das Versprechen entlockte, niemals mehr den Frankenwald zu übersteigen. Als guter Katholik werde ich hier noch die erzbischöfliche Absolution einhohlen und dann getrost dem Heidenlande an der Spree zuwandern. Nur in Leipzig gedenke ich noch einen kürzeren Halt von einigen Tagen zu machen. Dort hoffe ich einige Zeilen von Ihnen zu treffen, die mir wenigstens die Versicherung geben, daß die Freundschaft und das Wohlwollen, die Ihr Brief vom Sylvesterabend enthält, durch die Kälte des neuen Jahres nicht gelitten haben.

Ihr
Schoenlein.

Nr. 75 Brief an Johann Friedrich Dieffenbach[656]

Bamberg, 3. März 1840

Lieber Freund!

Der Wunsch denkt's und Gott lenkt's! D.h. die scharfen, ätzenden NO Winde, die Ihr uns plötzlich mitten in den milden Frühling heruntergeschickt habt, sind meiner auf gestern festgesetzten Abreise störend in den Weg getreten. Heiser, rauh wie eine Katzenzunge will ich denn auch die Woche durch auf bessern Wind warten. Damit verpasse ich denn auch vielleicht das Leichenmal, das öffentlichen Blättern zufolge Ihr eurem emeritirten General[657] geben wollet, und wobei es an Leichen-Sermonen nicht mangeln wird, die aber allesamt nicht ganz nach meinem Geschmack sind. Ich halte es mit Euch Lebendigen und begnüge mich aus der Ferne zuzurufen: „Sit illi terra levis".[658]

Ihr
Schönlein.

655 Im Rahmen seiner praktischen Ausbildung von März 1816 bis März 1817 reiste Schönlein u.a. nach Jena, wo er auch Bekanntschaft mit Lorenz Oken machte. Vgl. hierzu auch Caspary 1972, S. 5 f.

656 Zu Dieffenbach vgl. oben Fn. 67, S. 65. Der hier abgedruckte Brief muss schon Lenz bekannt gewesen sein (Lenz 1910, S. 474).

657 Anspielung nicht ganz klar. Möglicherweise meint Schönlein hier Johann Nepomuk Rust – vgl. zu diesem oben Fn. 71, S. 66.

658 Abwandlung des römischen Segensspruchs für Verstorbene „Sit tibi terra levis" (S.T.T.L.) – „Möge die Erde dich sanft bedecken".

Nr. 76 Brief an Ferdinand Keller[659]

Bamberg, 12. April 1840

Wenn Sie mir wieder schreiben, so frankiren Sie ja Ihre Briefe nicht, da sie in diesem Fall sicherer laufen[660]

Verehrter Herr!

Noch bin ich Ihnen meinen Dank schuldig für die Mühe und Sorgfalt, womit Sie die Verpackung meiner Naturalien besorgten, als die Mittheilungen, die Sie mir unter dem 2ten d[es] M[onats] zu machen die Güte hatten, mich Ihnen aufs Neue verbindlich machen. Was Neuweiler[661] betrifft, so muß ich wohl mein gegebenes Versprechen halten und ihm für das kommende Semester die 200 [*Thlr*] auszahlen lassen, womit er seine naturhistorischen Studien in Zürich fortsetzen kann und Ihnen und Ihren Freunden Zeit und Gelegenheit bieten wird, sich aufs Genauste über seine Befähigung zu informiren; denn es wäre allerdings traurig, wenn auch diesmal wieder eine Geschichte a la Lang[662] zum Vorschein käme. Von diesem saubern Gesellen haben Sie wohl in letzter Zeit nichts weiter in Erfahrung gebracht, da Sie ohne alle weitere Mittheilung von Hr. [*Mecado*][663] geblieben zu seyn scheinen. – Was Sie mir von [*Brevi*][664] sagen, ermuntert mich sehr, gleich nach meiner Ankunft in Berlin den Versuch zu machen, diesem eifrigen Forscher die zu einer Reise in die Hochalpen nöthigen Geldmittel zu verschaffen, wozu 15–20 Louisdor's wohl ausreichen möchten. – Wegen der Tschudi'schen[665] Aktion werde ich nächster Tage an Hr. Mousson[666] schreiben, dessen [*Seite 2:*] Brief, von dem interessanten Schriftchen über Anden[667] begleitet, mir erst gestern zugekommen ist.[668] Durch Sie auf eine recht trübe Schilderung der Züricher Zustände – namentlich der Universitäts-Angelegenheiten vor-

659 Ferdinand Keller (1800–1881) – schweizerischer Archäologe und Altertumsforscher; Begründer der schweizerischen urgeschichtlichen Forschung. Biographischen Angaben in NDB 11 (1977), S. 430 f.; ADB 15 (1882), S. 563–568.

660 Über den Brieftext von Schönleins Hand geschrieben.

661 Wahrscheinlich ist hier Melchior Neuwyler (1819–1845) aus Dissenhofen (Schweiz) gemeint, der seit dem Sommersemester 1839 an der philosophischen Fakultät der Universität Zürich immatrikuliert war und nach dem Studium an der Kantonsschule in Glarus (Schweiz) als Professor für Naturgeschichte und Mathematik wirkte.

662 Zu Johann Conrad Lang vgl. oben Fn. 409, S. 110.

663 Nicht identifiziert.

664 Nicht identifiziert.

665 Zu von Tschudi vgl. oben Fn. 448, S. 117. Von Tschudi bereiste von 1838 bis 1843 Peru und in diesem Zusammenhang auch die Anden.

666 Zu Albert Mousson vgl. oben Fn. 307, S. 99.

667 Das besagte „Schriftchen" konnte nicht identifiziert werden, wurde also eventuell nicht in Druck gegeben.

668 Von Tschudi hat Schönlein zweimal aus Lima geschrieben, wie er Alfred Escher am 24.3.1842 mitteilt – vgl. unter: http://www.briefedition.alfred-escher.ch (B0265). Die beiden Briefe sind nicht erhalten.

bereitet, war ich auf eine höchst angenehme Weise durch die rosigen Aussichten des Herrn Mousson[669] überrascht. Jedenfalls haben Sie an Haenle[670] eine tüchtige Aquisition gemacht, da er nicht nur Anatom, sondern auch ein ausgezeichneter Zoologe ist. Ob Sie aber mit Bertrand[671] für die Klinik ebenso gut fahren würden, möchte bezweifelt werden können. – Wenn Sie Schinz[672] sehen, so fragen Sie doch, ob die von mir an Holzhalb[673] längst bezahlten Sachen aus Tripoli, die schon vor meiner Abreise in Livorno angekommen seyn sollten, noch nicht den Weg bis Zürich unterdessen zurückgelegt haben?

Grüßen Sie Ihre Frau Mutter und Hr. Arnold [*Escher*],[674] dem ich für die [...] [*Kiste*], die glücklich hier angekommen ist, danke.

Schließlich bitte ich Sie noch die Versicherung zu genehmigen, daß Mittheilungen aus dem lieben Zürich und aus dem Kreise jener Männer, denen ich immer mit Hochachtung und Dankbarkeit werde zugethan bleiben, höchlich erfreuen werden

Ihren
ergebensten Diener
Schoenlein.

Nr. 77 Brief an Johann Friedrich Lüdicke[675]

Berlin, 13. Mai 1840

habe ich die Ehre auf Ihre gestrige Anfrage zu erwiedern, daß ich mit Vergnügen die verlangte ärztliche Consultation ertheilen werde, wenn Sie sich heute [Mitt-

669 Mousson habilitierte sich zunächst an der Universität Zürich für Physik (1834), wurde außerordentlicher (1836) und schließlich ordentlicher Professor (1855) für Physik.

670 Jakob Henle (1809–1885) – deutscher Anatom und Pathologe; Schüler von Johannes Müller (1801–1858); 1840 als Professor für Physiologie und Anatomie nach Zürich berufen. Biographische Angaben in NDB 8 (1969), S. 531–532.

671 Möglicherweise ist Carl Bertrand (1816–1895) gemeint, der allerdings nicht an der Universität Zürich arbeitete. Biographische Angaben unter: http://de.wikipedia.org/wiki/Carl_Bertrand.

672 Zu Schinz vgl. oben Fn. 449, S. 117.

673 Nicht identifiziert.

674 Möglicherweise Arnold Escher von der Linth (1807–1872) – schweizerischer Geologe. Es existiert ein Brief von Escher von der Linth an Schönlein vom 5.3.1859 (unveröffentlicht, Privatbesitz). Biographische Angaben in NDB 4 (1959), S. 646 f.; ADB 6 (1877), S. 362–365.

675 Johann Friedrich Lüdicke (?– gest. 16.9.1840) – Preußischer Hofrat zu Berlin. Sterbedatum nachgewiesen im *Neuen Nekrolog der Deutschen*, Jg. 18, 1842, Teil 2, S. 1398. Laut Eintrag im *Allgemeinen Adreßbuch von Berlin* von 1820 (S. 266) ist Lüdicke „Banco-Cassirer" gewesen. Obwohl Lüdicke den Titel „Hofrat" trug, ist er nicht im *Preußischen Staatshandbuch* nachweisbar.

wochen] mit Ihrem […] gegen 3 Uhr in meine Wohnung begnügen wollen.

Euer Hochwohlgeboren
ergebenster Diener
Schoenlein.

Nr. 78 Brief an Martin Wilhelm Oppenheim[676]

Berlin, 30. Mai 1840

Euer Wohlgeboren

Auf Ihre heutige Frage die Antwort, daß ich täglich in der Nachmittagsstunde von 3–4 zu sprechen bin

Ihr
ergebenster
Dr. Schoenlein.

Nr. 79 Brief an Friedrich Wilhelm Puhlmann[677]

Berlin, 16. Juli 1840

Verehrter Herr College!

Auf Ihre gefällige Zuschrift, den Verlauf der Krankheit der […][678] betreffend, habe ich die Ehre Ihnen zu erwiedern, daß nach meiner unmaßgeblichen Ansicht das von uns verabredete Heilverfahren umso mehr fortgesetzt werden soll, als der bisherige Erfolg desselben nach Ihren Mittheilungen ein sehr zufriedenstellender ist.

Mit ausgezeichneter Hochachtung
Ihr
ergebenster
Dr. Schönlein.[679]

676 Martin Wilhelm Oppenheim (1781–1863) – deutsch-jüdischer Bankier. Oppenheim ließ 1839 von Gottfried Semper (1803–1879) die Villa Rosa in Dresden errichten, wohin er im Laufe des Jahres 1840, nachdem er in den Ruhestand getreten war, endgültig übersiedelte. Vgl. auch Bedoire 2004, S. 221 f.

677 Friedrich Wilhelm Anton Theophilus Albert Puhlmann (1898–1882) – Regimentsarzt in Potsdam; vgl. Callisen 1833, S. 260.

678 Unleserlicher Name.

679 Frühester erhaltener Brief, in dem Schönlein seinen Namen wieder mit „ö" schreibt, nachdem er ihn von ca. 1830–1840 ausschließlich mit „oe" geschrieben hat. Siehe auch oben Fn. 44, S. 62.

Nr. 80 Brief an Maria Anna Amalie von Hessen-Homburg[680]

Berlin, 23. November 1840

Durchlauchtigste Prinzessin
Gnädigste Prinzessin und Frau!

Bey meiner Rückkehr von einer Ferienreise in die Heimath wurde ich durch das gnädigste Schreiben Eurer königlichen Hoheit und durch ein kostbares Geschenk auf eine um so freudigere Weise überrascht, als Ihre königliche Hoheit solches als einen Beweis höchst[...] Zufriedenheit mit den kaum nennenswerthen Dienstleistungen betrachtet wissen wollen, deren Ihrer königl. Hoheit gnädigstes Vertrauen mich zu würdigen geruhte. Für beydes wage ich meinen innigsten Dank ehrfurchtsvoll zu den Füßen Ihrer königl. Hoheit niederzulegen. Ich würde dieser heiligen Pflicht schon früher nachgekommen [*Seite 2:*] seyn, wenn ich nicht die Hoffnung gehegt hätte, solches hier persönlich thun zu können; eine Hoffnung, die aber sowenig in Erfüllung gieng als jene, Ihren königlichen Hoheiten in Bamberg meine Ehrfurcht bezeigen zu können. Ja ich habe meine Vaterstadt sogar mit der Besorgniß verlassen müssen, daß die königl. Hoheiten von Bayern den Vorsatz, einige Monate in Bamberg zu verbringen, gänzlich aufgegeben hätten. Um so größer ist nun die Freude, die ich mit allen Bewohnern meiner Vaterstadt theile, über die Gewißheit, daß die Frau Kronprinzessin mit ihrem hohen Gemahle doch noch Bamberg mit Ihrer Gegenwart auf längere Zeit beglücken werden und ich knüpfe daran die zuversichtlichste Hoffnung, daß die schon in der Alpenluft von Hohenschwangau gekräftigte Gesundheit der hohen Frau in der Athmosphäre des schönen Frankenlandes noch mehr erstarken und zur innigsten Freude Preußens und Bayerns bald die schönsten Blüthen entfalten werde.

In tiefster Ehrfurcht
Eurer königlichen Hoheit
unterthänig-gehorsamster
Dr. Schönlein.

680 Maria Anna Amalie von Hessen-Homburgalias Prinzessin Marianne von Preußen (1785–1846) – deutsche Adlige; heiratete 1804 Prinz Wilhelm von Preußen (1783–1851), den jüngsten Bruder von Friedrich Wilhelm III. von Preußen (1770–1840). Schönlein war seit 1841 Leibarzt von Friedrich Wilhelm IV. von Preußen (1795–1861) und der königlichen Familie. Schönlein behandelte Prinzessin Marianne auch in den Folgejahren, wie drei Briefe Schönleins aus dem Jahr 1845 an Friedrich Wilhelm IV. (1795–1861) bezeugen können – Schrödl 1965, S. 139.

Nr. 81 Brief an Charles Klein[681]

[Berlin, 1840][682]

Euer Hochwohlgeboren

Habe ich die Ehre auf Ihre Anfrage zu erwidern, daß ich morgen (Sonnabend) in der Nachmittagsstunde von 3 ½–5 zu Ihrer Verfügung bin.

Mit Hochachtung und Ergebenheit.
Dr. Schönlein.

Nr. 82 Brief an unbekannt

[nach 1840][683]

Verehrteste Frau!

Ich freue mich, daß meine Voraussage so bald eingetroffen und die Schweitz mit ihren unwiderstehlichen Reitzen auch Ihre Liebe gewonnen hat. Wie beneide ich Sie, von der wunderbarsten Herbstwitterung begünstigt die Herrlichkeiten des Alpenlandes sorgenfrey genießen zu können, während ich – Unglücklicher – leider heute wieder die Rückfahrt in die Pestatmosphäre des Nordens antreten muß. – Die leichte Störung Ihres Befindens wird unter der sorgsamen und klugen Leitung des Dr. [*Zeller*…],[684] dem Sie gefälligst die Einlage[685] aushändigen wollen – ohnehin bald beseitigt seyn.

Mit innigster Verehrung
ergebenster Diener
Schönlein.

681 Dänischer Konsul (keine biographischen Angaben).

682 Schönlein gibt als eigene Adresse das „Hotel de Russie“ an, das sich damals Unter den Linden (Nr. 23) befand. Die Adresse des Konsuls ist mit „Hotel de St. Petersburg“ angegeben, das ebenfalls Unter den Linden (Nr. 31) lag. Möglicherweise hat Schönlein vor Bezug seines Hauses in der Tiergartenstraße einige Wochen im Hotel de Russie gelebt. Die Jahresangabe „1840“ wurde von fremder Hand auf dem Brief vermerkt.

683 Aus der Angabe im Brief, dass Schönlein wieder die Rückreise in den Norden antreten müsse, und aus der Schreibweise seines Nachnamens mit „ö“ lässt sich der Brief mit Sicherheit auf nach 1840 datieren. Die Handschrift spricht zudem eher für einen Entstehungszeitraum in den 1840er als in den 1850er Jahren. Wo Schönlein den Brief aufgegeben hat, ist unklar.

684 Nicht identifiziert.

685 Diese Einlage, wohl ein Patientenbrief bzw. eine Konsultation/Krankengeschichte, ist nicht erhalten.

Nr. 83 Brief an Robert Remak[686]

[Berlin, nach 1840][687]

Euer Wohlgeb[oren]

ersuche ich, sich morgen gegen 8 Uhr in das Hotel du Nord[688] zu begeben und dort auf Nro 19 einen Kranken zu untersuchen, der an Samenerguß leidet. Ich werde gegen 11 ½ mich dort einfinden und dann das Resultat Ihrer mikroskopischen Untersuchung der abgehenden Flüssigkeit vernehmen.

Ergebenster
Dr. Schönlein.

Nr. 84 Brief an unbekannt

[nach 1840][689]

Verehrter Herr College!

Ein mehrtägiger Aufenthalt am herzoglichen Hofe zu Coburg[690] von wo zurückkommend ich Ihren Brief vom 11ten S[eptember] erst eingehändigt erhielt, wird die verspätete Antwort darauf entschuldigen. Mit der von Ihnen vorgenommenen Änderung des Bade-Modus kann ich nur einverstanden mich erklären. Ebenso muß ich der durch die Erfahrung gebotenen Verdünnung der Injectionsmittel durch Alraun-Abkochung[691] meinen vollen Beyfall schenken. Sollten die Schmerzen fortdauernd die Nachtruhe der hohen Kranken stören; so bin ich ganz entschieden der Ansicht, daß diesem Uebelstande durch eine kleine Gabe Morphium entgegengetreten werden müßte. Die etwaige besorgende Störung der Darmentleerung könnte ja durch einen Zusatz von einigen Granen eines schwefelsauren Mittelsalzes beseitigt werden. Zur inneren Anwendung endlich erlaube ich mir, Ihnen den Gebrauch von folgendem Mittel vorzuschlagen:

686 Robert Remak (1815–1865) – deutsch-jüdischer Arzt, Physiologe und Neurologe; seit 1843 Assistent von Schönlein an der Charité in Berlin. Biographische Angaben in NDB 21 (2003), S. 410–411; ADB 28 (1889), S. 191–192.

687 Als Zeitangabe schreibt Schönlein lediglich „Sonntag Abends". Möglicherweise ist der Brief erst nach 1843 entstanden, nachdem Remak Assistent Schönleins wurde. Vgl. auch den anderen Brief an Remak in dieser Edition Nr. 89, S. 157.

688 Die damalige Adresse des Berliner Hotels lautete: Unter den Linden Nr. 35.

689 Der Ort der Briefentstehung ist unklar – Schönlein schreibt ihn, wie aus dem Briefverlauf hervorgeht, auf der Rückreise von Coburg nach Berlin.

690 Coburg war neben Gotha eine der beiden Residenzstädte des Doppelherzogtums Sachsen-Coburg und Gotha. Als Residenzschloss in Coburg galt Schloss Ehrenburg, daneben nutzte die herzogliche Familie auch die Schlösser Callenberg und Rosenau.

691 Abkochungen der Alraune (Mandragora officinarum) wurden meist als Schlaf- oder Schmerzmittel eingesetzt.

Rp.[692] Rad. Belladonn.[693] gr. j.[694]
Rad. Rhei[695] gr. vj.[696]
Kal. oxymuriat.[697] gr. ij.[698]
Sacch. alb.[699] gr. xv.[700]
M. f. pulv. subt. D. Dos. Nro. vj. s. 3 Stück täglich zu nehmen.[701]

Indem ich Sie bitte, Sr. Durchlaucht und der Frau Gräfin meinen gehorsamsten Respekt zu Füßen zu legen – bin ich mit Hochachtung

Ihr
ergebener Diener und College
Schönlein.

Übermorgen[702] reise ich nach Berlin zurück[703] – und werde mich freuen, dort recht günstige Nachrichten über Ihre hohe Kranke durch Ihre gefällige Mittheilung zu erhalten. S.

Nr. 85 Brief an unbekannt

[nach 1840][704]

Lieber College!

Wahrscheinlich hat ein Mißverständnis veranlaßt, daß ich Sie heute nicht im Hotel d' Europe getroffen habe. Ist Ihnen wohl morgen (Donnerstag) die Stunde

692 Vgl. oben Fn. 599, S. 136.
693 „Radicis Belladonnae" – Wurzel der Tollkirsche.
694 „1 Gran" – vgl. oben Fn. 601, S. 136.
695 „Radicis Rhei" – Wurzel des Rhabarbers.
696 „4 Gran" – vgl. oben Fn. 601, S. 136.
697 „Kali oxymuriaticum" – chlorsaures Kalisalz; Kaliumchlorat ($KClO_3$).
698 „2 Gran" – vgl. oben Fn. 601, S. 136.
699 „Saccharum album" – weißer Rohrzucker.
700 „15 Gran" – vgl. oben Fn. 601, S. 136.
701 „Misce fiat pulvis subtilis Da Dosis Nro. vi signa 3 Stück täglich zu nehmen" = „Mische [diese Zutaten], dass ein feines Pulver entstehe und gib davon [von der im Rezept angeführten Menge] sechs (Einzel-)Dosen und gib an, davon täglich drei Stück zu nehmen."
702 Postskriptum unter dem Brief.
703 Diese Ortsangabe deutet eindeutig darauf hin, dass der Brief nach 1840 geschrieben wurde – Schönlein lebte und arbeitete seit 1840 in Berlin.
704 Entstehungsort und -zeitraum sind nicht eindeutig zu bestimmen – die Namensschreibweise „Schönlein" und die Handschrift deuten zumindest auf die 1840er Jahre. Ob der Brief in Berlin entstanden ist, ist fraglich – auch in anderen deutschen (und europäischen) Städten, darunter in Hamburg, dem heutigen Aufbewahrungsort des Autographen, gab es Hotels des Namens „Hotel d' Europe".

1 Uhr gefällig? Jedenfalls wenn Sie mir nicht einen andern Entschluß kund geben – wird sich zur bezeichneten Stunde einfinden

Ihr ergebenster College
Schönlein.

Nr. 86 Brief an unbekannt

[Berlin, nach 1840][705]

Verehrtester Herr College!

Ein sehr schmerzhafter Rheumatismus, gegen den gestern mit wenigem Erfolge der Charité-Schröpfer seine Kunst versucht hat, fesselt mich an das Zimmer und hindert mich, morgen in das Schloß zu fahren.

Hochachtungsvoll
ergebenster
Dr. Schönlein.

Nr. 87 Brief an Friedrich August von Ammon[706]

Berlin, 10. Mai 1841

Ew. Hochwohlgeboren

erhalten nachstehende Zeilen durch den Herrn Banquier Magnus[707] von hier welcher seiner Gesundheit wegen auf einige Zeit in Dresden sich aufhalten wird, und dort eine bereits hier angefangene Brunnencur fortsetzen soll. Zu dem Ende haben die Unterzeichneten sich die Freiheit genommen den Kranken der Aufsicht und ärztlichen Sorgfalt von Ew. Hochwohlgeboren zu empfehlen, und fügen deshalb nachstehende Erläuterung über den Zustand des Kranken zu Ew. Hochwohlgeboren Kenntnisnahme hinzu.

Herr Magnus, bereits im Winter 1839 à 1840 von einer hartnäckigen Heiserkeit befallen, wurde von derselben erst befreit, nachdem er, wegen anderseitiger

705 Inhalt des Briefes und Schreibweise des Nachnamens („Schönlein“) weisen auf die Berliner Periode (1840–1859) hin.

706 Friedrich August von Ammon (1799–1861) – deutscher Arzt. Von Ammon machte sich besonders als Augenarzt und Leibarzt des sächsischen Königs Friedrich August II. (1797–1854) einen Namen. Biographische Angaben in NDB 1 (1953), S. 254; ADB 1 (1875), S. 406.

707 Möglicherweise handelt es sich um Meyer Magnus (1805–1883), den damaligen Vorsitzenden der jüdischen Gemeinde in Berlin. Infrage käme aber auch Friedrich Martin Magnus (1796–1869) vom gleichnamigen Berliner Bankhaus.

trauriger Verhältnisse im Herbst 1840 nach Italien ging, und daselbst den Winter zubrachte. Die Rückreise in unser rauhes Klima, am Schluss des hiesigen Winters, so wie einige andere gefällig wirkende Schädlichkeiten brachten von neuem eine Affection des Kehlkopfes und der Luftröhre ferner, welche wir, ihrem Ansehe[n] nach, und wegen der früher in Blüthe stehenden, jetzt indeß kleicher[708] und flacher gewordenen Flechte am Arm des Patienten, für eine chronische herpetische Entzündung[709] der betreffenden Theile halten.

Von dieser Ansicht ausgehend ist dem Patienten nicht nur ein Fontanell[710] am rechten Arm, dicht unter der noch bestehenden Flechte gesetzt worden, sondern wir haben auch ganz [*Seite 2:*] in der Nähe der leidenden Parthien, nämlich zu beiden Seiten des Kehlkopfes zwei kleine Vesicatorien[711] öffnen lassen, und dem Kranken verordnet dieselben stets in guter Eiterung zu erhalten. Innerlich wurde anfangs, außer einer passenden Diät im weitesten Sinne des Wortes von Medicamenten nichts verordnet. Seit dem Beginn der günstigeren Jahreszeit jedoch schien der Gebrauch eines natürlichen leichten Schwefel-Brunnens das Geeignetste, und hat deshalb Herr Magnus hier bereits eine Woche hindurch den Weilbacher Brunnen[712] getrunken.

Der Gebrauch dieses Brunnens mit den gehörigen ärztlich zu bestimmenden Kautelen, – so wie ferner das strenge Verbot, nicht allein des Tabakrauchens, sondern namentlich des Sprechens – haben eine nicht unbedeutende Besserung des Gesamtzustandes, und auch einen freieren Gebrauch der kranken Theile zur Folge gehabt. Es erscheint daher um so wünschenswerther, daß Herr Magnus nun auch ferner in derselben Weise fortfahre, nämlich 1) die leidenden Parthien zu schonen, – also nicht zu sprechen, – 2) den Gebrauch des Brunnens in der angefangenen Weise zu continuiren.

Diese beiden Punkte sind es hauptsächlich, auf welche wir die Aufmerksamkeit Ew. Hochwohlgeboren zu lenken uns erlauben wollten, und gleichzeitig bitten wir, im Fall Ew. Hochwohlgeboren nicht eine durchaus andere Ansicht der Krankheit haben sollten, dem Patienten mit Ew. Hochwohlgeboren ärztlichem Rath beizustehen, und die Leitung der Brunnencur gefälligst in der eben angedeuteten Weise übernehmen zu wollen.

708 Wahrscheinlich Schreibfehler – es soll wohl „kleiner" lauten.

709 Hautentzündung, die mit der Bildung von Bläschen einhergeht.

710 Fontanella (lat.: „kleiner Brunnen") – klassische Ausleitungsmethode: mit Hilfe eines Fontanellenpflasters (z. B. Kantharidenpflaster) wird ein künstliches Geschwür erzeugt, um dem Körper vermeintlich schädliche Feuchtigkeiten zu entziehen. Heute nur noch in der Alternativmedizin verbreitet.

711 Vesicans – blasenziehendes Mittel, Plural: Vesicatorien. Die Formulierung „Vesicatorien öffnen lassen" ist freilich missverständlich: Das Auflegen bzw. Anlegen von Vesicatorien führt zur Öffnung bzw. Eiterung der entsprechenden Hautpartien. Diese Formulierung verdankt sich möglicherweise dem Umstand, dass der Brief von Magnus selbst geschrieben wurde.

712 Bekanntes schwefelhaltiges Heilwasser aus der Faulborn-Quelle von Bad Weilbach (Flörsheim). Insbesondere zur Behandlung von Erkrankungen der Haut und Atemwegsorgane geschätzt. Zur Anwendung vgl. auch Schönlein 1834, Bd. 3, S. 85.

Mit der Versicherung der vollkommensten Hochachtung verharren wir

Ew. Hochwohlgeboren
ganz ergebenste
Dr. Schönlein Magnus.

Nr. 88 Brief an Karl Ewald Hasse[713]

Berlin, 20. Mai 1841

Geehrtester Herr College!

Ich habe Ihnen den besten Dank für den mir übersandten Band Ihrer pathologischen Anatomie[714] abzustatten. Daß dies erst nach so langer Zeit geschieht, darf Sie nicht befremden, da es mir daran zu thun war, Einsicht in Ihre Arbeit zu erlangen. Jetzt bin ich im Stande, Ihnen mit gutem Gewissen Glück zu wünschen, zu der Art, wie Sie das ebenso schwierige als zeitgemäße Unternehmen auszuführen begonnen haben. Der von Ihnen eingeschlagene Weg muss die Billigung eines jeden erhalten, der die Fähigkeit besitzt einzusehen wie sehr das bis dahin so lockere Verhältniß zwischen der Pathologie und der patholog[ischen] Anatomie hemmend für den Fortgang der Wissenschaft gewesen, andererseits wie vieles sich noch für die Sichtung des Materials thun lässt, aus welchen eine anatomische Geschichte der Krankheiten erstehen soll. Wenn ich berechtigt wäre, den Eindrücken meiner Lehre und meiner Unterrichtsmethode einigen Einfluß auf die von Ihnen mit so gutem Erfolge gewählte Richtung beizumessen, so könnte mir dieses nur zur größten Genugthuung gereichen und mir eine Aufforderung sein, in dieser Bahn zu verharren. Mit den besten Wünschen für den ferneren guten Fortgang Ihres Werkes verbleibe ich hochachtungsvoll

Ihr ergebenster
Dr. Schönlein.

713 Karl Ewald Hasse (1810–1902) – deutscher Pathologe. Zu Hasses Beziehungen zu Schönlein vgl. auch dessen Lebenserinnerungen: Hasse 1902, S. 242 f.

714 Hasse 1841.

Nr. 89 Brief an Robert Remak[715]

Berlin, 8. Juli 1841

Euer Wohlgeboren

habe ich die Ehre auf Ihre gütige Anfrage zu erwiedern, daß ich recht neugierig bin, die Resultate Ihrer Forschungen über einen für die praktische Medicin so wichtigen Gegenstand zu erfahren und mit Freude mich bereit erkläre, nach Möglichkeit zur Nutzanwendung derselben beyzutragen. Sie würden mich daher sehr erfreuen, wenn Sie am künftigen Sonnabend (3 Uhr) die Mittagssuppe mit mir essen wollten, wo wir dann Gelegenheit haben, die Sache zu besprechen.

Mit Hochachtung
ergebener
Dr. Schönlein.

Nr. 90 Brief an Joseph Adam Frankl[716]

Berlin, 15. Juli 1841

Geehrter Herr College!

Für das mir zugesandte Exemplar Ihrer Monographie Marienbads[717] habe ich Ew. Wohlgeboren bestens zu danken. Auch werde ich nicht ermangeln, bei vorkommender Gelegenheit Ihre sich so sehr empfehlenden ärztlichen Erfahrungen hinsichtlich dieser Heilquelle in Anspruch zu nehmen.[718] Ich verharre mit Hochachtung

Ew. Wohlgeboren
ergebenster College
Dr. Schönlein.

715 Zu Remak vgl. oben Fn. 686, S. 152.

716 Joseph Adam Frankl (1803–1877) – böhmischer Arzt; schrieb u. a. „Aerztliche Winke für Brunnen- und Badegäste“ (Frankl 1836). Biographische Angaben in Pagel 1898, S. 438.

717 Gemeint sein wird Frankls Publikation über das heute in Tschechien liegende Marienbad (Mariánské Lázně) und seine Heilquellen aus dem Jahr 1837 (Frankl 1837). Die Heilquellen Marienbads sind bereits seit dem 15. Jahrhundert bekannt. Aus den Quellen um Marienbad entspringt ein eisen- und schwefelhaltiger, hypotonischer Säuerling.

718 Es sind zwei Briefe von August Prinz von Preußen (1779–1843) an Schönlein vom Juli 1841 erhalten (unveröffentlicht, Privatbesitz) – der Prinz hatte sich wohl auf Empfehlung Schönleins hin in Marienbad zu Kurzwecken aufgehalten, möglicherweise war Frankl sein behandelnder Arzt vor Ort.

Nr. 91 Brief an Johann Albrecht Friedrich von Eichhorn[719]

Berlin, 4. August 1841

Euer Excellenz

Bitte ich ganz gehorsamst: mir einen Urlaub von 6 Wochen gütigst zu bewilligen, den ich zu einer Reise nach Süddeutschland und zunächst zum Besuche meiner hochbejahrten Mutter[720] zu verwenden gedenke.

Euer Excellenz
ganz gehorsamster Diener
Dr. Schönlein.

Nr. 92 Brief an unbekannt[721]

[Berlin,[722] ca. 1841]

Hochgeborener Herr Graf

Mit schmerzlichem Bedauern muß ich Euer Hochwohlgeboren gütige Einladung ablehnen. Eigenes Unwohlseyn – vor allem aber die Besorgung mehrerer gefährlicher und an ansteckenden Krankheiten darniederliegenden Personen machen mich durchaus Gesellschafts und Diner unfähig.

Euer Hochwohlgeboren
gehorsamster Die[ner]
Schönlein.

719 Johann Albrecht Friedrich von Eichhorn (1779–1856) – preußischer Staatsmann; von 1840 bis 1848 preußischer Unterrichtsminister und damit direkter Vorgesetzter Schönleins. Biographische Angaben in NDB 4 (1959), S. 376–377; ADB 5 (1877), S. 737–741.

720 Schönleins Mutter – Margarethe Schönlein, geb. Hümmer (1764–1847) – war im Jahr des vorliegenden Urlaubsgesuchs 76 Jahre alt. Sie starb am 4. August 1847.

721 Auf dem Briefumschlag steht von Schönleins Hand geschrieben: „An Ihre Hochwohlgeboren die Frau Gräfin von Waldenburg Dr. Schoenlein Bellevue." Möglicherweise handelt es sich um Karoline Friederike Louise Wichmann, spätere von Waldenburg (1781–1844), die erste Lebensgefährtin von August Prinz von Preußen (1779–1843). August von Preußen war Schönleins Patient, wie aus vier erhaltenen Briefen Augusts an Schönlein aus dem Jahr 1841 hervorgeht (in Privatbesitz). Zur Zeit der Briefentstehung lebten Karoline und August offiziell bereits seit mehreren Jahren getrennt. Unklar ist auch, wer mit der Anrede „Herr Graf" gemeint ist, falls es sich bei der Gräfin tatsächlich um Karoline handeln sollte.

722 Schönlein schreibt als Ortsangabe „Im Palais Sr. Königl. Hoheit".

Nr. 93 Brief an unbekannt[723]

[Berlin, ca. 1841]

Euer Hochwohlgeboren

bringe ich ergebenst zur Anzeige, daß ich im kommenden Sommer-Semester die gleichen Vorlesungen und zu den gleichen Stunden halten werde, wie im Sommer-S[emester] 1840:

nämlich

a) den 1ten Theil der speciellen Pathologie und Therapie. Täglich von 10–11

b) die medicinische Klinik in d. Charité. Täglich von 11–12½.

Hochachtungsvoll-ergebenster
Dr. Schönlein.

Nr. 94 Brief an unbekannt

Berlin, 4. August 1842

Euer Hochwohlgeboren[724]

Bitte ich, mein Wegbleiben auf der heutigen Ministerial-Sitzung gütigst zu entschuldigen. Ein[e] von leichtem Fieber begleitete Fuß-Rose[725] hielt mich schon seit mehreren Tagen, wenn auch nicht im Bette, doch im Zimmer fest.

Mit dem Ausdrucke unbegränzter Hochachtung
Euer Hochwohlgeboren
ganz-gehorsamer Diener
Dr. Schönlein.

723 Wahrscheinlich an einen Funktionsträger (Johannes Schulze?) aus dem Ministerium der geistlichen, Unterrichts- und Medizinalangelegenheiten gerichtet.

724 Es dürfte sich um Johann Albrecht Friedrich von Eichhorn (siehe oben Fn. 719) handeln – Schönlein war seit 1841 als Vortragender Rat im Unterrichtsministerium beschäftigt – vgl. auch unten Fn. 814, S. 174.

725 Zu diesem Krankheitsbegriff bei Schönlein siehe auch Schönlein 1834, Bd. 2, S. 345.

Nr. 95 Brief an Karl Ewald Hasse[726]

Berlin, 24. August 1842

In das mir von Ew. Wohlgeb[oren] gütigst übersandte zweite Heft der pathol[ogischen] Anatomie[727] habe ich mit ebenso großem Vergnügen Einsicht genommen als in das erste, und es bleibt mir nur zu wiederholen, was ich Ew. Wohlgeboren darüber schon gesagt habe. Es muß für Sie die größte Genugthuung darin liegen, bei Ihren, im Vergleich zu denen des Wiener Professors,[728] so beschränkten Mitteln, ein Werk zu Tage gefördert zu haben, das der deutschen Wissenschaft nicht weniger zur Ehre gereicht, als das Rokitansky'sche,[729] und von dessen Vollendung Sie sich hoffentlich weder durch hypochondrische Bedenklichkeiten, noch durch irgend etwas Anderes werden zurückhalten lassen. Also „Macte virtute“[730]; dieses ruft Ihnen zu Ihr mit der größten Hochachtung

Ihnen ergebener
College Schönlein.

Nr. 96 Brief an unbekannt

Berlin, 4. September 1842

Verehrter Herr Magistratsrath![731]

Die Zeichnungen sind vor wenigen Tagen hier angekommen und zwar, so viel ich aus dem Zustande der Emballage[732] entnehmen kann, in völlig guter Beschaffenheit. Da der König noch in Charlottenburg verweilt, so konnte ich sie Sr. Majestät noch nicht vorlegen. In wenigen Tagen wird aber der Hof nach Berlin

726 Zu Hasse vgl. oben Fn. 713, S. 156.

727 Anscheinend hat Hasse Schönlein sein Werk über die „Specielle pathologische Anatomie“ in zwei separaten Heften geschickt (siehe oben Brief Nr. 88, S. 156) – gedruckt erschien es allerdings in nur einem Band: Hasse 1841.

728 Hier ist der wenig später im Brief erwähnte böhmische Pathologe und Philosoph Carl von Rokitansky (1804–1878) gemeint. Biographische Angaben in NDB 22 (2005), S. 8–9; ADB 29 (1889), S. 69–72.

729 Schönlein spielt hier auf Rokitanskys „Handbuch der speciellen pathologischen Anatomie“ an (Rokitansky 1841).

730 Lateinische Redewendung: „Macte virtute (esto/estote)“ = „Heil deiner Tapferkeit!“

731 Eventuell ist ein damaliger Bamberger Magistratsrat gemeint (vielleicht Ferdinand Glaser (1800–1868), der von 1841–1865 1. Bürgermeister gewesen ist) – zur Provenienz des Autographen ist nur bekannt, dass es der Bamberger Bibliothek 1992 von einem Bamberger Privatsammler geschenkt wurde.

732 Ältere Bezeichnung für „Verpackung“.

hereinkommen, wo ich dann die erste Gelegenheit benutzen werde.

Mit ausgezeichneter Hochachtung
Ihr
ergebenster
Dr. Schönlein.

Nr. 97 Brief an Ferdinand Keller[733]

[Berlin, Anfang 1842][734]

Verehrter Freund!

Hr. de [*Venetz*][735] aus Neuenburg[736] wird Ihnen Proben der Infusorien-Erde übergeben, die in Berlin ganze Straßen neugebauter Häußer zusammenfallen macht. Ehrenberg[737] hat darüber eine höchst interessante Abhandlung gelesen,[738] die Ihnen wohl (im Auszuge wenigstens) bekannt seyn wird. Die […] sind von Ehrenbergs Hand geschrieben. – In wenigen Tagen werde ich nach Homburg gehen – wie gerne dehnte ich den Weg bis Zürich aus! Doch das muß bis künftiges Jahr verschoben bleiben. Dann aber sicher wird mich nichts abhalten mein […] Vaterland wiederzusehen. Grüßen Sie alle herzlich von

Ihrem
Schönlein.

733 Zu Ferdinand Keller vgl. oben Fn. 659, S. 147.

734 Die Nachrichten über die Infusorienerde, auf die im Brieftext angespielt wird, gingen Anfang 1842 durch die Presse (vgl. z. B. *Bohemia: oder Unterhaltungsblätter für gebildete Stände*. Nr. 24, 25.2.1842, o. S.) – diese Tatsache sowie die Datierung des im weiteren Briefverlaufe erwähnten Vortrags von Ehrenberg (siehe unten Fn. 738) machen eine Briefdatierung auf Anfang 1842 sehr wahrscheinlich.

735 Lesart unsicher. Möglicherweise handelt es sich um den schweizerischen Botaniker und Glaziologen Ignaz Venetz (1788–1859). Biographische Angaben im *Historischen Lexikon der Schweiz*, online abrufbar unter: http://www.hls-dhs-dss.ch/textes/d/D19428.php.

736 Gemeint ist hier das in der Schweiz gelegene Neuchâtel.

737 Christian Gottfried Ehrenberg (1795–1876) – deutscher Zoologe, Ökologe und Geologe; Kollege Schönleins an der Berliner medizinischen Fakultät. Biographische Angaben in NDB 4 (1959), S. 349 f.; ADB 5 (1877), S. 701–711.

738 Gemeint ist Ehrenbergs Vortrag: „Das unsichtbar wirkende organische Leben: Eine Vorlesung. Im Vereine f. wissenschaftliche Vorträge geh. zu Berlin am 12. Febr. 1842“ (Ehrenberg 1842). Hier, S. 47, gibt Ehrenberg auch genau an, welche Berliner Straßen damals betroffen waren.

Nr. 98 Brief an Johann Jakob Hess[739]

[Berlin, 1842][740]

Verehrter Herr und Freund!

So sehr ich die Veranlassung bedauern muß, die mir ihr verehrliches Schreiben vom 5ten D[*ezember*] zuführte; so sehr hat mich der Empfang desselben Freude gemacht. Ich lege einen größeren Werth, als Sie vielleicht zu glauben geneigt sind, auf die Gewißheit, in der freundschaftlichen Erinnerung meiner Zürcher Freunde fortzuleben. Ach wie oft sehne ich mich aus dem Gedränge und Gewühl der Königsstadt[741] hinaus in die frische freye Alpenluft. Jetzt wo meine Familie schon seit 2 Monaten in Würzburg verweilt und ich so ganz allein auf mich hingewiesen bin wird mir die Gegenwart fast nur erträglich durch die Rückerinnerung an die Schweitzer-Vergangenheit. Sollte der König[742] noch im Laufe dieses Jahres Neuenburg[743] [*Seite 2:*] besuchen; so könnte es wohl geschehen, daß auch ich mich einmal wieder an dem Anblicke der Alpen erfreute und alte Bekannte wenigstens im Fluge zu begrüßen vermöchte. Bis dorthin bleibt mir aber freylich nichts übrig, als Sie zu bitten, mich Ihrer Frau Gemahlin zu empfehlen, alle Freunde – namentlich auch Ihren Nachbar im Stolzchen[744] herzlichst zu grüßen von

Ihrem
ergebensten
Schönlein.

Nr. 99 Brief an unbekannt[745]

Berlin, 8. Mai 1843

Nach den Thatsachen, die eine mehrtägige Beobachtung des Hr. [*Kochel*][746] geliefert hat, muß ich die Krankheit desselben für jenen status abdominalis[747]

739 Zu Hess vgl. oben Fn. 186, S. 85.

740 Der Brief ist undatiert – die Datierung stammt von fremder Hand, wahrscheinlich nach dem nicht mehr erhaltenen Briefumschlag.

741 Gemeint ist Berlin.

742 Gemeint ist Friedrich Wilhelm IV. von Preußen (1795–1861), dessen Leibarzt Schönlein seit 1841 war.

743 Deutscher Name für Neuchâtel.

744 Nicht identifiziert.

745 Patientenbrief (Konsultation/Krankengeschichte) zur Vorlage bei weiterbehandelnden Ärzten.

746 Nicht identifiziert. Mögliche andere Lesart: „Kastel".

747 Dieser Terminus kommt nicht in Schönleins Vorlesungsnachdrucken vor und findet sich auch sonst nur äußerst selten in der zeitgenössischen Fachliteratur.

halten, der noch schwankend zwischen den möglichen Ausstoßungsweisen – Hämorrhoiden oder Gicht – schwebt. Diese Ausstoßungs-Schwankungen tragen eben entschieden das Gepräge der irritablen Schwäche und daher kann auch wohl schon mit Sicherheit angenommen werden, daß sie nicht in regelmäßiger Weise, sondern unter einer anormalen Form zur endlichen Ausbildung kommen werden, so wie auch als Lokalisierungspunkt die Hüllen der medulla spinalis – theils aus anamnestischen Gründen – theils nach den schon jetzt wahrnehmbaren Phänomenen – in Aussicht steht. Die während der ganzen Dauer des Aufenthaltes des Kranken in Berlin beobachteten xx[748] als Ablagerungen im Harn scheinen mir für die Natur der Krankheit sehr bezeichnend zu seyn. Von direkt stärkenden Mitteln erwarte ich durchaus kein Heil. Mir will es im Gegentheil bedeuten, daß zuerst die materiell-chemische Seite des Krankheitsprozeßes berücksichtigt werden müßte und zu diesem Behufe wird unter den salinisch-kalischen Säuerlingen [*Seite 2:*] wohl der Kreutzbrunnen von Marienbad[749] den Vorzug verdienen. Nach einer 4–5 wöchentlichen Trinkkur am genannten Orte wird zum 2ten Heilakt geschritten werden können – nämlich zur Bekämpfung der irritablen Schwäche und zur Sicherstellung der bedrohten Medulla. Die Therme von Pfäffers‘[750] würde dieser Heilanzeige am sichersten genügen. Während der Badekur zu Pfäffers rathe ich aber gleichzeitig den alkalischen Eisensäuerling von Fideris[751] zu trinken, der dort immer frisch zu erhalten ist, da Fideris nur wenige Stunden von Pfäffers entfernt liegt.

Um den durch die Sommerkur gewonnenen günstigen Erfolg zu sichern und zu befestigen rathe ich, den Winter in Italien zu verbringen und entweder Rom oder Neapel zum Aufenthalte zu wählen. Letzterer Ort möchte den Vorzug verdienen, da der Kranke schon die warmen Tage des Februars benutzen könnte, um neben lauwarmen Seebädern, auf dem Zimmer genommen, wobey am Ende jeden Bades Kopf und Rückgrat [*Seite 3:*] während einiger Minuten mit kühlerem Seewasser übergossen werden, die Aqua medicata[752] von Castellamare,[753] diesen schwachen Eisensäuerling zu trinken.

748 „xx“ – Abkürzung für „Kristalle“.

749 Zum Marienbad (Mariánské Lázně) vgl. oben Fn. 717, S. 157. Der Kreuzbrunnen hieß zunächst Sauerbrunnen – im 19. Jahrhundert wurde über dem Brunnen ein Tempel mit einem goldenen Kreuz errichtet, worauf die Namensgebung zurückgeht.

750 Heilquelle in der Taminaschlucht. Erste Badeeinrichtungen gabes hier bereits im 13. Jahrhundert. Zur gleichnamigen Benediktinerabtei gehörend, heute Teil der politischen Gemeinde Pfäfers (Kanton St. Gallen). Paracelsus widmete der Quelle und ihren Heilwirkungen 1535 die kleine Schrift „Vonn dem Bad Pfeffers in Oberschwytz gelegen“ – Paracelsus 1535.

751 Politische Gemeinde in der Schweiz – ca. 2 km südlich von Fideris liegt das erstmals 1464 erwähnte Bad Fideris, das im 19. Jahrhundert zum bedeutendsten Mineralbad des Kantons Graubünden aufstieg.

752 Schönlein meint hier wohl die „Aqua media“ von Castellammare – vgl. hierzu auch Schultz 1837, S. 8 ff.

753 Castellammare di Stabia – Stadt am Golf von Neapel.

Die Rückreise nach Deutschland dürfte erst gegen May angetreten werden, um nicht in den Alpen und diesseits derselben den Nachzüglern des Winters in die Hände zu fallen.

Eine abermalige Tringkkur in Marienbad – der sich ein 3 wöchentlicher Aufenthalt in Franzensbad[754] anreihte, würde auf das zweckmäßigste den Cyklus der Behandlung schließen.

Dr. Schönlein.

Nr. 100 Brief an Joachim Heinrich Jaeck[755]

Berlin, 19. November 1843

L[ieber] F[reund]

Dr. [*Panzer*][756] ist gestern hier angekommen und hat nebst seinen Briefen, Tagblättern etc. noch durch mündliche Mittheilung über Personen und Sachen Bambergs uns viele Freude gemacht. Die Krämpfe, an denen Sie leiden wollen, scheinen glücklicherweise nicht sehr gefährlich zu seyn, da Sie dadurch nicht verhindert werden, dem alten Biere in der Krone nachzugehen. [*Panzer*] wird künftigen Freytag abreisen. Zuerst nach Petersburg und dann über Moscau nach den in Südrußland nahe an der österreichischen Gränze liegenden Gütern des Fürsten. Ich habe ihn heute über Tisch schon einige Anleitung gegeben, für unsere Bamberger Sammlungen mit Nutzen thätig zu seyn. Graf Eduard Raczynsky[757] hat mir gestern für Ihre Bibliothek ein Exemplar des Chronicon Wigandi geschickt,[758] das er mit Voigt[759] gemeinschaftlich edirte und um welches ich ihn gebeten habe. Sie sollen [*Seite 2:*] das Buch nächstens durch Buchhändler-Gelegenheit erhalten. Ein warmes Dankschreiben an den Grafen könnte leicht noch wichtigere Geschenke von diesem eben so reichen als gelehrten – wenn auch etwas stark eitlen – Magnaten zur Folge haben. – Wie hoch hält die Geier ihren Garten und ihr Haus im Zinkenwörth?[760] Letzteres hätte ich fast Lust

754 Zum Franzensbad vgl. oben Fn. 614, S. 137.

755 Zu Jaeck vgl. oben Fn. 78, S. 67.

756 Nicht identifiziert.

757 Graf Edward Raczyński (Eduard von Raczynski) (1786–1845) – polnischer Politiker und Mäzen. Biographische Informationen unter: http://pl.wikipedia.org/wiki/Edward_Raczy%C5%84ski_%28starszy%29.

758 Gemeint ist das Werk: Puściza po Janie Długoszv Dziejopisie Polskim, to jest: Kronika Wiganda z Marburga rycerza i Kapłana zakonu Krzyżackiego; na wezwanie Długosza z rymowanej kroniki niemieckiej na język łaciński przetłomaczona = Chronicon seu annales Wigandi Marburgensis equitis et fratris ordinis Teutonici. Poznan 1842.

759 Johannes Voigt (1786–1863) – deutscher Historiker. Biographische Angaben in ADB 40 (1896), S. 205–210.

760 Name einer Bamberger Gasse, die heute die Lange Straße mit dem Schillerplatz und dem Schönleinsplatz verbindet.

anzukaufen, um meiner Mutter im oberen Stocke die ersehnte Freude im eigenen Hause zu wohnen zu verschaffen, während die gegenwärtige Eigentümerin ganz ruhig und ungestört bis zum seeligen Ende die gegenwärtig von ihr bewohnten Räume des Hauses behalten könnte! Die Zulage bitte ich möglichst schnell auf die Post zu geben.

Ihr
Schönlein.

Nr. 101 Brief an Johann Friedrich Weidhas[761]

Berlin, 22. November 1843

Euer Wohlgeboren

ersuche ich, die Medaille auf Pfaff[762] in Bronce für mich zu bestellen, da Ihrer Mittheilung zufolge dieselbe durchaus nicht in Silber erhältlich ist. Was soll die große Medaille auf Humboldt in Silber kosten?

ergebenster
Dr. Schönlein.

Nr. 102 Brief an Johann Christian Jüngken[763]

Berlin, 22. November 1843[764]

Die genaue Untersuchung der Brustorgane des Hr. Rektor[765] [*S.*] hat das Resultat ergeben: daß die linke Lunge vollkommen gesund, dagegen in der rechten Lunge, namentlich an ihrer hinteren und seitlichen Partie eine chronische Irritation

761 Johann Friedrich Weidhas (Lebensdaten unbekannt) – königlich-preußischer Kammer- und Stadtgerichtstaxator für Medaillen und Münzen; Münzsammler.

762 Christoph Heinrich Pfaff (1773–1852) – deutscher Arzt, Physiker und Chemiker. Die Medaille wurde anlässlich der Verleihung des Ehrenbürgerrechts durch die Stadt Kiel im Jahr 1843 geprägt – Pfaff hatte v. a. über Galvanismus und Elektromagnetismus gearbeitet und sich als Arzt u. a. um die Etablierung der Pockenschutzimpfung verdient gemacht. Biographische Angaben in ADB 25 (1887), S. 582–587.

763 Johann Christian Jüngken (1794–1875) – deutscher Chirurg und Ophthalmologe; Schönleins Kollege an der Berliner Universität; Leiter der chirurgischen Klinik und der Klinik für Augenheilkunde; von 1841–1843 Dekan der medizinischen Fakultät. Biographische Angaben in NDB 10 (1974), S. 645; ADB 14 (1881), S. 727–732.

764 Der Brief besitzt keine Anrede – Schönlein hat den Patientenbrief im Umschlag an Jüngken geschickt.

765 Rektor der Berliner Universität war zum damaligen Zeitpunkt der Mediävist und Altphilologe Karl Lachmann (1793–1851). Biographische Angaben in NDB 13 (1982), S. 371–374; ADB 17 (1883), S. 471–481.

der Bronchial-Schleimhaut besteht, die sich sehr deutlich durch den besonders bey der Exspiration an den bezeichneten Theilen höhrbaren Rhonchus sybilans[766] zu erkennen giebt. Mein Rath ist nun folgender:

1. Passende Diät, wobey Schonung der Lunge und daher mehrmonatliches Zurückziehen vom Lehramte oben ansteht. Nebstdem einfache nährende aber reitzlose Speisen und Getränke, aber nur bey scharfem O und NO Winde Zimmerhüten.
2. Jeden Abend Einreibung an den bezeichneten Stellen der rechten Brusthälfte von einer Mischung aus Unguent. ciner.[767] ʒ j[768] Tinct. Jod.[769] ʒ ij, Ol. hyosc. coct.[770] und Unguent. Alth.[771] ā[772] ℥β.[773]
3. Innerlich folgende Pillen: Rp.[774] Hepat. Sulphur.[775] Extract. Helenii[776] R. Liquirit.[777] āʒ j f. pil. pond. gr ij. D. ad vitr. s. alle 3 Stunden 4 Stück zu nehmen.[778] Im Frühlinge würde ich dem Kranken einen alkalischen Schwefelbrunnen – am besten wohl den von Weilbach[779] trinken lassen.

Dr. Schönlein.

766 „sigilare“ = „zischen, pfeifen“. Bei der Auskultation wahrnehmbares spezifisches Geräusch der Atemwegsorgane. Schönlein schreibt „sibilans“ fälschlicherweise mit „y“, statt mit „i“.

767 „Unguentum (hydrargyri) cinereum“ – auch „graue Salbe“ genannte quecksilberhaltige Salbe, die traditionell v. a. zur Behandlung von Syphilis eingesetzt wurde.

768 „ʒ j“ = 1 Drachme. Zu Drachme vgl. oben Fn. 609, S. 136.

769 „Tinctura Jodi“ = Jodtinktur.

770 „Oleum hyoscyami coctum“ = Bilsenkrautöl.

771 „Unguentum althaeae“ = Eibischsalbe.

772 „aa“ = „an apartes aequales“ = „zu gleichen Teilen“.

773 „℥β“ = „eine halbe Unze“. Zu Unze vgl. oben Fn. 606, S. 136.

774 „Rp.“ = „Recipe“ = „Nimm“ – typische Einleitung von Rezepten. Zutaten folgen im Genitivus partitivus.

775 „Hepar sulphuris“ = Schwefelleber (Mischung aus Kalzium und Schwefel).

776 „Extractum Heleni“ = Alant(wurzel)extrakt.

777 „Radix liquiritiae“ = Süßholzwurzel.

778 “R[eci]p[e] Hepat[is] sulphur[is] Extract[i] Helenii Radicis Liquirit[ae] āʒ jf[iat] pil[lulae] pond[eris] gr[an] ij. D[a] ad vitr[um] s[igna] alle 3 Stunden 4 Stück zu nehmen.“Das Rezept ist so zu lesen: „Nimm zu gleichen Teilen 1 Drachme Schwefelleber, Alantwurzelextrakt und Süßholzwurzel. [Daraus] werden Pillen mit einem Gewicht von je 2 Gran gemacht. Gib [die Pillen] in ein Glas [als Aufbewahrungsort] und bezeichne es mit der Angabe: alle 3 Stunden 4 Stück davon nehmen.“

779 Zum Weilbacher Brunnen vgl. oben Fn. 712, S. 155.

Nr. 103 Brief an unbekannt[780]

Berlin, 28. Januar 1844

Verehrter Herr College!

Aus Ihrer letzten gefälligen Zuschrift vom 22ten S[eptember] habe ich mit Vergnügen ersehen, daß in dem Krankheitszustande der Frau Gräfin sich einige günstige Erscheinungen ergeben haben. Als solche muß wohl die mit bedeutender Erleichterung begleitete Uterinblutung betrachtet werden, daher ich ganz Ihre Ansicht theile, solche solange der Natur zu überlassen, als sie nicht exzessiv wird. Anderseits werden die [*toxischen*] Faecal-Entleerungen uns dringend auffordern, von Zeit zu Zeit durch ein schwaches Serum-Infusum reichlichere Stühle hervorzurufen, als solche durch bloßes Püllnaer Bitterwasser[781] bewirkt werden können; während obendrein zu besorgen ist, daß durch dieses Mineralwasser doch die ohnehin geschwächten Digestions-Organe der hohen Leidenden zu sehr in Anspruch genommen werden möchten. Das Meyer'sche kohlensaure Bitterwasser,[782] welches die genannte [...] nicht hat, möchte daher wohl den Vorzug vor dem gewöhnlichen Püllnaer Wasser haben. Sollten Sie sich dieses im nahen Frankfurt nicht verschaffen können; so bin ich gerne erbötig, dasselbe Ihnen sogleich von hier zu senden. Die sensoriellen Erscheinungen, von denen Sie mir schreiben, sind sicher nur Medicin-Symptome, nämlich der Rad[icis] Belladonn[ae], und Sie haben daher sehr weise gehandelt, das Mittel bey Seite zu setzen. Dagegen möchte ich [*Seite 2:*] doch zum Fortgebrauche des Kali oxymuriat[icum][783] rathen und Ihrem Ermessen weitern Vorschlag anheimstellen: diesem Mittel noch d[ie] Carb[o] animal[is][784] zu ½ gr. pro Dosi beyzusetzen.

Mit der Bitte: meinen ehrfurchtsvollen Respekt Sr. Durchlaucht und der Frau Gräfin zu Füßen zu legen,

Hochachtungsvoll
Ihr
ergebenster Dien[er] und College
Schönlein.

780 Dieser Brief befindet sich als Faksimile in der Buchmitte abgedruckt.

781 Ehemalige südwestlich von Brüx (Most) gelegene Ortschaft – tschechischer Name: Bylany u Mostu. Um 1820 wurden hier Heilquellen entdeckt – das nach der Ortschaft benannte „Püllnaer Bitterwasser" wurde in verschiedene Länder Europas exportiert. 1978 wurde die Ortschaft offiziell aufgelöst. Vgl. auch Killiches 1829.

782 Nicht natürlich vorkommendes, nach einer Rezeptur von Dr. H. Meyer (Person nicht identifiziert) zubereitetes Bitterwasser. Hierzu wurden 18 Unzen kohlensaures Wasser mit 2 Drachmen schwefelsaurer Bittererde und einer halben Drachme Natron gemischt.

783 Vgl. oben Fn. 697, S. 153.

784 *Carbo animalis* – (gereinigte) Tierkohle. Aus Knochen, Blut oder Leder hergestelltes Präparat. V. a. zur Behandlung von Darmerkrankungen eingesetzt.

Nr. 104 Brief an Adolf Asher[785]

Berlin, 12. Februar 1844

Euer Wohlgeboren

habe ich auf Ihre gefällige Anfrage zu erwidern, daß ich das zur Einsicht geschickte Exemplar des Journal of the Royal Geographical Society behalten will und Sie um Anschaffung der fehlenden Hefte sowie um die Lieferung der Fortsetzung ersuche.

ergebenster
Dr. Schönlein.

Nr. 105 Brief an Johann Jakob Hess[786]

Berlin, 3. März 1844

Verehrter Freund!

Da Sie wissen, welches lebhafte Interesse ich an dem Gedeihen und der Blüthe Ihrer Hochschule, an der ich so glückliche Jahre verlebte, nehme; so können Sie den Schmerz bemessen, den mir die Kunde von den neusten dortigen Wirren verursachen mußte. Ich freue mich daher recht innig, Ihnen die Nachricht mittheilen zu können, daß Mitscherlich[787] um so fester entschlossen ist, dem Rufe zu folgen, als trotz der wiederholten Fakultätsvorstellungen das hiesige Ministerium sehr wenig Neigung zeigt, den ausgezeichneten Mann Preußen zu erhalten. Was ich von Mitscherlichs Charakter übereinstimmend gehört habe, kann ihm nur zum Lobe gereichen und scheint mir eine sichere Gewähr, daß Sie mit seiner Persönlichkeit nicht in so widrige und [*häßliche*] Verwicklungen geraten werden. Da er [*Seite 2:*] gleich nach Eingang der Züricher Vokation sich an mich wendete, um Erkundigungen über die dortigen Verhältnisse einzuziehen; so darf ich mir vielleicht schmeicheln, durch meine wahrheitstreue Schilderung einigen

785 Adolf Asher (1800–1853) – deutscher Buchhändler, Antiquar und Verleger. Biographische Angaben in ADB 1 (1875), S. 619.

786 Zu Hess vgl. oben Fn. 186, S. 85.

787 Carl Gustav Mitscherlich (1805–1871) – deutscher Pharmakologe. Mitscherlich ging nicht nach Zürich, sondern bekam im Jahr 1844 in Berlin den Lehrstuhl für Pharmakologie, den zuvor Emil Osann (1787–1842) innehatte. Zuvor war Mitscherlich Privatdozent an der medizinischen Fakultät. Mitscherlich war durchaus gewillt gewesen, dem Ruf nach Zürich zu folgen, da ihm zunächst keine adäquate Perspektive in Berlin geboten wurde. Erst nach zwei auch von Schönlein unterzeichneten Bittgesuchen (vom 22.1.1844 und 27.2.1844) der Lehrstuhlinhaber der medizinischen Fakultät wurde Mitscherlich die Professur an der Friedrich-Wilhelms-Universität angetragen (vgl. hierzu GStA PK, I. HA, Rep. 76 Kultusministerium Va Sekt. 2 Tit IV, Nr. 46 Bd. 1, Bl. 8–10). Biographische Angaben in ADB 22 (1885), S. 22.

Einfluß auf seine Entschließung geübt zu haben. Dafür, daß Ihre Wahl auf Mitscherlich gefallen ist, bin ich Ihnen aber deshalb noch persönlich zu Dank verpflichtet, weil ich dadurch gegen die Vorwürfe aller jener geschützt bin, die sich an mich mit dem Ansinnen wendeten, sie den Zürichern zu empfehlen. Und wahrlich deren Zahl war nicht gering! Darunter wahrlich ganz mediokre Subjekte. Aber jeder – auch der schlechteste Praktiker – glaubt eben, es sey nichts leichter als klinischer Lehrer zu seyn. Unter denjenigen, die meine Intervention nachgesucht haben, würde ich nur einen einzigen Ihrer Berücksichtigung für werth erachten können, wenn Mitscherlich nicht so glücklicherweise für Sie die Frage entschieden hätte – und dieser eine wäre der [*Seite 3:*] Dr. Siebert[788] in Bamberg. – Haben Sie nicht Lust, einmal wieder dem Norden zuzusteuern? Im Hause Nro 19 der Thiergartenstraße[789] ist Raum genug, um einen werthen Gast zu beherbergen, den alle seine Verehrer herzlichst willkommen heißen würden. Mit der Bitte, mich Ihrer Frau Gemahlin herzlichst zu empfehlen

Ihr
ergebenster Diener
Dr. Schönlein.

Nr. 106 Brief an Friedrich Wilhelm von Reden[790]

Berlin, 30. März 1844

Euer Wohlgeboren

Gütiges Anerbieten: mir täglich La Presse[791] und die Würzburger Zeitung zukommen zu lassen, nehme ich mit innigstem Danke an und bitte Sie, dem Überbringer dieses die genannten Blätter einhändigen zu lassen.

Hochachtungsvoll
ergebenster
Dr. Schönlein.

788 August Siebert (1805–1855) – deutscher Medizin; Schüler von Schönlein in Würzburg. Verfasser von *Schönlein's Klinik und deren Gegner* (Siebert 1843). Biographische Angaben in ADB 34 (1892), S. 180.

789 Schönleins Wohnadresse in Berlin.

790 Friedrich Wilhelm Otto Ludwig Freiherr von Reden (1804–1857) – deutscher Statistiker und Politiker. Die Angabe, dass der Brief an von Reden gerichtet ist, stammt von der besitzhaltenden Universitätsbibliothek in Uppsala – inwiefern und warum von Reden als Vermittler von Zeitungen aufgetreten sein soll, ist unklar. Da der Briefumschlag nicht mehr zu existieren scheint, könnte auch ein Zuordnungsfehler vorliegen. Biographische Angaben in NDB 21 (2003), S. 241–242; ADB 27 (1888), S. 513–515.

791 Die Tageszeitung *La Presse*, seit 1836 von Émile de Girardin (1806–1881) herausgegeben, gilt als ein Meilenstein der modernen industriellen Presse in Frankreich.

Nr. 107 Brief an Robert Friedrich Froriep[792]

Berlin, 30. Mai 1844

Euer Wohlgeboren

ersuche ich ganz ergebenst, doch so bald als möglich den Geheimrath Dr. Bunsen[793] zu besuchen, den Sie täglich in den Vormittagsstunden bis 10 Uhr in seiner Wohnung – Hotel de Russie[794] – bereit finden, Ihren Besuch zu empfangen. Bunsen hat eine kranke Tochter, gegen deren langwieriges Leiden der Electromagnetismus[795] vielleicht mit einiger Aussicht auf Erfolg versucht werden könnte. In dieser Angelegenheit wünscht der besorgte Vater sich mit Ihnen zu besprechen.

Hochachtungsvoll
ergebenster College
Schönlein.

Nr. 108 Brief an unbekannt[796]

Berlin, 3. Juni 1844

Durch die ganze Reihe an Krankheiten, die schon in den frühsten Lebensjahren anheben und in stetiger Progression unter mannichfaltig verschiedenen Formen bis jetzt fortdauern, zieht sich deutlich als verbindender Faden die Scrophulose,[797] die aber weniger im Drüsensysteme und mehr auf den Schleimhäuten

792 Zu Froriep vgl. oben Fn. 651, S. 144.

793 Wahrscheinlich handelt es sich um Christian Karl Josias von Bunsen (1791–1860), der als preußischer Gesandter in der Schweiz Schönleins Entlassungsverfahren diplomatisch begleitet hatte und seit 1841 preußischer Botschafter in London war – vgl. auch oben Fn. 648, S. 143.

794 Dieses bekannte Berliner Hotel, das später auch „Hotel zur goldenen Sonne" genannt wurde, befand sich in der Straße Unter den Linden, Nr. 23.

795 Als Entdecker der magnetischen Wirkung des elektrischen Stroms gilt der dänische Physiker und Chemiker Hans Christian Ørsted (1777–1851). Nach der Entdeckung Ørsteds fand der Elektromagnetismus vor allem über die Apparate von Michael Faraday (1791–1867) und Andreas Freiherr von Ettinghausen (1796–1878) Eingang in die Medizin. Dass Schönlein diese neuartige Methode spätestens seit den 1840er Jahren in Berlin anwendete, legen die von seinem Berliner Schüler Ludwig Güterbock (1814–1895) herausgegebenen klinischen Vorträge aus jener Zeit nahe – demnach hat Schönlein die Methode unter anderem zur Behandlung von Lähmungserscheinungen und Impotenz eingesetzt (Güterbock und Schönlein 1842, S. 445 f.).

796 Typischer Patientenbrief (Konsultation/Krankengeschichte), den Schönlein wohl für die Patientin zur Weiterbehandlung bei einem anderen Arzt schrieb.

797 Die Scropheln bilden in Schönleins Nosologie eine eigene Familie innerhalb der Klasse der *Hämatosen*, die sich nochmals in drei Gruppen, die *Lymph-Scropheln*, die *Scropheln des*

und im Knochengebilde sich lokalisirte. Die Scrophulose muß entschieden als das […] Grund-Element des vorliegenden Krankheitsfalles betrachtet werden – diesem schließen sich als abgeleitet die mangelhafte Ernährung der Lungen, die irritable Schwäche des ganzen Nervensystems, die durch die Scoliose bedingte anormale [*…ion*], die ferner auf der gleichen Rückgratskrümmung beruhende Dislocation des Herzens und theilweise, selbst des Tract[us] intestinalis an. Beyde zuletzt genannten Momente bedingen ohne Zweifel auch jene in der letzten Zeit aufgetretenen Krampfanfälle, die die Gestalt der Epilepsie zeigen und die ich entschieden als Epilepsia peripherica[798] erklären muß und nicht als E[pilepsia] centralis[799] zugeben kann. Denn die heftige, fast permanente […], an der die Kranke leidet und die für die Annahme einer Epilepsia centralis oder cephalica[800] geltend gemacht werden könnte, ist meiner Ansicht nach blos ein Symptom der allgemeinen [*Seite 2:*] Schwäche und theilweise auch der hartnäckigen Stuhlverstopfung.

Mein Rath geht nun dahin: Vorläufig mit der Anwendung aller Medikamente d. h. […] Mittel, deren die Kranke ohnehin mehr genommen zu haben scheint als ihr zuträglich war, ganz auszusetzen und sich auf eine konsequent durchzuführende, mit Ausdauer zu verfolgende – der Individualität des Falles genau [*anzupassende*] Kaltwasserkur zu beschränken. Wenn das Detail dieser Behandlung auch der Einsicht und erprobten Erfahrung des dirigirenden Arztes anheimgestellt werden muß; so erlaube ich mir doch zu bemerken, 1) daß nach meinem Dafürhalten anfangs die mildeste Form der Anwendung statt finden müßte und nur höchst vorsichtige und genau abgemessene Steigerung fortgeschritten werden dürfe. 2) daß durch lokale Anwendung des kalten Wassers auf Darm (durch Clysmata[801]) und das Herz – als den beyden Lokalisierungsstellen – eingewirkt werden müßte. Nach dem schon einiger Erfolg durch die Kaltwasserkur [*Seite 3:*] erreicht worden ist, möchte ein vorsichtiger Versuch mit kleinen Mengen des Egerfranzens-Brunnens[802] sich wohl der Mühe lohnen.

Schönlein.

Knochensystems und die *Scropheln der Schleimhäute*, untergliedern – vgl. Schönlein 1834, Bd. 3, S. 64–102.

798 Zu Schönleins Begriff der Epilepsie, die er zur Klasse der *Neurosen* rechnet, und seiner Unterscheidung verschiedener Formen der Epilepsie vgl. Schönlein 1834, Bd. 4, S. 170–207; zur *Epilepsia peripherica* a. a. O., S. 200–207.

799 Diese Krankheitsbezeichnung kommt in Schönleins Vorlesungsnachdrucken nicht vor.

800 Zu dieser Art der Epilepsie vgl. Schönlein 1834, Bd. 4, S. 207.

801 „Clysma" = „Einlauf" bzw. „Klistier".

802 Zum Eger Franzensbrunnen vgl. oben Fn. 614, S. 137.

Nr. 109 Brief an unbekannt

Berlin, 16. August 1844

Verehrter Herr College!

Die Verzögerung meiner Antwort auf Ihre gefällige Zuschrift vom 1ten d[es] M[onats] bitte ich gütigst zu entschuldigen. Indem ich den mitgetheilten Brief in der Anlage zurücksende, erlaube ich mir unmaßgeblich folgendes zu bemerken:

1. Die von Ihnen eingeschlagene Anwendung der kalten Fußbäder kann ich nur billigen.
2. möchte es gut seyn, wenn auch wieder von den Klystieren Gebrauch gemacht werden würde.
3. endlich aber die Beschränkung der Seebadkur auf 11 Tage scheint mir durchaus nicht zulässig.

Hochachtungsvoll
Ihr
ergebenster
Dr. Schönlein.

Nr. 110 Brief an unbekannt

Berlin, 14. August 1845

Verehrter Herr College!

Mit großer Freude habe ich Ihre jüngsten Mittheilungen über die rasch fortschreitende Erholung unserer hohen Kranken gelesen. Da die [...]hungen mit Veratrinlösung[803] den erwünschten Erfolg äußern, sonst aber keine anderen Erscheinungen eine besondere ärztliche Hilfe in Anspruch nehmen, so ist meine unmaßgebliche Meinung, es bey der bisherigen Behandlung bewenden zu lassen.

Indem ich Sie bitte, mich Ihrer königl. Hoheit und dem durchlauchtigen Herrn Landgrafen ehrfurchtsvoll zu Füßen zu legen, bin ich mit ausgezeichneter Hochachtung

Ihr
ergebener College
Schönlein.

803 Giftiges Alkaloidgemisch. Hergestellt aus Teilen von Pflanzen der Germergewächse, früher meist aus Samen von *Schoenocaulon officinale (Sabadill)*. In der Heilkunde wurde es äußerlich vor allem bei Lähmungen und Neuralgien eingesetzt, später auch zur Läusebekämpfung.

Nr. 111 Brief an Johann Heinrich Landolt-Rahn[804]

Berlin, 5. September 1845

Verehrter Herr!

Sie werden mir die Frage erlauben: ob in der letzten Zeit nicht eine oder die andere Medaille zu Ehren Schweizerischer Aerzte und Naturforscher angezeigt worden ist? Im bejahenden Falle, bitte ich Sie, mir gefälligst davon ein Exemplar in Silber verkaufen zu wollen. Ihr Herr Schwager Schulthess wird die Güte haben, Ihnen den Betrag dafür zu erstatten. In Genf hat man Decandolle[805] ein Monument errichtet; ist bey dieser Gelegenheit keine Denkmünze erschienen? Sollten Ihnen weniger durch Seltenheit als durch Kunstwerth ausgezeichnete [*Seite 2:*] Stücke besonders in Silber und aus dem 16ten und 17ten Jahrhunderte stammend in guterhaltenen Originalen vorkommen, so bitte ich solche für mich anzukaufen selbst ohne meine Bewilligung abzuwarten in Fällen, wo Gefahr auf Verzug haftet, wie dieses zu meinem Bedauern mit der seltenen Medaille auf Occo geschehen ist. Es würde mich freuen, wenn Sie mir Gelegenheit bieten wollten, hier für die Bereicherung Ihrer Sammlung thätig seyn zu können.

Hochachtungsvoll
Ihr
ergebener
Dr. Schönlein.

Nr. 112 Brief an unbekannt

Berlin, 18. September 1845

Verehrter Herr College!

Meine etwas verspätete Antwort auf Ihre verehrliche Zuschrift vom 12ten S[eptember] müßen Sie dadurch entschuldigen, daß ich erst gestern Ihren Brief fand bey meiner Rückkehr aus Leipzig, bis wohin ich meine Familie begleitete, die meine Mutter[806] in Bamberg besuchen will. So unangenehm nun auch auf den ersten Anblick die neu eingetretenen Erscheinungen am Arm Ihrer königlichen Hoheit seyn mögen, indem dadurch die Rekonvaleszenz[807] in ihrem ra-

804 Johann Heinrich Landolt-Rahn (1792–1847) – Züricher Stadtsäckelmeister.

805 Augustin-Pyrame de Candolle (1778–1841) – Schweizerischer Botaniker und Naturforscher; gründete 1817 den ersten botanischen Garten von Genf; von 1830–1832 Rektor der Genfer Universität, die heute in der nach de Candolle benannten Rue de Candolle liegt. Biographische Angaben im Historischen Lexikon der Schweiz online abrufbar unter: http://www.hls-dhs-dss.ch/textes/d/D15882.php.

806 Zu Margarethe Schönlein siehe oben Fn. 32, S. 59 und Fn. 720, S. 158.

807 Das „z“ nach dem „s“ hat Schönlein über das Wort geschrieben.

schen Fortschreiten etwas verzögert werden kann; so muß ich doch bey einer genauen Erwägung aller Umstände die Ueberzeugung aussprechen, daß diese Phänomene eine kritische Bedeutung haben und damit erst der rheumatisch-gichtische Krankheits-Prozeß zu einem endlichen Abschluß gebracht seyn wird. Mein Rath wäre nun neben der bisher beobachteten Diät die Chinaabkochung, jedoch ohne Zusatz des Extract. Chin.[808] In der gleichen Weise wie bisher fortzugeben, den ödematösen Vorderarm mit trocknen Fomenten[809] aus den Spec. [*Dissolv.*][810] mit etwas Campher zu bedecken; da aber, wo sich die Geschwulst am Oberarm vorfindet ein feucht-warmes Cataplasma aus Leinsamen mit dem Zusatze von Hb. Cicutae[811] anzuwenden.

Mit der Bitte, mich Ihrer königl. Hoheit und den durchlauchtigen Herrschaften ehrfurchtsvoll zu Füßen zu legen

Ihr
ergebenster Diener und
College Schönlein.

Nr. 113 Brief an Johann Albrecht Friedrich von Eichhorn[812]

Berlin, 26. Dezember 1845

Hochwohlgeborener Herr
Hochgeehrter Herr Geheimer Staatsminister!

Indem ich am Jahresschluße meine Leistungen in Euer Excellenz Ministerio[813] überblicke, ist es leider nicht das Gefühl der Zufriedenheit, welches mir dieser Ueberblick gewährt. Ich muß gegen Euer Excellenz das offene Bekenntniß ablegen und als meine innigste Ueberzeugung aussprechen: daß meine amtliche Thätigkeit dem Ministerio sehr wenig Nutzen,[814] mir selbst aber noch weniger Ehre bringt. Eure Excellenz werden mir daher nicht zürnen, wenn ich auf dem Grund dieser Ueberzeugung jetzt schriftlich die schon einigemal an Sie mündlich gestellte Bitte wiederhole:

Euer Excellenz wollten gütigst bey Sr. Majestät unsren Allergnädigsten Herrn beantragen, daß Allerhöchstdieselben mich von den Funktionen eines vor-

808 „Extractum Chinae (fuscae)“ = Chinarindenextrakt.

809 „Fomentum“ = Umschlag; Verband (im übertragenen Sinne auch: „Linderungsmittel“).

810 Lesart unklar – erwarten würde man hier „Resolv.“ oder „Discut.“: „Spec. resolventes/discutientes“ = zerteilende Kräutermischung. Wurde äußerlich in Form von Kräuterkissen bei Entzündungen, Anschwellungen und Verhärtungen angewendet.

811 „Herbae cicutae“ = Blätter des Wasserschierlings (*Cicuta virosa*).

812 Zu Eichhorn vgl. oben Fn. 719, S. 158.

813 Das Ministerium der geistlichen, Unterrichts- und Medizinalangelegenheiten, dem Eichhorn von 1840–1848 als Minister vorstand.

814 Schönlein war am 11.1.1841 als „Geheimer Medicinal- und vortragender Rathe“ bestallt worden – GStA PK, I. HA Rep. 76 Kultusministerium, I Sekt. 31 Lit. S Nr. 44, Bl. 3–5.

tragenden Rathes im Ministerio der Geistlichen- Unterrichts- und Medicinalangelegenheiten zu entbinden in Gnaden geruhen möchten.[815]

[*Seite 2:*] Ich bitte Euer Excellenz die Gesinnungen der hochachtungsvollen Verehrung und den Ausdruck der innigsten Dankbarkeit zu genehmigen, womit ich bin und stets und ewig sein werde

Euer Excellenz
ganz gehorsamster Diener
Dr. Schönlein.

Nr. 114 Brief an Christian Friedrich Schönbein[816]

Berlin, 27. April 1846

Verehrter Herr College!

Mit großem Interesse habe ich aus Ihrer gefälligen Zuschrift vom 20ten M[ärz] ersehen, zu welch wichtiger Entdeckung auf dem Gebiete der Technik Sie durch Ihre rastlosen chemischen Untersuchungen geleitet wurden. Erlauben Sie mir, Ihnen dazu meine herzlichsten Glückwünsche auszusprechen. Ihrem Auftrage gemäß habe ich mit dem Direktor des Finanz-Ministeriums Rücksprache genommen, der nach Mittheilung des Inhaltes Ihres Briefes mir versicherte: daß der Ertheilung eines Patentes[817] innerhalb des preußischen Staates keinerley Hinderniß entgegenstehe. Zu diesem Ende müßten Sie sich aber mit einem Bittgesuche an das hiesige Finanz-Ministerium wenden und diesem Bittgesuche unter Couvert und versiegelt die genaue [*Seite 2:*] Beschreibung Ihres Verfahrens mit Proben beylegen, welche Beylage sodann der technischen Deputation, deren Mitglieder auf die genauste und strengste Geheimhaltung vereidigt sind, zur Prüfung und gutachterlichen Berichte mitgetheilt – wo dann auf dem Grund dieses Gutachtens von dem Finanzminister das nachgesuchte Patent ertheilt wird. Noch muß ich Ihnen bemerken, daß Sie Sich als Unterthan eines deutschen Zollvereinsstaates (und Sie haben ja noch das Indigenat[818] in Würtemberg) ausweißen müßen, denn als Ausländer müßten Sie sonst sich mit einem Inländer associren, auf dessen Namen das Patent ertheilt würde. Kann ich Ihnen in der fraglichen Angelegenheit – oder sonst hier in Berlin [*Seite 3:*] nützlich seyn, so rechnen Sie

815 Es existiert unter der Signatur GStA PK, I. HA Rep. 76 Kultusministerium, I Sekt. 31 Lit. S Nr. 44, Bl. 38 f., ein Konzept zu dem Antwortschreiben Eichhorns, in dem dieser versucht, Schönlein umzustimmen.

816 Christian Friedrich Schönbein (1799–1868) – deutsch-schweizerischer Chemiker und Physiker; Entdecker des Ozons und des Prinzips der Brennstoffzelle. Biographische Angaben in NDB 23 (2007), S. 384–386; ADB 32 (1891), S. 256–259.

817 Es handelt sich wohl um Schönbeins Versuch, ein Patent auf die von ihm entdeckte Schießbaumwolle zu erlangen. Dieser Explosivstoff entsteht, wenn Baumwolle mit Salpetersäure versetzt wird. Siehe auch Darmstaedter 1908, S. 441.

818 „Indigenat“ = Staatsangehörigkeit.

ganz auf meine Bereitwilligkeit und verfügen Sie über meine Dienste, indem Sie mir dadurch Gelegenheit bieten, Ihnen meine Dankbarkeit wie meine Hochachtung thätlich zu beweisen, womit ich bin

Ihr
ergebenster
Dr. Schönlein.

Nr. 115 Brief an Johannes Schulze[819]

Berlin, 12. September 1846

Verehrter Freund!

Sie haben mir schon so viele Beweise wahrer Freundschaft gegeben, daß ich in der Erinnerung mich ermuthigt fühle, Sie zu bitten, mich in den schweren Heimsuchungen der Gegenwart mit Ihrem Rathe zu unterstützen und zu diesem Ende vielleicht noch im Laufe des heutigen Tages mich mit Ihrem Besuche zu beehren.[820]

Ihr
ergebenster
Dr. Schönlein.

Nr. 116 Brief an unbekannt[821]

Berlin, 13. September 1846

Verehrter Freund!

Der Unglücksschlag ist gefallen. Meine gute Frau ist gestern wenige Minuten

819 Johannes Schulze (1786–1869) – deutscher Theologe, Philologe und Pädagoge; vortragender Rat und geheimer Oberregierungsrat im Ministerium der geistlichen, Unterrichts- und Medizinalangelegenheiten. Biographische Angaben in NDB 23 (2007), S. 726–727; ADB 33 (1891), S. 5–18. Dieser Brief befindet sich als Faksimile in der Buchmitte abgedruckt.

820 Schönlein spielt hier auf den Tod seiner Ehefrau Therese Schönlein, geb. Heffner (1800–1846), an, die am 12.9.1846 an Typhus verstarb.

821 Das Autograph trägt den Stempelaufdruck „Parthey“ – dies könnte entweder ein Besitznachweis sein oder aber auf den Adressaten hindeuten. Infrage käme in beiden Fällen Gustav Parthey (1798–1872), deutscher Philologe, Kunsthistoriker und Leiter der „Nicolai’schen Buchhandlung“ in Berlin. Biographische Informationen in ADB 25 (1887), S. 189–191.

nach Mitternacht verschieden.[822] Haben Sie nun die Güte, das Verabredete zu veranlassen.

Ihr
unglücklicher Freund
Schönlein.

Nr. 117 Brief an unbekannt

Berlin, 13. November 1846

Verehrter Herr Justizrath![823]

Mit dem größten Vergnügen würde ich der gütigen Einladung folgen, mit der Sie mich beehrten; wenn nicht die Pflicht, an diesem Tage bey der Gratulationskur der Königin[824] und dem Festdinér zu Charlottenburg zu erscheinen, [*hemmend*] dazwischentrete.

Mit ausgezeichneter Hochachtung
Ihr
ergebenster
Dr. Schönlein.

Nr. 118 Brief an Luise Elkan[825]

Berlin, 10. September 1847

Verehrtes Fräulein!

„Was heute nicht geschieht, ist morgen nicht gethan!" Wie wahr dieser Ausspruch Ihres Weimarer Altmeisters[826] sey habe ich leider nimmer lebhafter empfunden, als in diesem Augenblicke; denn indem ich mich anschicke endlich ein-

822 Vgl. hierzu auch in dieser Edition den Brief Nr. 115, S. 176.
823 Nicht identifiziert.
824 Elisabeth Ludovika von Bayern (1801–1873) heiratete am 29.11.1823 den Thronfolger und späteren König von Preußen Friedrich Wilhelm IV. (1795–1861). Elisabeth wurde am 13.11.1846, dem Tag der Briefentstehung, 45 Jahre alt.
825 Luise Elkan (1816–1882). Luises Vater Julius Elkan (1779–1839) war jüdischer Bankier in Weimar (1779–1839); 1854 heiratete Luise den Hofbankier und Kommerzienrat Hermann Moritz (1820–1885), der das Bankhaus 1854 übernahm. Zur Familie Elkan vgl. auch Schmidt 1993, S. 68 f.
826 Gemeint ist Johann Wolfgang von Goethe (1749–1832), von dem auch das Zitat am Briefanfang stammt.

mal Ihre Fragen zu beantworten erhalte ich vom Könige[827] den Befehl nach dem Rhein zu gehen und finde gerade noch soviel Zeit, Ihnen zu versprechen, die ersten freien Augenblicke in Düsseldorf zu benutzen, um mich meiner auffallenden Verpflichtungen gegen Sie zu erledigen.

Mit Hochachtung
ergebenster
Dr. Schönlein.

Nr. 119 Brief an Johann Albrecht Friedrich von Eichhorn[828]

Berlin, 13. August 1847

Hochgebietender Herr Minister!

Euer Excellenz bitte ich ganz gehorsamst: mir einen 6 wöchentlichen Urlaub zu einer Reise nach Bamberg gütigst zu bewilligen, da durch den Tod meiner lieben Mutter meine Gegenwart dort nöthig geworden ist.[829] In der Hoffnung gnädiger Bittgewährung

Euer Excellenz
ganz gehorsamster Diener
Dr. Schönlein.

Nr. 120 Brief an Johann Friedrich Dieffenbach[830]

[Berlin, ca. 1840–1847]

Seinen Kollegen Dr. Dieffenbach ersucht der ergebenst Unterzeichnende mit ihm gefälligst zu einer Consultation bey Hr. v. [*Winterlin*][831] (Louisen St. N. 13 1. Treppe) zusammenzutreten. Vielleicht möchte morgen (Freytag) um 12 Uhr Mittag ihm gelegen seyn.

Schönlein.

827 Friedrich Wilhelm IV. von Preußen (1795–1861).

828 Zu Eichhorn vgl. oben Fn. 719, S. 158.

829 Zu Schönleins Mutter Margarethe Schönlein siehe auch oben Fn. 32, S. 59 und Fn. 720, S. 158.

830 Zu Dieffenbach vgl. oben Fn. 67, S. 65. Der Brief wirkt deutlich distanzierter als die anderen erhaltenen Briefe Schönleins an Dieffenbach und lässt darauf schließen, dass sich beider Verhältnis im Laufe der Zeit abgekühlt hat (vgl. in dieser Edition auch die Briefe Nr. 57, S. 126; Nr. 74, S. 145 und Nr. 75, S. 146).

831 Nicht identifiziert. Auch mit Hilfe der historischen Berliner Adressbücher ließ sich die Person nicht identifizieren: http://www.zlb.de/besondere-angebote/berliner-adressbuecher.html.

Nr. 121 Brief an unbekannt

[Berlin, ca. 1849][832]

Verehrte Frau Assessorin!

Es ist wahrlich einmal hohe Zeit, Ihnen für die gütige Besorgung meiner Bamberger Angelegenheiten meinen herzlichsten Dank auszusprechen. Die Rechnungen habe ich erhalten und dieselben ganz richtig befunden. Da ich mit den Kindern zum Herbste – wenn Gott will – nach Bamberg kommen werde, so können wir mit Muße alle weitern Anordnungen und Einrichtungen besprechen. Vorläufig erlaube ich mir nur über die 25 Friedrich d'or – die Sie schon wiederholt anfragen ließen – zu verfügen.[833] Ich hatte eine Wette von 50 Friedrichsdor mit einer Freundin gemacht und solche auch glücklich zu [*Seite 2:*] Neujahr gewonnen. Die eine Hälfte bekam das hiesige katholische Krankenhaus,[834] die andere sollte zu milden Zwecken in meiner Vaterstadt nach meinem Ermessen verwendet werden. Ich bitte Sie demnach 15 Stück der Kleinkinder-Bewahranstalt[835] und die übigen 10 Stücke dem Frauen-Vereine[836] zu übergeben und sich gefälligst darüber Quittung nach folgender Form ausstellen zu lassen:

> „Von einer ungenannten Dame durch Dr. Schönlein 15 Stück Friedrichsdor erhalten zu haben – bescheinigt“

Diese Quittungen werde ich bey meiner Hinauskunft in Empfang nehmen. Ihrem Mann wollen Sie – mit herzlichem Gruße – sagen, daß ich die Interessen der von ihm empfohlenen [*Wildberger*][837] stets im Auge behalten werde [*Seite 3:*] und hoffe, ihm bald thätigen Beweis geben zu können.

Mit ausgezeichneter Hochachtung
Ihr
ergebenster Diener
Dr. Schönlein.

832 Auf der Rückseite des Briefes steht von unbekannter Hand mit Bleistift die Datumsangabe „1849“ geschrieben.

833 Friedrich d'or – Preußische Goldmünze im Wert von 5 2/3 Talern.

834 Gemeint ist das 1846 in Berlin gegründete St. Hedwig-Krankenhaus.

835 Zu dieser Anstalt vgl. Händel 1997.

836 Hier ist wahrscheinlich der 1830 gegründete Bamberger „Frauen-Verein für bedrängte Wöchnerinnen und verarmte Hausarme“ gemeint, der auch maßgeblich an der Gründung der Kleinkinderbewahranstalt beteiligt war.

837 Nicht identifiziert.

Nr. 122 Brief an Adalbert von Ladenberg[838]

Berlin, 19. Juli 1849

Hochgebietender Herr Minister!

Meine Gesundheits-Umstände gebieten mir dringend, eine Badekur zu unternehmen. Daher wage ich die ganz gehorsamste Bitte an Euer Excellenz zu stellen, mir zu diesem Behuf einen 8 wöchentlichen, am Ende des laufenden Monats beginnenden, Urlaub gütigst zu bewilligen.

Ehrfurchtsvoll
Euer Excellenz
ganz gehorsamster Diener
Dr. Schönlein.

Nr. 123 Brief an Chr. H. Dedel[839]

[Berlin, vor 1850][840]

Die Neuralgia meseraica[841] der M. M.[842] scheint mir doch mit unentwickelten Mastdarmhämorrhoiden im Causalnexus zu stehen. Mein unmaßgeblicher Rath wäre demnach durch abendliche Sitzbäder in einem Infuso Achill. Millefol.[843] und taugliche Visceralklystiere auf die Entwicklung von Mastdarmhämorrhoiden zu wirken und gegen die Neuralgie die Solution des Extract. Belladonn.[844] in [*Aqua*] Laurocerasi[845] anzuwenden.

Schönlein.

838 Adalbert von Ladenberg (1798–1855) – preußischer Politiker; Minister der geistlichen, Unterrichts- und Medizinal-Angelegenheiten (1848–1850).

839 Der Brief ist an „Chr. Dedel Gasthof zum Kronprinzen in Berlin" adressiert. Chr[*istian*] H. Dedel (keine Lebensdaten) – Gasthofbesitzer; führte das Hotel in der damaligen Königstraße von 1834–1849 (danach an Moritz Stöcker übergeben).

840 Der Brief wird zwischen 1840 und 1850 entstanden sein – 1849 gab Dedel die Hotel- und Gasthofleitung auf, siehe auch oben Fn. 839.

841 Auch *Neuralgia mesenterica* genannt. Nach Schönleins Klassifikationssystem gehört diese Krankheitsgattung zur Klasse der (somatischen) *Neurosen*, zur Familie der *Neuralgien* und zur Gruppe der *Bauchnervenneuralgien*. Schönlein verortet ihren Sitz im *Plexus mesentericus superior* – er unterscheidet sie von der eigentlichen *Enteralgie* bzw. *Colik* (Schönlein 1834, Bd. 4, S. 73 f.).

842 Möglicherweise Abkürzung für „Mademoiselle".

843 „Achillea millefolium" = Gemeine Schafgarbe.

844 „Extractum Belladonnae" = Extrakt aus (den Blättern oder Wurzeln) der Tollkirsche.

845 „Aqua Laurocerasi" = Kirschlorbeerwasser. Im Text steht das pharmazeutische Symbol für *Aqua*.

Nr. 124 Brief an unbekannt

Berlin, 16. März 1850

Verehrtester Herr Geheimer Cabinettsrath![846]

In der Anlage habe ich die Ehre Euer Hochwohlgeboren dies Bittgesuch an Sr. Majestät[847] – die Regelung meiner Pensions-Berechtigung – zu überreichen. Doch erlaube ich mir den Inhalt desselben ergänzend die ergebenste Bitte an Sie zu richten, daß im Falle gnädigster Bittgewährung die Bestimmungen sich nicht auf [*die*][848] Professorsbesoldung beschränken, sondern auch auf die übrigen ohne mein Zuthun[849] blos durch die Gnade Sr. Majest[ät] mir übertragenen Ämter [*und*][850] das damit verbundene Gehalte erstrecken möchten.

Mit der ausgezeichnetsten Hochachtung
Euer Hochwohlgeboren
ergebenster Diener
Dr. Schönlein.

Nr. 125 Brief an Friedrich Wilhelm IV. von Preußen

Berlin, 16. März 1850

Allergnädigster König und Herr!

Als ich dem Rufe an die Berliner Hochschule folgte, hatte ich in dem guten Glauben, daß in Preußen die Pensionierung der vom Auslande berufenen Professoren ganz in gleicher Weise wie an den Universitäten anderer deutscher Staaten – namentlich Bayerns – geschehe, durchaus unterlassen, irgendwelche auf diesen Punkt bezügliche Bedingungen in den Unterhandlungen mit dem Ministerium Altenstein zu stellen. Selbst als ich später von dem Pensions-Reglement vom 30. April 1825[851] mit seinen namentlich in § 6 und 15[852] meine Interessen höchst

846 Nicht identifiziert. Möglicherweise an ein Mitglied des damaligen Finanzministeriums adressiert.

847 Dieses Gesuch ist erhalten unter GStA PK, I. HA Rep. 76 Kultusministerium, I Sekt. 31 Lit. S Nr. 44, Bl. 56 – vgl. in der vorliegenden Edition Brief Nr. 125, S. 181.

848 Den eingefügten Artikel würde man hier erwarten – wahrscheinlich vom Abschreiber versehentlich vergessen.

849 Unterstreichung durch den Abschreiber, möglicherweise auch im Original.

850 Siehe oben Fn. 848.

851 Das preußische Pensionsreglement wurde abgedruckt in den *Annalen der preußischen inneren Staats-Verwaltung*, Bd. 16, 1832, Heft 4, S. 843–854. Vgl. hierzu auch Augar 1925, S. 43–88.

852 Nach § 6 des Reglements („Nähere Bestimmung über die Dauer der Dienstzeit“) erwarb ein Staatsbeamter in der Regel erst nach 15 Jahren Dienstzeit Anspruch auf Pensionsbezug. Nach § 15 des Gesetzes („Berechnung des Dienstgenusses“) wären Gehaltsteile, die dem

gefährdenden Bestimmungen Kenntniß erhielt, glaubte ich mich im unbegränzten Vertrauen auf Euer Majestät Gnade und Gerechtigkeit beruhigen zu können. Nachdem aber das neue Staats-Grundgesetz den Pensions-Etat der Kognition und Prüfung der Kammern unterstellt, so finde ich es doch für räthlich an Eure Königl. Majestät die allerunterthänigste Bitte zu stellen:

daß allerhöchstdieselben die nachträgliche Regelung meiner Pensionsberechtigung und eventualiter die Pensions-Quote im Hinblicke auf die § 6 und 15 des Pensions-Reglements vom 30. April 1825 allergnädigst befehlen wollen. [*Seite 2:*]

In der Hoffnung allergnädigster Bittgewährung verharre ich Eurer königlichen Majestät allerunterthänigst-treugehorsamster Dr. Schönlein.[853]

Nr. 126 Brief an unbekannt

Berlin, 10. April 18[*5*]1[854]

Euer Wohlgeb[oren]

Sende ich die zur Ansicht mitgetheilten Pestschriften mit dem Bemerken zurück, daß ich die Mehrzahl derselben schon besitze. Nur die von mir mit Rothstift bezeichneten bin ich zu einem niedern Preis anzukaufen geneigt, doch muß ich Sie ersuchen, die Preise zu specificiren, da ich nicht Lust habe, en bloc zu kaufen

ergebener Dr. Schönlein.

Beamten auf königlichen Beschluss als Zulage bewilligt worden waren, nicht Grundlage für die Berechnung der späteren Pension gewesen – Schönlein spielt hier wohl auf die Zulagen an, die er unter anderem aufgrund seiner Tätigkeit als königlicher Leibarzt erhielt. Die Höhe der Pension war generell wie folgt geregelt (nach § 12): nach 15–19 Dienstjahren betrug sie 25 %, nach 20–29 Dienstjahren 37,5 %, nach 30–39 Jahren 50 %, nach 40–49 Jahren 62,5 % und nach 50 und mehr Dienstjahren 75 % des vormaligen Diensteinkommens. Schönlein hoffte daher auf Anrechnung seiner Züricher und Würzburger Dienstjahre.

853 Es existiert das Konzept eines Schreibens an Schönlein vom 31.5.1850 mit Bezugnahme auf Schönleins Bitte vom 16.3.1850 (unterzeichnet vom Minister der geistlichen Angelegenheiten und vom Finanzminister): Schönleins vorherige Dienstzeiten sollen demnach bei der Berechnung seiner künftigen Pension berücksichtigt werden; weiterhin wird hier erwähnt, dass das von Schönlein zitierte Pensionsreglement für Civil-Staatsdiener vom 30.4.1825 für Universitätslehrer nicht gelte – für diese bestehe zur Zeit kein eigenes Pensionsreglement, vielmehr sei bislang so verfahren worden, dass solche Personen bis zu ihrem Ableben regulär besoldet wurden (GStA PK, I. HA, Rep. 76 Kultusministerium I, Sekt. 31 Lit. S, Nr. 44, Bl. 57 f.).

854 Lesart nicht eindeutig – möglicherweise datiert der Brief auch auf das Jahr 1841.

Nr. 127 Brief an Karl Otto von Raumer[855]

Berlin, 19. Juli 1851

Hochgebietender Herr Staats-Minister!

Meine in der letzten Zeit sehr leidende Gesundheit nöthigt mich an Eure Excellenz die ganz gehorsamste Bitte zu richten: mir zum Behufe einer Badekur einen acht-wöchentlichen Urlaub geneigtest ertheilen zu wollen. Zum Antritte desselben möchte ich gerne den Moment der Abreise Ihrer Majestäten, allerhöchstwelche die erbetene Erlaubniß auch schon allergnädigst gegeben haben, benutzen.

Ehrfurchtsvoll
Euer Excellenz
gehorsamster
Dr. Schönlein.

Nr. 128 Brief an unbekannt

(Bad) Reichenhall, 1. September 1851

Verehrtester Herr Graf!

Der Brief, mit dem mich Euer Hochwohlgeboren unter dem 21ten v[origen] M[onats] von Darmstadt aus beehrten, wurde mir am 30ten Abends bey meiner Ankunft in Reichenhall behändigt. Mit innigster Freude habe ich daraus entnommen, daß die in Homburg gebrauchte Brunnenkur einen so höchst günstigen Einfluß auf das Befinden Sr. Königl. Hoheit[856] ausgeübt hat. Diese glückliche Errungenschaft zu erhalten und womöglich noch zu befestigen, wird nun die nächste Aufgabe seyn. Um zu diesem Ziele zu gelangen halte ich auch jetzt noch einen Winteraufenthalt in Italien für das sicherste und zuverlässigste Mittel. Die feuchtkalte Nebelluft des Berliner Herbstes und Frühlings hat sich bisher besonders nachtheilig für die Gesundheit S. K. H.[857] bewiesen. Dazu kommen in Berlin

855 Karl Otto von Raumer (1805–1859) – preußischer Politiker; Kultusminister im Ministerium der geistlichen, Unterrichts- und Medizinalangelegenheiten (1850–1858). Biographische Angaben in NDB 21 (2003), S. 204–205; ADB 27 (1888), S. 418–420.

856 Da im weiteren Briefverlauf von Berlin als Wohnort die Rede ist, dürfte es sich wohl um einen der drei Brüder von Friedrich Wilhelm IV. von Preußen handeln: Wilhelm Friedrich Ludwig von Preußen (1797–1888), Friedrich Carl Alexander von Preußen (1801–1883) oder Friedrich Heinrich Albrecht von Preußen (1809–1872).

857 Sicherlich nicht von Schönlein, sondern vom Abschreiber gebrauchte Abkürzung für „Sr. Königl. Hoheit".

nach anderweitige [*ungünstige*][858] Einflüsse, die aus der hohen Stellung des Prinzen sich ergeben und solche unabwendbar sind und die Sie, Herr Graf!, besser kennen als ich sie Ihnen zu schildern vermag. Sollte S. K. H. meinen ärztlichen Rath einer Beachtung würdigen; so würde ich Rom als den geeignetsten Ort zu einem solchen Winteraufenthalt bezeichnen müssen. Die klimatischen Verhältnisse Roms, seine geselligen Bezüge[859] und die Gegenwart eines tüchtigen deutschen Arztes (Geh. Rat Dr. Alertz,[860] Leibarzt des hochseeligen Prinzen Heinrichs v. Preußen[861]) werden diese Empfehlung rechtfertigen.

Mit der Bitte: mich Sr. Königl. Hoheit zu Füßen zu legen, habe ich die Ehre mit innigster Hochachtung und Verehrung zu seyn

Euer Hochwohlgeboren
ergebenster Diener
Dr. Schönlein.

Für den Fall, daß Sie – Herr Graf! – mir in dieser Angelegenheit noch weitere Mittheilungen zu machen veranlaßt seyn könnten, erlaube ich mir ergebenst zu bemerken, daß ich am 10ten in Bamberg eintreffen werde, dort bis zum 22ten zu verweilen und am 26ten in Berlin zurückzuseyn gedenke. S.

Nr. 129 Brief an unbekannt

Basel, 20. September 1851

Verehrtester Herr College!

Zur Erneuerung unserer in Stachelberg[862] gemachten Bekanntschaft sollen diese Linien dienen, wie auch zur Einführung meines Freundes Herrn Medizinalrathes Jäger[863] aus Stuttgart, der sich einen Tag in Zürich aufzuhalten gedenkt. –

858 In der Abschrift steht „günstige", aus dem Sinnzusammenhang heraus müsste es aber wohl eher „ungünstige" heißen.

859 Vom Abschreiber wurde an dieser Stelle als alternative Lesart „Beziehungen?" in Klammern gesetzt.

860 Clemens August Alertz (1800–1866) – deutscher Arzt. Alertz war seit 1836 päpstlicher Leibarzt in Rom, zunächst von Gregor XVI. (1765–1846), dann von Pius IX. (1792–1878). Gleichzeitig konnte er Leibarzt des Prinzen Heinrich von Preußen sein, da dieser seit 1819 in Rom residierte.

861 Friedrich Heinrich Karl von Preußen (1781–1846) – Bruder von Friedrich Wilhelm III. von Preußen.

862 Ehemaliges in Linthal (Dorf im Kanton Glarus) gelegenes Kurbad, das aufgrund seiner schwefelhaltigen Quellen geschätzt wurde – um 1830 eröffnet. 1914 wurde der Kurbetrieb wegen Konkurses eingestellt.

863 Zu Georg Friedrich von Jäger (1785–1866) vgl. oben Fn. 267, S. 95.

Beigelegte Abhandlungen werden Sie vielleicht durchblättern und hoffentlich das Eine oder andere finden, was Ihnen einiges Interesse gewährt.

Mit aller Freundschaft und Hochachtung
ganz der
Ihrige
Schönlein.

Nr. 130 Brief an unbekannt

Berlin, 30. [*November*][864] 1851

Hochgebietender Herr Minister![865]

In Folge der mir gestern hochgeneigtest bewilligten Unterredung sehe ich mich – zu meinem innigsten Bedauern – veranlasst, Euer Excellenz mein unter dem 15. [*August*][866] [...] bei Sr. Majestät dem Könige eingereichtes Bittgesuch um gnädigste Versetzung in den Ruhestand ganz gehorsamst in Erinnerung zu bringen.[867] Da meine ohnehin schwankende Gesundheit durch die traurigen Ereignisse der neusten Tage[868] in einer Weise alterirt ist, daß meine Kräfte nicht mehr den Funktionen genügen, mit denen die Gnade Sr. Majestät mich betraut hat.

In innigster Verehrung
Euer Excellenz
gehorsamster Diener
Dr. Schönlein.

864 Vom Abschreiber als unsichere Lesart markiert.

865 Sollte die Datierung des Briefes korrekt sein, dürfte es sich beim Empfänger um Karl Otto von Raumer handeln, der im Jahr 1851 das Ministerium der geistlichen, Unterrichts- und Medizinalangelegenheiten leitete. Zu Raumer vgl. Fn. 855, S. 183.

866 Siehe oben Fn. 864.

867 Schönlein bat bereits 1850 darum, seine Pensionsansprüche prüfen zu lassen, wie die beiden hier abgedruckten Briefe vom 15.3.1850 bezeugen (vgl. Brief Nr. 124, S. 181 und Nr. 125, S. 181). Im Oktober 1850 wird zudem die Nachricht verbreitet, Schönlein wolle Berlin verlassen, um sich in einer kleinen Universitätsstadt niederzulassen (z. B. in der *Pfälzer Zeitung* vom 13.10.1850, Nr. 169, S. 3: unter „Berlin"). Bestätigt wird dies u. a. in der *Neuen Speyerer Zeitung* vom 7.1.1851 (Nr. 6, S. 22), wo von Ostern 1851 als Abschiedsdatum die Rede ist. In der *Deutschen Klinik* vom 18.1.1851 (Bd. 3, Nr. 3, S. 32) wird dies jedoch als Gerücht dementiert. Dass diese „Gerüchte" durchaus einen wahren Kern hatten, zeigen die hier abgedruckten Briefe.

868 Unklare Anspielung. Möglicherweise hatte sich Schönlein eine ernsthaftere Erkrankung zugezogen.

Nr. 131 Brief an Karl Otto von Raumer[869]

Berlin, 8. August 1852

Hochgebietender Herr Staats-Minister!

Ich erlaube mir bey dem Eintritte der Ferien an der königl. Universität Euer Excellenz die ganz gehorsamste Bitte vorzutragen: mir zu einer Erholungs-Reise einen 6 wöchentlichen Urlaub geneigtest bewilligen zu wollen.

In ehrfurchtsvoller Ergebenheit
Euer Excellenz
ganz gehorsamster
Dr. Schönlein.

Nr. 132 Brief an Karl Otto von Raumer[870]

Berlin, 3. August 1853

Hochgebietender Herr Staats-Minister!

Sr. Maj. der König der Niederlande[871] haben geruht, mich zum Commandeur[872] mit dem Sterne des Ordens der Eichenkrone,[873] Sr. Maj. der König von Bayern[874] zum Commandeur des Verdienstordens vom Hl. Michael[875] sowie Sr. Hoheit der Herzog von Sachsen-Meiningen[876] gleichfalls zum Commandeur des Ernestinischen Hausordens[877] zu ernennen.

Indem ich die auf diese Ernennungen bezüglichen Dokumente – mit Ausnahme der bayrischen Dekoration für welche mir ein solches Dokument nicht zugekommen ist – Euer Excellenz überreiche, verbinde ich damit die ganzgehorsamste Bitte: bey Sr. Maj. unserem allergnädigsten König und Herrn die

869 Zu Raumer vgl. oben Fn. 855, S. 183.

870 Zu Raumer vgl. oben Fn. 855, S. 183.

871 Zum Zeitpunkt der Briefentstehung war Wilhelm Alexander Paul Friedrich Ludwig von Oranien-Nassau alias Wilhelm III. (1817–1890) König der Niederlande (Wilhelm III.).

872 Begriff aus der Ordenskunde: mittlere Stufe eines mehrstufigen Verdienstordens.

873 Der Orden der Eichenkrone wurde am 29.12.1841 durch König Wilhelm II. der Niederlande (1792–1849) gestiftet; vgl. auch Schoos 1990, S. 199–214.

874 Maximilian II. Joseph von Bayern (1811–1864).

875 Verdienstorden vom Heiligen Michael – am 29.9.1693 als „Orden vom Heiligen Michael“ gegründeter, von Ludwig I. von Bayern (1786–1868) im Jahr 1837 aufgehobener und daraufhin zum „Verdienstorden“ umdeklarierter Ritterorden.

876 Bernhard II. Erich Freund, Herzog von Sachsen-Meiningen (1800–1882).

877 Herzoglich-Sachsen-Ernestinischer Hausorden – gemeinsamer Staatsorden der thüringischen Herzogtümer Sachsen-Altenburg, Sachsen-Coburg und Gotha sowie Sachsen-Meiningen.

Erlaubniß zur Annahme dieser Ordensdekorationen hochgeneigtest [*erreichen*] zu wollen.

Euer Excellenz
gehorsamster Diener
Dr. Schönlein
Geheimer Obermedicinalrath und Leibarzt
Sr. Maj. des Königs.

Nr. 133 Brief an Karl Otto von Raumer[878]

Berlin, 8. August 1853

Hochgebietender Herr Staats-Minister!

Da ich zur völligen Wiedererlangung meiner Gesundheit eine Badekur für dringend nothwendig erachte; so wage ich an Euer Excellenz die gehorsamste Bitte zu richten: mir zu diesem Behufe einen 5 wöchentlichen Urlaub hochgeneigtest bewilligen zu wollen.

In der Hoffnung gütigster Bitt-Bewilligung
Euer Excellenz
gehorsamster Diener
Dr. Schönlein
Geheimer Ober-Medicinalrath und Leibarzt
Sr. Maj. des Königs.

Nr. 134 Brief an Alexander Mendelssohn[879]

Berlin, 15. März 1854

Verehrter Herr und Gönner!

Die Hoffnung, Ihrer gütigen Einladung für Morgen folgen zu können, ist leider zu Wasser geworden. Starke Heiserkeit, quälender Husten, Fieberschauer zwingen mich, nahezu den ganzen Tag im Bette zu verbringen. Dem Ausdrucke des Schmerzes über soviel Mißgeschick kann ich nur die Gefühle des Dankes und

878 Zu Raumer vgl. oben Fn. 855, S. 183.

879 Alexander Mendelssohn (1798–1871) – deutsch-jüdischer Bankier. Mendelssohn war auch mit Alexander von Humboldt näher bekannt. Biographische Angaben unter: http://de.wikipedia.org/wiki/Alexander_Mendelssohn.

der Verehrung beygesellen, womit ich mit meinen Töchtern mich Ihnen und Ihrer hochverehrten Frau Gemahlin empfehle.

Euer Hochwohlgeboren
ergebenster Diener
Dr. Schönlein.

Nr. 135 Brief an Gustav Veit[880]

Berlin, 1. April 1854

Euer Wohlgeboren

Muß ich noch nachträglich bemerken, daß bey Fräulein Mariane v. Det.[881] an der Spitze der einen (wenn ich nicht irre linken) Lunge die Athmungsgeräusche schwach und unbestimmt, und in Verbindung mit einem trockenen – besonders nach dem Erwachen – eintretenden Husten denn doch wohl eine scharfe Berücksichtigung verdienen möchte.

Hochachtungsvoll
ergebenster College
Schönlein.

Nr. 136 Brief an unbekannt

Berlin, 16. August 1854

Verehrtester Herr und Freund!

Wie es scheint, so sind Sie in Basel mit den leidigen Schrecken glücklich davongekommen; da die Cholera in Strasburg[882] erloschen und somit die Gefahr der Uebertragung von dort beseitigt ist. Da Sie aber wünschen, doch für jeden Fall die Art und Weise zu erfahren – wie ich und meine Freunde hier in Berlin bey den mehrjährigen Heimsuchungen der Seuche uns frisch und gesund erhalten haben, so will ich Ihnen gerne in wenigen Worten das eben nicht sehr schwere Kunststück beschreiben.

880 Laut Angabe der besitzhaltenden Universitätsbibliothek Uppsala ist ein „Dr. Veit“ der Adressat gewesen. Es handelt sich wahrscheinlich um Gustav Veit (1824–1903) – deutscher Geburtshelfer und Gynäkologe. Veit hielt sich bis 1854 in Berlin auf, wo er 1853 habilitiert wurde, und war danach in Rostock und Bonn tätig. Biographische Angaben bei Engel 1983.

881 Nicht identifiziert.

882 Gemeint ist wohl Strasbourg, das damals meist „Straßburg“ geschrieben wurde – Schönlein nutzt hier eine deutsch-französische Mischform.

Vor allem hüte man sich vor allen sogenannten Praeservativen! sondern lebe einfach nach früher gewohnter Weise – immer müssen Salade – Gurken – frisches Obst und alle fetten Speisen vom Tische verbannt werden – zum Getränke leichter Rothwein mit 3 Theilen Wasser verdünnt. Vor allem aber Mäßigkeit im Essen und Trinken; denn [*Seite 2:*] ich habe die Krankheit häufiger entstehen sehen durch Überfressen als durch schlechtes Essen. Eine ebenso häufige Veranlassung zum Ausbruche der Krankheit als die Diätfehler bieten Verkältungen und Durchnässungen besonders der Füße – die man daher sorgfältig vermeiden muß – aber ohne deshalb in den entgegengesetzten Uebelstand, einer zu ängstlichen oder gar schweißtreibenden Bekleidung und Verhüllung zu verfallen.

Das Tröstlichste aber an der Sache ist, daß jenem Zustande, welchen man gewöhnlich Cholera nennt, immer sichere Warnungszeichen – wenigstens 24 Stunden oft aber auch mehrere Tage vorausgehen, die das 1te Stadium der Krankheit bilden und die richtig erkannt und behandelt, immer wohl Heilung zulassen. Diese Zeichen sind die Diarrhoen – bald mit bald ohne Leibschmerz eintretend – aber immer mit einem großen Gefühl von Mattigkeit und Hinfälligkeit verbunden, sowie von Kühlwerden der Hände und Füße begleitet. Wie diese Zustände [*Seite 3:*] eintreten – sogleich zu Bette legen, strengste Diät auf schleimige Suppen beschränkt, zum Getränke dünne Reisabkochung mit Zusatz von wenigem Rothwein, Bedecken des Unterleibs mit einem Chamillen-Cataplasma, als Arzney einige Tropfen Opium-Tinctur im Pfeffermünzwasser. Bey dieser Behandlung ist meistens in 24 Stunden die Gefahr beseitigt, aber der Rekonvalescent wird gut thun, noch einige Tage das Zimmer zu hüten und eine strenge Diät zu beobachten.

Mit dem Wunsche, daß Sie niemals in den Fall kommen möchten, von diesen Vorschriften Gebrauch machen zu müssen

Ihr
ergebenster Dr. Schönlein.

Unter den gegenwärtigen Verhältnissen halte ich es für das Beste, daß Sie gerade ins Seebad gehen, ohne vorher die Laxirwasser[883] von Kissingen[884] oder Homburg[885] zu trinken!

883 Zur inneren Anwendung getrunkene Mineralwasser, insbesondere zur Beförderung des Stuhlgangs („laxieren“ = „abführen“).

884 Kissingen war damals für den Ragozi- (auch: Ragoczy-), den Pandur- und den Maxbrunnen bekannt – die daraus entspringenden Mineralwasser wurden sowohl zu Bade- als auch Trinkkuren genutzt. Die Bezeichnung „Laxi(e)rwasser“ wurde oft synonym für den Ragozibrunnen gebraucht.

885 Zur Geschichte des Kurorts Bad Homburg siehe auch Körber 2002, S. 88–93.

Nr. 137 Brief an Karl Otto von Raumer[886]

Berlin, 1. September 1854

Hochgebietender Herr Staats-Minister!

Ich bitte Euer Excellenz, mir einen 4 wöchentlichen Urlaub zum Behufe einer Erholungs-Reise hochgeneigtest bewilligen zu wollen.[887]

Mit innigster Verehrung
Euer Excellenz
gehorsamster Diener
Dr. Schönlein.

Nr. 138 Brief an Friedrich Ludwig von Schoeler[888]

Berlin, 27. März 1855

Verehrter Herr und Gönner!

Die mir von Euer Hochwohlgeboren ertheilte Erlaubniß benützend überreiche ich Ihnen in der Anlage das Bittgesuch an Sr. Maj. den König.[889] Indem ich dasselbe Ihrem mächtigen Schutze empfehle, habe ich die Ehre mit ausgezeichneter Hochachtung zu sein

Euer Hochwohlgeboren
gehorsamer Diener
Dr. Schönlein.

886 Zu Raumer vgl. oben Fn. 855, S. 183.

887 Schönlein hat die Zusage anscheinend nicht abgewartet, auf dem Gesuch findet sich der Vermerk: „Nachträglich zu den Acten mit dem Bemerken, daß der Herr Schönlein die beabsichtigte Reise heute schon angetreten hat. B. a. 2/9 54."

888 Friedrich Ludwig (Robert Johann) von Schoeler (1797–1869) – preußischer General; Chef des preußischen Militärkabinetts (1848–1857). Biographische Angaben unter: http://de.wikipedia.org/wiki/Friedrich_Ludwig_von_Schoeler.

889 Die Anlage ist nicht erhalten. Wahrscheinlich handelte es sich bei dem Gesuch um Schönleins Bitte, seinen Sohn Philipp vom Militärdienst freizustellen, damit dieser seine geplante Forschungsreise nach Liberia antreten konnte. Wie aus einem Brief an Schönlein vom 2.4.1855 vom Generalkommando des 3. Armee-Corps hervorgeht (unveröffentlicht, Privatbesitz), wurde Schönleins Gesuch positiv beschieden.

Nr. 139 Brief an Karl Sebastian von Pfeufer[890]

Berlin, 1. Oktober 1855

Verehrter Herr College und Freund!

Ich empfehle auf das dringendste Ihrer gütigen und gewichtigen Unterstützung die Bewerbung meines Schwagers des Dr. Ludwig Heffners[891] um die Stelle eines Landgerichtsarztes. Sie kennen meinen Widerwillen gegen Empfehlungen, aber im vorliegenden Falle würde ich mich einer doppelten Pflichtverletzung schuldig machen, wenn ich eine solche verweigern würde – eine Verletzung der Pietät gegen meinen seeligen Schwiegervater,[892] eine Verletzung gegen die Gerechtigkeitsliebe Ihres von mir so hochverehrten [*Seite 2:*] königlichen Herrn.[893] Sie erinnern sich vielleicht noch, wie ich mich bey der berüchtigten Execution der Universität Würzburg im Jahre 1832 durch meine rasche Uebersiedlung nach Zürich den mir drohenden Mißhandlungen der Rechberg[894]-Wallersteinischen[895] Clique entzog. Da sie meiner nicht habhaft werden konnten, so wendete sich ihre Rachsucht gegen meinen Schwiegervater, den Regierungsrath Heffner, der wenige Tage vor Beendigung seines 40igsten Dienstjahres auf eine höchst kränkende Weise in Pension versetzt wurde. Der noch rüstige Greis konnte diese Kränkung nicht verschmerzen und starb kurze Zeit darauf am gebrochenen Herzen. [*Seite 3:*] Ich habe das feste Vertrauen in die Gerechtigkeitsliebe des Königs Max, daß es blos der Kenntnisnahme dieser Thatsachen bedarf, um die königliche Gnade dem Sohne des verstorbenen – so tief – gekränkten Dieners zuzuwenden, der derselben auch durch seine wissenschaftliche Befähigung und durch seine moralisch-politische Führung nicht unwürdig ist.[896]

890 Der Briefempfänger ist nicht angegeben – dass es sich beim Empfänger um von Pfeufer handelt, macht ein Brief von Pfeufers an Schönlein vom 29.2.1856 (unveröffentlicht, Privatbesitz) wahrscheinlich, in dem von Pfeufer auf Schönleins Bitte rekurriert. Von Pfeufer, der seit 1852 in München tätig war, hatte möglicherweise über seinen Halbbruder Sigmund Heinrich (Ritter und Freiherr) von Pfeufer (1824–1894) gute Kontakte zum bayerischen König – Sigmund war zur Zeit der Briefentstehung Sekretär im bayerischen Innenministerium.

891 Schönleins Schwager. Schönleins Frau Therese war eine geborene Heffner – Ludwig Heffner ist ihr Bruder.

892 Zu Philipp Ignaz Heffner vgl. oben Fn. 156, S. 80.

893 Maximilian II. Joseph von Bayern.

894 Möglicherweise ist hier der bayerische General Anton von Rechberg (1776–1837) gemeint, der als Prinzenerzieher und Hofmeister großen Einfluss auf König Ludwig I. von Bayern (1786–1868) hatte, auf dessen Befehl hin Schönlein 1832 seiner Ämter enthoben worden war.

895 Ludwig Kraft Ernst Fürst von Oettingen-Wallerstein (1791–1870) – bayerischer Politiker; von 1832–1837 bayerischer Innenminister. Biographische Angaben in NDB 19 (1999), S. 476 f.; ADB 40 (1896), S. 736–747.

896 Heffner wird 1856 tatsächlich zum Landgerichtsarzt in Bischofsheim ernannt.

Möchte es mir recht bald vergönnt seyn, am Throne Ihres königlichen Herrn meinen innigsten Dank für die gnädigste Berücksichtigung meiner Empfehlung niederzulegen.

Mit innigster Hochachtung
Euer Hochwohlgeboren
ergebenster College
Schönlein.

Nr. 140 Brief an unbekannt

[Berlin, 25. Mai 1857][897]

Verehrter Herr!

Ich benutze die Anwesenheit des Herrn von Muralt,[898] um Ihnen endlich einmal (!) meinen herzlichsten Dank für die gütige Zusendung der [...]schen Medaille auszusprechen und Ihnen gleichzeitig Ihrem Wunsch gemäß 2 von den 4 (nicht blos 3, wie Sie [*wähnen*]) auf den Basler Frieden[899] geprägten Denkmünzen zu überreichen. Mit der Bitte der herzlichsten Grüße an Hr. Bürgermeister Hess[900] hochachtungsvoll

Ihr
ergebenster
Dr. Schönlein.

B. [...] erwiedert dankend Ihren freundlichen Gruß![901]

897 Datum von fremder Hand.

898 Möglicherweise Hans Konrad von Muralt – vgl. zu diesem Fn. 618, S. 138.

899 Der Basler Frieden von 1795 setzte dem Krieg zwischen Frankreich und Preußen bzw. Spanien ein vorläufiges Ende.

900 Wahrscheinlich meint Schönlein den ehemaligen Züricher Bürgermeister Johann Jakob Hess, mit dem er in freundschaftlicher Beziehung stand (siehe in dieser Edition die Briefe Nr. 27, S. 93; Nr. 98, S. 162 und Nr. 105, S. 168; zu Hess vgl. oben Fn. 186, S. 85). Zur Zeit der Briefentstehung war Johann Ludwig Hess (1788–1866) Stadtpräsident von Zürich – das Amt des Bürgermeisters war 1850 abgeschafft worden.

901 Postskriptum unter dem Brief.

Nr. 141 Brief an Ludwig von Massow[902]

Bamberg, 15. September 1858

Excellenz!

Als Seine Majestät der König mein unterthänigstes Gesuch um Versetzung in den Ruhestand huldvollst zu genügen geruhet hatten,[903] wurde mir von Euer Excellenz der Wunsch ausgesprochen, daß ich noch ein weiteres Jahr, somit bis zum 1ten April 1859, in meiner Stellung als erster Leibarzt verbleiben möchte. Ich habe diesem Wunsche bereitwillig und ohne irgend einen pekuniären oder sonstigen Vortheil für mich zu bedingen entsprochen. Wenn nun auch die Erlebnisse während eines 18-jährigen Hofdienstes mir für mein loyales und uneigennütziges Entgegenkommen auch keinen großen Dank in Aussicht stellten; so hatte ich aber auch keine Ahnung, daß mir daraus eine reichliche Quelle von Unlust und Kränkung entspringen werde. Doch nur zu bald sollte ich des gewahr werden!

Im Laufe des Mai's – wenn ich nicht irre – wurde mir durch Hr. Schöning[904] ein Honorar behändigt von dem [*Seite 2:*] gleichen Betrage, wie es Dr. Grimm[905] erhielt,[906] der während eines vollen Jahres keine Dienste leistete und namentlich während der lebensgefährlichen Periode der Krankheit Sr. Maj. des Königs gar nicht auf SansSouci anwesend war; ein Honorar sogar bedeutend geringer als jenes, das einem zu untergeordneten Funktionen kommandirten Regimentsarzte gegeben wurde.[907]

Doch es sollte noch besser kommen! Die Leute sollten officiell erfahren, wer eigentlich um das Gesundheitswohl des Königs sich Verdienste erworben habe.

902 Ludwig von Massow (1794–1859) – preußischer Beamter; Minister des königlichen Hauses (1856–1858). Biographische Informationen in NDB 16 (1990), S. 362–363.

903 Diese Bewilligung scheint nicht überliefert zu sein.

904 Nicht identifiziert. Der Briefempfänger hat die drei Worte „durch Hr. Schöning" mit Bleistift unterstrichen und folgende Anmerkung hinzugesetzt: „Ich habe selbst sehr höflich an p Schönlein geschrieben, ihm anzukündigen, das [!] S.M. der König die Gnade gehabt hätt[en], ihm das extraordinaire Honorar von 2000 Thlrn Gold zu bewilligen."

905 Heinrich Gottfried Grimm (1804–1884) – deutscher Militärarzt; seit 1834 Leibarzt von Friedrich Wilhelm IV. Biographische Angaben unter: http://de.wikipedia.org/wiki/Heinrich_Gottfried_Grimm.

906 Diese Angabe ist korrekt – Schönlein und Grimm haben beide jeweils 2000 Taler in Gold bekommen – GStA PK, I. HA Rep. 100 Ministerium des Königlichen Hauses, Nr. 824, Bl. 9 f.

907 Der im Folgenden genannte Dr. Weiss (nicht identifiziert) wird in den erhaltenen Briefentwürfen nicht erwähnt: Neben Schönlein und Grimm werden noch Friedrich Theodor von Frerichs (1819–1885) und Moritz Heinrich Romberg (1795–1873) aufgeführt, die für ihre Bemühungen um die Gesundheit des Königs beide je 1000 Taler in Gold bekommen – GStA PK, I. HA Rep. 100 Ministerium des Königlichen Hauses, Nr. 824.

Der Staatsanzeiger[908] verkündete die Ertheilung von Orden und Titeln an den Regimentsarzt Weiss; die nächste Nummer dieses Blattes veröffentlichte die Verleihung des Sterns[909] an den Dr. Grimm ohne Zweifel auf einen aus Tegern-See ergangenen Befehl,[910] ein Umstand, der wie die Quelle, so auch den eigentlichen wahren Sinn dieser Auszeichnung kennzeichnet; eine Auszeichnung, welche im Zusammenfall mit den vorausgegangenen Ereignissen vom Publicum nicht blos als eine Zurücksetzung, sondern als [*Seite 3:*] ein deutliches Zeichen des Tadels und der königlichen Ungnade des ersten Leibarztes gedeutet werden muß. Kurz für den leitenden-dirigirenden Leibarzt[911] die Sorgen, die Mühen, die Verantwortlichkeit; für die meine Anordnungen blos ausführenden Militärärzte[912] dagegen die Belohnungen und die Auszeichnungen.

Daß nach solchen Vorgängen das baldigste Ausscheiden aus meinem Dienstverbande ein dringendes Gebot in Ehren ist, das liegt auf glatter Hand und bitte ich daher ganz gehorsamst: mir die Wohlthat der allerhöchsten Erlaubniß,[913] in den Ruhestand treten zu dürfen, nicht erst mit dem 1ten April[914] k[ommenden] J[ahres] sondern gleich jetzt zukommen zu lassen und mir so die Rückreise nach Berlin zu ersparen;[915] eine Bitte, die noch durch den schlechten Zustand meiner Gesundheit unterstützt wird, der den Anforderungen nicht mehr zu genügen [*Seite 4:*] vermag, welche der ärztliche Dienst Sr. Maj. des Königs erheischt.

Mit innigster Verehrung
Euer Excellenz
gehorsamster Diener
Dr. Schönlein.

908 Die *Allgemeine Preußische Staatszeitung* (seit 1851: *Königlich Preußischer Staats-Anzeiger*) war von 1819–1871 das offizielle Verkündungsblatt der preußischen Regierung und ging 1871 im *Deutschen Reichsanzeiger* auf.

909 Gemeint ist der Rote Adlerorden, ein preußischer Verdienstorden, der bereits 1705 als höfischer Ritterorden unter der Bezeichnung *Ordre de la sincérité* gestiftet worden war.

910 Friedrich Wilhelm IV. weilte im Sommer 1858 zu einem mehrwöchigen Erholungsurlaub am Tegernsee.

911 „den leitenden – dirigirenden Leibarzt“ vom Empfänger mit Bleistift unterstrichen, dazu folgende Anmerkung: „unrichtig: p Weiss erhielt 2000 Thlr für die Vertretung von Grimm während des Jahrs 1857 u. bis zu seinem Rücktritt nach Potsdam. Er hatte auch kein Gehalt wie die Herrn Leibärzte, danach war das extraordinaire Honorar des p Schönlein nicht geringer, sondern etwas höher.“

912 „meine Anordnungen blos ausführenden Militärärzten“ vom Empfänger mit Bleistift unterstrichen, dazu folgende Anmerkung: „das ist doch eine starke Herabsetzung der anderen Ärzte, namentlich des 2ten Leibarztes Dr. Grimm“.

913 Vom Empfänger mit Bleistift unterstrichen: „allerhöchsten Erlaubniß“.

914 Vom Empfänger mit Bleistift unterstrichen: „nicht erst mit dem 1ten April“.

915 Vom Empfänger mit Bleistift unterstrichen: „Rückreise nach Berlin zu ersparen“.

Nr. 142 Brief an Ludwig von Massow[916]

Bamberg, 21. September 1858

Hochgebietender Herr Staats-Minister!

Das Schreiben, mit dem mich Euer Excellenz unter dem 20ten d[es] M[onats] beehrten,[917] erhalte ich soeben und beeile mich, darauf ganz gehorsamst zu erwidern, daß die zur Widerlegung meiner Ansicht über gewiße Vorgänge darin vorgebrachten Gründe und Erklärungen meine Ueberzeugung nicht zu ändern vermögen.

Indem aber Euer Excellenz jeden ministeriellen Einfluß auf diese Vorgänge ablehnend dieselben als unmittelbare Äußerung königlicher Machtvollkommenheit erklären, haben Sie jede weitere Diskussion in dieser Sache abgeschnitten; denn gleich Eurer Excellenz huldige ich dem monarchischen Grundsatze: daß Schweigen Pflicht ist, wenn der König gesprochen hat.

Das wird doch aber kein legales Hinderniß seyn können, um auf 2 Momente Hochderen verehrlichen Schreibens, in dem Sie mir Ihre persönliche Ansicht auszusprechen scheinen, einige Bemerkungen zu meiner Rechtfertigung [*Seite 2:*] zu machen. Einerseits will es mich eben bedünken, daß der Aufwand von Zeit und körperlicher Kraft kaum der richtige Maaßstab für die Werthung geistiger und intellektueller Arbeit, wozu doch wohl die ärztliche Kunst gezählt werden darf, sey, wie solches Maaß Euer Excellenz bey der Vergleichung meiner Leistungen mit jenen der Herrn Doktoren Grimm[918] und Weyss[919] anzuwenden beliebten. Andererseits muß ich aber gegen die ganz irrige Behauptung Verwahrung einlegen, als fühlte ich mich durch die Verleihung des Sterns an Dr. Grimm verletzt. Nein! Das Kränkende für mich liegt in dem Umstande, daß bey der Vertheilung von öffentlichen Auszeichnungen an die Aerzte aus Veranlassung der letzten Krankheit Sr. Majestät ich allein ausgeschlossen und übergangen worden bin.

Für den Ausdruck wohlwollender Besorgniß wegen der möglichen Gefährdung meines guten Rufes als Mensch und Arzt fühle ich mich Euer Excellenz zum innigsten Dank verpflichtet, kann aber zur Beruhigung versichern, daß ich denselben in beiden Beziehungen für zu fest begründet erachte, um deshalb ernstlichen Besorgnißen Raum zu geben, besonders unter der mächtigen Gnade der Oeffentlichkeit und der Presse, die nöthigenfalls die Anrufung an das urtheilsfähige [*Seite 3:*] Publicum ermöglicht. Die Stelle endlich in Euer Excellenz verehrlichem Schreiben: „nachtheilige Einwirkung auf alle andern Verhältnisse würden auch nicht ausbleiben“ könnte von einem furchtsameren Manne vielleicht – wenn auch sicher in irriger Weise – als Drohung gedeutet werden; wenn

916 Zu Massow vgl. oben Fn. 902, S. 193.
917 Schreiben in Kopie unter GStA PK, I. HA Rep. 100 Ministerium des Königlichen Hauses, Nr. 824, Bl. 26–28 erhalten.
918 Zu Grimm vgl. oben Fn. 905, S. 193.
919 Schönlein schreibt den Namen hier mit „y“ – vgl. oben Fn. 907, S. 193.

mich gegen eine solche irrige Deutung nicht schon die Erinnerung schützen würde, daß in einer früheren Verhandlung[920] mit Euer Excellenz ich schon die Erklärung abgegeben habe, die ich mir hier zu wiederholen erlaube, daß ich auf den leibärztlichen Ruhegehalt bereitwillig verzichte, wenn etwa der Geldpunkt ein Hinderniß bey Euer Excellenz für die Befürwortung meines Quieszirungsgesuch[921] seyn sollte.

Aus allen diesen Erwägungen[922] und Gründen, denen sich als besonders zu bedauerndes und schon in meinem letzten Schreiben geltend gemachtes Motiv der schlechte Zustand meiner Gesundheit beygesellt,[923] kann ich mein an Euer Excellenz gerichtetes Gesuch vom 15ten d. M. nicht zurücknehmen, muß im Gegentheile die ganz gehorsamste Bitte wiederholen,[924] daß Euer Excellenz deshalb die allerhöchste Entschließung Sr. Maj. des Königs hochgeneigtest einholen möchten, der ich mich selbstverständlich im unterthänigsten [*Seite 4:*] Gehorsam zu unterwerfen habe.

Mit innigster Verehrung
Euer Excellenz
ganz gehorsamster Diener
Dr. Schönlein.[925]

Nr. 143 Brief an Karl Otto von Raumer[926]

Bamberg, 22. September 1858

Hochgebietender Herr Staats-Minister!

Ich will nicht verhehlen, Euer Excellenz pflichtschuldigst die ganz gehorsamste Anzeige zu machen, daß ich unter dem 15ten d[es] M[onats] an den Herrn Minister des königl. Hauses, Herrn von Massow, Excellenz das vorzüglich durch meine sehr leidende Gesundheit motivierte Gesuch gestellt habe, mir hochgeneigtest die allergnädigste Erlaubniß zu erwirken, statt mit dem 1ten April k[ommenden] J[ahres] gleich jetzt in den Ruhestand treten zu dürfen. Mit dieser

920 „früheren Verhandlung“: vom Empfänger mit Bleistift unterstrichen, mit der Randbemerkung: „Von dieser Verzichtleistung war bisher keine Rede“.
921 Veraltet für „Pensionierungsgesuch“.
922 „allen diesen Erwägungen“ – vom Empfänger mit Bleistift unterstrichen.
923 „schlechte Zustand meiner Gesundheit beygesellt“ – dito.
924 „ganz gehorsamste Bitte wiederholen“ – dito.
925 Am 15.10.1858 – nachdem der König Schönlein in Bamberg aufgesucht hatte – schreibt Schönlein an von Raumer, dass er nach Berlin zurückkehren werde (siehe in der vorliegenden Edition Brief Nr. 144, S. 197). Spätestens Anfang November ist Schönlein dann wieder in Berlin, wie ein von ihm unterzeichnetes fakultätsinternes Schreiben vom 2.11.1858 belegen kann (GStA PK, I. HA Rep. 76 Kultusministerium, Va Sekt. 2 Tit. IV Nr. 46 Bd. 2, Bl. 90–92).
926 Vgl. oben Fn. 855, S. 183.

pflichtschuldigen Anzeige verbinde ich die gehorsamste Bitte, daß Euer Excellenz für den Fall der allergnädigsten Gewährung meines Gesuches die Regelung meines Ruhegehaltes nach den mir mündlich und schriftlich zugesicherten Modalitäten huldvollst veranlassen wollten.[927]

In innigster Verehrung verharre ich
Euer Excellenz
gehorsamster Diener
Dr. Schönlein.

Nr. 144 Brief an Karl Otto von Raumer[928]

Bamberg, 15. Oktober 1858

Hochgebietender Herr Staatsminister!

Auf Euer Excellenz hohen Erlaß vom 13ten d[es] M[onats] habe ich die Ehre ganz gehorsamst zu erwiedern: daß ich in Folge des Wunsches, den mir unser allergnädigster Herr bey Seiner Durchreise durch Bamberg auszusprechen geruhten, entschlossen bin – trotz meiner noch sehr leidenden Gesundheit – nach Berlin zurückzukehren, um während des künftigen Wintersemesters die medicinische Klinik zu halten.

Mit innigster Verehrung
Euer Excellenz
ganz gehorsamster
Dr. Schönlein.

Nr. 145 Brief an August Wegner[929]

Berlin, 18. Dezember 1858

Euer Wohlgeboren

Ersuche ich, Ihren königl. Hoheiten meine Entschuldigung wegen meines heutigen Ausbleibens zu Füßen zu legen; da leider ein quälender Catarrh mich noch

927 Vgl. oben Fn. 853, S. 182.
928 Vgl. oben Fn. 855, S. 183.
929 August Wegner (1819–1905) – deutscher Arzt; königlich preußischer Oberstabsarzt und Leibarzt des Prinzenpaares.

immer an Bett und Zimmer fesselt.

Hochachtungsvoll
ergebener College
Schönlein.

Nr. 146 Brief an August von Bethmann-Hollweg[930]

Berlin, 6. Januar 1859

Hochgebietender Herr Staatsminister!

Nachdem Sr. Maj. der König auf meine unterthänigste Bitte gnädigst zu beschließen geruht haben, daß ich mit dem 1ten April [...] in den Ruhestand trete; so stelle ich an Euer Excellenz die gehorsamste Bitte, daß Hochdieselben die zu diesem Ende nöthigen Anordnungen hochgeneigtest verfügen möchten.

Mit innigster Verehrung
Euer Excellenz
gehorsamster Diener
Dr. Schönlein.

Nr. 147 Brief an Wilhelm Friedrich Ludwig von Preußen[931]

Berlin, 28. März 1859

Durchlauchtigster Prinz
Allergnädigster Prinz-Regent!

Als seine Majestät der König meine unterthänigste Bitte um Versetzung in den Ruhestand huldvollst zu gewähren geruhten, haben Allerhöchstdenselben mir durch den Herrn Minister des Königlichen Hauses wissen lassen:

> „daß ich wenngleich mein Wohnsitz nach Bamberg verlegend, doch als Leibarzt zur Disposition Sr. Majestät verbleiben und mich bereit erklären sollte, im Falle der Erkrankungen Ihrer Majestäten oder der Königlichen Familie von Bamberg zu kommen."

930 August von Bethmann-Hollweg (1795–1877) – deutscher Politiker; preußischer Kultusminister (1858–1862). Biographische Angaben in NDB 2 (1955), S. 187 f.; ADB 12 (1880), S. 762–773.

931 Wilhelm Friedrich Ludwig von Preußen (1797–1888) – übernahm 1858 die Regentschaft von seinem erkrankten Bruder Friedrich Wilhelm IV. Nach dessen Tod wurde er König von Preußen, 1871 dann erster deutscher Kaiser (Wilhelm I.).

Des Königs Wunsch ist Befehl für den Unterthan! Hochgeehrt durch das gnädigste Vertrauen Sr. Majestät stelle ich mich nicht nur unbedingt zur allerhöchsten Verfügung; sondern erkläre mich auch gern bereit während der Winter-Monate – als der an Erkrankungen reichsten und deshalb am häufigsten wirkliche Hilfe erheischenden Zeit des Jahres – meinen Aufenthalt in Berlin zu nehmen; in welchem Falle aber die durch meinen Rücktritt von der Professur an der Universität und durch mein Ausscheiden aus dem Ministerium des Kultus

wesentlich alterirten ökonomischen Verhältnisse vielleicht eine billige Berücksichtigung verdienen möchten.

In tiefer Ehrfurcht verharre ich
Ihrer Königlichen Hoheit
allerunterthänigst gehorsamster
Dr. Schönlein.

Nr. 148 Brief an Wilhelm Friedrich Ludwig von Preußen[932]

Berlin, 31. März 1859

Euer Excellenz

Beehre ich mich in der Anlage das Schreiben des Herrn von Massow[933] zur Einsicht mitzutheilen und Ihrer Aufforderung entsprechend meine Wünsche für einen möglichen Winteraufenthalt in Berlin auszusprechen:

1. freye Wohnung und freye Equipage,
   ferner den bisherigen Genuß der Theaterfreyplätze für
   die Dauer meines Aufenthaltes!

932 Zu Wilhlem Friedrich Ludwig von Preußen vgl. Fn. 931.

933 Dieses Schreiben konnte bislang nicht in den Aktenbeständen des GStA nachgewiesen werden.

2. Ersatz der Reisekosten und 3) Verbleiben in der Hofapotheken-Commission[934]

Mit innigster Hochachtung
Euer Excellenz
gehorsamster Diener
Dr. Schönlein.[935]

Nr. 149 Brief an Anton Ruland[936]

Bamberg, 31. Oktober 1859

Verehrter Herr Oberbibliothekar!

Empfangen Sie meinen herzlichsten Dank für die gefällige Zusendung Ihrer geharnischten und zermalmenden Erwiederung auf Halms'[937] lahmes Libell.[938] Sie haben sich dadurch ohne Zweifel ein neues und großes Verdienst um Bayern und dessen wissenschaftliche Reputation erworben.

Als Gegengabe erlaube ich mir ein Schriftchen beyzufügen, das die Bibliothek der Alma Julia vielleicht noch nicht besitzt und das mir einiges Interesse für die Gelehrten der Geschichte des Orts zu haben scheint. [*Seite 2:*] Namentlich

934 Der königliche Leibarzt und Leiter der königlichen Hofapotheken-Commission Johann Wilhelm von Wiebel (1767–1847) hatte sich am 16.5.1845 an den preußischen König mit der Bitte gewandt, einen seiner anderen Leibärzte zum Mitglied der Commission ernennen zu wollen (GStA PK, I. HA, Rep. 76 Geh. Zivilkabinett, jüngere Periode Nr. 3188, Bl. 101). Daraufhin wurde Schönlein am 24.6.1845 zunächst zum Mitglied der königlichen Hofapotheken-Commission ernannt (GStA PK, I. HA Rep. 76 Kultusministerium VIII A, Nr. 1909, ohne Blattzählung). Nach dem Tod von Wiebels wurde Schönlein am 3.2.1847 zum Leiter der Commission mit einem jährlichen Gehalt von 300 Talern befördert (a. a. O.; vgl. auch GStA PK, I. HA Rep. 76 Geh. Zivilkabinett, jüngere Periode Nr. 3188, Bl. 109). Die Hofapotheke belieferte u. a. die Charité mit Medikamenten.

935 Im unteren Bereich der Abschrift findet sich der Vermerk: „Massow an die Königin:[935] hält Schönleins […] für >so exorbitant< und schlägt vor, >nicht wieder ein festes Verhältnis mit Schönlein anzuknüpfen<“. Schönleins Offerte wird letztlich abgelehnt. In der Abschrift eines Briefes an Schönlein vom 10.8.1859, der von Ludwig von Massow und Bethmann-Hollweg unterzeichnet ist, wird Schönlein die Sistierung des bislang jährlich ausgezahlten Betrages von 300 Talern für die Leitung der Hofapotheken-Commission ab 1.7.1859 angezeigt (GStA PK, I. HA Rep. 76 Kultusministerium VIII A, Nr. 1909, ohne Blattzählung). Nachfolger Schönleins in der Commission wurde Friedrich Theodor von Frerichs (1819–1885), der auch Schönleins Klinik in der Charité als Direktor übernahm.

936 Anton Ruland (1809–1874) – deutscher Theologe und Bibliothekar. Biographische Informationen in ADB 29 (1889), S. 632–634.

937 Karl Felix Ritter von Halm (1809–1882) – deutscher Altphilologe und Bibliothekar. Biographische Informationen in NDB 7 (1966), S. 570 f.; ADB 49 (1904), S. 723–731.

938 Ruland 1859.

der Schluß des Briefes des J. Sylvanus (Waldmann ?)[939] an P. Scalichius ([…] ?)[940] enthält eine Mittheilung über das Projekt einer in Würzburg zu errichtenden Universität, die mir wenigstens neu war.

Mit ausgezeichneter Hochachtung
ergebenster
Dr. Schönlein.

Nr. 150 Brief an Alexander Mendelssohn[941]

Bamberg, 21. Oktober 1860

Verehrter Herr Geheimrath!

Mit innigster Freude und Theilnahme habe ich aus Ihrem verehrlichen Briefe vom 10ten S[eptember] ersehen, daß die unternommene Sommerkur trotz der so höchst ungünstigen Witterungs-Verhältnisse doch einen sehr günstigen Effekt auf die Gesundheit Ihrer Frau Gemahlin gehabt hat und in dieser so wesentlichen Besserung wohl eine Bürgschaft zu finden seyn [*Seite 2:*] möchte, daß eine richtige Genesung und dauernde Wiederherstellung sicher zu hoffen ist. Dem von meinem verehrten Kollegen Jüngken[942] angewendeten Heilverfahren kann ich nur meine Zustimmung geben, indem ich es für das geeigneteste halte, um die durch die Sommerkur erreichten Resultate zu festigen und noch zu steigern.

Für das kostbare Geschenk, womit mich Euer Hochwohlgeboren überraschten, meinen innigsten herzlichsten Dank. Es bildet eine glänzende Zierde meines Buffets.

[*Seite 3:*] Meine Töchter[943] empfehlen sich Ihren verehrten Damen auf das angelegentlichste und indem ich mich diesen anschließe habe ich die Ehre mit innigster Hochachtung zu seyn

Euer Hochwohlgeboren
ergebenster
Dr. Schönlein.

939 Johannes Sylvanus (?–1572) – deutscher Theologe. Biographische Informationen in ADB 37 (1894), S. 285–286.

940 Paulus Scalichius (1534–1575) – Humanist und Mystiker. Biographische Informationen in ADB 34 (1892), S. 443–444.

941 Zu Mendelssohn vgl. oben Fn. 879, S. 187.

942 Zu Jüngken vgl. oben Fn. 763, S. 165.

943 Margarete Schönlein, verheiratete Pückler (1828–1906), und Cäcilie Schönlein, verheiratete Seuffert (1838–1919). Vgl. zu beiden auch oben Fn. 629, S. 140.

Nr. 151 Brief an Christoph Burger[944]

Bamberg, 15. März 1862

Euer Hochwürden

erlaube ich mir im Hinblick auf Ihre stets bewährten, wohlwollenden Gesinnungen für Ihre Bamberger Landsleute den Ueberbringer dieser Zeilen – einen armen Anverwandten – den Schloßergesellen Schönlein zu empfehlen, der in der Cramer-Klett'schen Anstalt[945] einen Platz gefunden hat. Der 18jährige Junge scheint guten Willen zu haben, ist aber sonst ein ungehobelter Tölpel, der aus der strengen Zucht des [*Seite 2:*] Hauses seines Meisters nun plötzlich – selbständig in die Welt tretend – in einer Stadt wie Nürnberg Irrungen ausgesetzt seyn möchte, die verhängnisvoll für seine ganze Zukunft seyn könnten.

Es wäre daher für mich eine große Beruhigung, wenn Sie meine Bitte erhörend, die religiöse und moralische Führung des Jungen nicht unbeachtet lassen und nöthigenfalls mahnend und strafend einschreiten wollten.

[*Seite 3:*] Genehmigen Sie schon vorläufig den Ausdruck meines Dankes, sowie die Versicherung der innigsten Hochachtung, mit der ich bin

Euer Hochwürden
ergebenster Diener
Dr. Schönlein.

944 Katholischer Stadtpfarrer von Nürnberg (1809–1875).
945 Im Besitz von Theodor von Cramer-Klett (1817–1884) stehendes Nürnberger Maschinenbauunternehmen. Der offizielle Firmenname lautete *Eisengießerei und Maschinenfabrik Klett & Comp.*

VERZEICHNIS BEREITS VERÖFFENTLICHTER BRIEFE

1. Brief an die Eltern, Landshut 4.7.1812; (Ebstein 1912 a), S. 496 ff. und (Ebstein 1920), S. 98–100.[946]
2. Brief an Lorenz Oken,[947] Bamberg 7.2.1817; (Ecker 1880), S. 146 f.[948]
3. Brief an Lorenz Oken, Bamberg 13.4.1817; (Ecker 1880), S. 147 f.
4. Brief an die königliche Universitätskuratel, Bamberg 2.5.1817; (Caspary 1972), S. 99.
5. Brief an Carl Grau,[949] Bamberg 12.3.1818; (Schrödl 1964), Nr. 2, S. 148.
6. Brief an Carl Grau, Würzburg 15.3.1818; (Schrödl 1964), Nr. 2, S. 148
7. Brief an Caroline Grau, Würzburg 15.3.1818; (Schrödl 1964), Nr. 2, S. 148.[950]
8. Brief an Carl Grau, Würzburg 12.7.1818; (Schrödl 1964), Nr. 2, S. 148 (150 !).[951]
9. Brief an Caroline Grau, Würzburg 12.7.1818;[952] (Schrödl 1964), Nr. 2, S. 148 (150 !).[953]
10. Brief an Carl Grau, Würzburg 2.8.1818; (Schrödl 1964), Nr. 2, S. 148 (150 !)[954] + 151.
11. Brief an Maximilian I. Joseph (Bayern),[955] Würzburg 2.8.1818; (Schrödl 1964), Nr. 2, S. 151.
12. Brief an Carl Grau, Würzburg 8.8.1818; (Schrödl 1964), Nr. 2, S. 151.
13. Brief an Carl Grau, Bamberg 31.10.1818; (Schrödl 1964), Nr. 2, S. 151.
14. Brief an Carl Grau, Bamberg 3.11.1818; (Schrödl 1964), Nr. 2, S. 152.
15. Brief an Carl Grau, Würzburg 13.11.1818; (Schrödl 1964), Nr. 2, S. 152.[956]

946 Das Original ist erhalten und befindet sich heute in Privatbesitz. Ein Digitalisat des Originals liegt im Fachbereich für Geschichte, Ethik und Theorie der Medizin der medizinischen Fakultät Magdeburg.

947 Zu Oken vgl. oben Fn. 108, S. 72.

948 Die Originalbriefe Schönlein-Oken liegen heute in der Staatsbibliothek München (Sign.: Cgm 6268), in Abschrift auch in der Universitätsbibliothek Freiburg (NL 14/A 337; NL 14/A 184; NL 14/A 336; Nl 14/A 335; NL 14/A 334 und NL 14/A 333).

949 Carl Grau (?–1851) – seit 1817 Sekretär beim bayerischen Obermedizinalkollegium. Die Originalbriefewerden in der Staatsbibliothek Bamberg aufbewahrt (Msc. Misc. 70/ 72).

950 Der Brief ist dem an Carl Grau direkt angefügt, streng genommen handelt es sich also nicht um zwei separate Briefe.

951 Fehler in der Seitenzählung des *Bayerischen Ärzteblatts*.

952 Vgl. Fn. 950.

953 Vgl. Fn. 951.

954 Vgl. Fn. 951.

955 Nur Abschrift, die dem Brief an Grau vom 2.8.1818 beigelegt ist.

956 Schrödl datiert den Brief fälschlicherweise auf den 18.11.1818.

16. Brief an Carl Grau, Würzburg 18.11.1818; (Schrödl 1964), Nr. 3, S. 227 und S. 229.
17. Brief an Carl Grau, Würzburg 5.12.1818; (Schrödl 1964), Nr. 3, S. 229.
18. Brief an Carl Grau, Würzburg 15.12.1818; (Schrödl 1964), Nr. 3, S. 229 f.
19. Brief an Caroline Grau, Würzburg 15.12.1818;[957] (Schrödl 1964), Nr. 3, S. 230.
20. Brief an Carl Grau, Würzburg 30.12.1818; (Schrödl 1964), Nr. 3, S. 230.[958]
21. Brief an Bernhard Joseph Ritter von Hartz,[959] Würzburg 2.1.1819; (Schrödl 1964), Nr. 3, S. 230.
22. Brief an Carl Grau, Würzburg 9.1.1819; (Schrödl 1964), Nr. 4, S. 307 f.
23. Brief an Carl Grau, Würzburg 17.1.1819; (Schrödl 1964), Nr. 4, S. 308.
24. Brief an Carl Grau, Würzburg 20.1.1819; (Schrödl 1964), Nr. 4, S. 308 f.
25. Brief an Carl Grau, Würzburg 2.2.1819; (Schrödl 1964), Nr. 4, S. 309.[960]
26. Brief an Carl Grau, Würzburg 28.3.1819; (Schrödl 1964), Nr. 4, S. 310.[961]
27. Brief an Carl Grau, Bamberg 9.4.1819; (Schrödl 1964), Nr. 4, S. 310 und S. 313.[962]
28. Brief an Carl Grau, Würzburg 23.4.1819; (Schrödl 1964), Nr. 4, S. 313.
29. Brief an Carl Grau, Würzburg 3.5.1819; (Schrödl 1964), Nr. 4, S. 313.
30. Reisegesuch, Würzburg 4.9.1819; (Caspary 1972), S. 95.
31. Brief an die königliche Universitätskuratel, Würzburg 13.9.1819; (Caspary 1972), S. 98.
32. Brief an Carl Grau, Würzburg 6.11.1819; (Schrödl 1964), Nr. 4, S. 313.
33. Brief an Carl Grau, Würzburg 5.12.1819; (Schrödl 1964), Nr. 4, S. 314.
34. Brief an Carl Grau, Würzburg 7.12.1819; (Schrödl 1964), Nr. 6, S. 521 f.
35. Brief an Carl Grau, Würzburg 2.2.1820; (Schrödl 1964), Nr. 6, S. 522.
36. Brief an Carl Grau, Würzburg 2.3.1820; (Schrödl 1964), Nr. 6, S. 524.[963]
37. Brief an Caroline Grau, Würzburg 2.3.1820;[964] (Schrödl 1964), Nr. 6, S. 524.
38. Brief an Carl Grau, Würzburg 6.7.1820; (Schrödl 1964), Nr. 6, S. 524 f.[965]
39. Brief an unbekannt (Behörde), [Würzburg] Oktober 1820; (Caspary 1972), S. 92.
40. Brief an Carl Grau, Würzburg 2.9.1821; (Schrödl 1964), Nr. 6, S. 525.

957 Vgl. Fn. 950.
958 Von Schrödl fälschlicherweise auf den 20.12.1819 datiert.
959 Bernhard Joseph Ritter von Hartz (1760–1829) – Geheimer Rat; Leibarzt des bayerischen Königs.
960 Von Schrödl fälschlicherweise auf den 4.2.1819 datiert.
961 Von Schrödl fälschlicherweise auf den 18.3.1819 datiert.
962 Von Schrödl fälschlicherweise auf den 19.4.1819 datiert.
963 Von Schrödl fälschlicherweise auf den 3.3.1820 datiert.
964 Vgl. Fn. 950.
965 Von Schrödl fälschlicherweise auf den 8.7.1820 datiert.

41. Brief an Carl Grau, Bamberg 1.11.1821; (Schrödl 1964), Nr. 6, S. 525.
42. Brief an das königliche Obermedizinalkollegium in München, Würzburg 11.10.1823; (Caspary 1972), S. 97.
43. Brief an Maximilian I. Joseph (Bayern), Würzburg 22.10.1823; (Caspary 1972), S. 97.[966]
44. Brief an Michael Funk,[967] Würzburg 19.6.1827; (Schemmel 1993), S. 102.
45. Reisegesuch, Würzburg 27.6.1827; Auszug bei (Caspary 1972), S. 95.
46. Brief an Lorenz Oken, Würzburg 15.3.1830; (Ecker 1880), S. 148–150.
47. Brief an Joachim Heinrich Jaeck,[968] Würzburg 26.12.1832; (Schemmel 1993), S. 36 f.
48. Brief an Johann Adam von Seuffert,[969] Zürich 9.2.1833; (Ebstein 1920), S. 100–101.
49. Brief an Lorenz Oken, Baden im Aargau 20.2.1833; (Ecker 1880), S. 151 f.[970]
50. Brief an Joachim Heinrich Jaeck, Baden im Aargau 21.2.1833; Schemmel, S. 37 f.; zuvor bereits bei (Caspary 1972), S. 93.
51. Brief an Lorenz Oken, Zürich 4.3.1833; (Ecker 1880), S. 150 f.
52. Brief an Joachim Heinrich Jaeck, Zürich 23.4.1833; (Virchow 1865), S. 82 f.; (Schemmel 1993), S. 39 f.
53. Brief an Joachim Heinrich Jaeck, Zürich 13.6.1833; (Schemmel 1993), S. 40 f.
54. Brief an Joachim Heinrich Jaeck, Zürich 5.12.1833; Auszug bei (Virchow 1865), S. 83 f.; (Schemmel 1993), S. 41 f.
55. Brief an Prosper Johann Philipp,[971] Zürich September 1835; Auszug bei (Virchow 1865), S. 62.
56. Brief an Joachim Heinrich Jaeck, Zürich 5.9.1835; (Schemmel 1993), S. 42 f.
57. Brief an Joachim Heinrich Jaeck, Zürich um 1836/1837; (Schemmel 1993), S. 43–45.
58. Brief an Maria Belli-Gontard,[972] Zürich 22.7.1837; (Bandelow 2004), S. 282 f.[973]

966 Caspary hatte die Abschrift des Briefes aus dem Rektoratsarchiv der Universität Würzburg zur Grundlage. Das Original des Briefes hat sich im bayerischen Hauptstaatsarchiv München erhalten: MInn, Nr. 23554, ohne Blattzählung.

967 Michael Funk (1790–1853) – Würzburger Arzt.

968 Zu Jaeck vgl. oben Fn. 78, S. 67.

969 Der Originalbrief war ursprünglich im Besitz von Schönleins jüngerer Tochter Cäcilie Seuffert (1838–1919), geb. Schönlein, und gilt heute als verschollen – vgl. hierzu Ebstein, 1920b, S. 200. Zu Seuffert vgl. oben Fn. 80, S. 67.

970 Dieser Brief liegt als einziger der Schönlein-Oken-Briefe im Original in der Zentralbibliothek Zürich (FA Hirzel 431e), wird hier allerdings auf den 26.2.1833 datiert.

971 Prosper Johann Philipp (1811–1869) – deutscher Arzt; schrieb u. a. *Zur Diagnostik der Lungen- und Herzkrankheiten mittels physikalischer Zeichen* (1836), wo er im Vorwort Schönlein als seinem Lehrer dankt.

59. Brief an Joachim Heinrich Jaeck, Zürich 16.10.1837; Auszug bei (Virchow 1865), S. 63; (Schemmel 1993), S. 45.
60. Brief an Joachim Heinrich Jaeck, Zürich 25.12.1837; (Schemmel 1993), S. 46 f.
61. Brief an Johann Friedrich Dieffenbach,[974] Zürich 25.6.1838; (Mälzer 1994), S. 90.[975]
62. Brief an Johann Friedrich Dieffenbach, Zürich 27.3.1839; (Mälzer 1994), S. 91.[976]
63. Brief an Johannes Schulze,[977] Zürich 29.4.1839; (Ebstein 1920), S. 102–106.[978]
64. Brief an Karl vom Stein zum Altenstein,[979] Zürich 4.5.1839; (Mälzer 1994), S. 92 f.[980]
65. Brief an Joachim Heinrich Jaeck, Zürich 1.7.1839; (Schemmel 1993), S. 47 f.
66. Brief an Joachim Heinrich Jaeck, Berlin Mai 1840; (Schemmel 1993), S. 48 f.
67. Brief an Friedrich Wilhelm IV. (Preußen), Berlin 28.4.1843; (Schrödl 1965), S. 137.
68. Brief an Friedrich Wilhelm IV. (Preußen), Berlin 28.4.1843; (Schrödl 1965), S. 139.
69. Brief an Friedrich Wilhelm IV. (Preußen), Berlin 30.7.1844; (Schrödl 1965), S. 139.
70. Brief an Joachim Heinrich Jaeck, Berlin 27.9.1845; (Schemmel 1993), S. 49 f.
71. Brief an Joachim Heinrich Jaeck, Berlin 8.10.1845; (Schemmel 1993), S. 51 f.
72. Brief an Friedrich Wilhelm IV. (Preußen), (Bad) Homburg 9.7.1845; (Schrödl 1965), S. 139.

972 Maria Belli-Gontard (1788–1883) – deutsche Schriftstellerin und Übersetzerin.

973 Mit Faksimile des Briefes.

974 Zu Dieffenbach vgl. oben Fn. 67, S. 65.

975 Mälzer nutzte eine Abschrift aus dem Staatsarchiv Bamberg (G 36 Nr. 4006); als Abschrift auch im Geheimen Staatsarchiv Preußischer Kulturbesitz in Berlin überliefert (GStA PK, VI. HA, NL Wilhelm Dorow). Verbleib des Originals unbekannt.

976 Auch hier nutzte Mälzer eine Abschrift aus dem Staatsarchiv Bamberg (G 36 Nr. 3857); als Abschrift ebenfalls im Geheimen Staatsarchiv Preußischer Kulturbesitz in Berlin überliefert (GStA PK, VI. HA, NL Wilhelm Dorow). Verbleib des Originals unbekannt.

977 Zu Schulze vgl. oben Fn. 819, S. 176.

978 Das Original befindet sich heute in der Jagiellonen Bibliothek Krakau (Autographensammlung Schönlein).

979 Zu Karl vom Stein zum Altenstein vgl. oben Fn. 535, S. 127.

980 Mälzer nutzte eine Abschrift des Briefes als Transkriptionsvorlage. Das Original liegt in der Staatsbibliothek zu Berlin – Preußischer Kulturbesitz, Slg. Darmstaedter 3 d 1830: Schönlein, Johann Lukas, 1912.236, Bl. 12 f.; auch bei Nowicki 1987, S. 16, Anm. 49, findet sich ein Teil des Briefes, wobei Nowicki als Adressaten „Eichhorn“ angibt, was offensichtlich falsch ist.

73. Brief an Friedrich Wilhelm IV. (Preußen), (Bad) Homburg 11.7.1845; (Schrödl 1965), S. 139.
74. Brief an Friedrich Wilhelm IV. (Preußen), (Bad) Homburg 13.7.1845; (Schrödl 1965), S. 139.
75. Brief an Michael Stenglein,[981] [Berlin] Ende 1848; (Schemmel 1993), S. 52.
76. Brief an Michael Stenglein, Bamberg 22.2.1851; (Schemmel 1993), S. 53.
77. Brief an Michael Stenglein, Berlin 16.5.1851; (Schemmel 1993), S. 53.
78. Brief an Friedrich Wilhelm IV. (Preußen), Berlin 14.11.1852; (Schrödl 1965), S. 140.
79. Brief an Friedrich Wilhelm IV. (Preußen), Berlin 28.11.1852; (Schrödl 1965), S. 139.[982]
80. Brief an Friedrich Wilhelm IV. (Preußen), Berlin 13.8.1855; (Schrödl 1965), S. 140.
81. Brief an von Karl Otto von Raumer,[983] Berlin 10.8.1856; (Ebstein 1920), S. 107.
82. Brief an unbekannt, Bamberg 10.9.1858; (Schemmel 1993), S. 119.
83. Brief an Michael Stenglein, Bamberg 30.3.1861; (Schemmel 1993), S. 54.

981 Michael Stenglein (1810–1879) – Bamberger Bibliothekar.

982 Der Brief besitzt als Beilage einen an Schönlein gerichteten Patientenbrief über den Gesundheitszustand von Kardinal Melchior Ferdinand Joseph Freiherr von Diepenbrock (1798–1853). Der Schreiber des Briefes konnte nicht identifiziert werden.

983 Zu von Raumer vgl. oben Fn. 855, S. 183.

PERSONENREGISTER

ORTSREGISTER

SACHREGISTER

LITERATURVERZEICHNIS

Ackerknecht, Erwin H. (1948): Anticontagionism between 1821 and 1867. In: *Bull. Hist. Med.* 22, S. 562–593.

Ackerknecht, Erwin H. (1964): Johann Lucas Schoenlein 1793–1864. In: *Journal of the History of Medicine*, S. 131–138.

Anonymus (1833): Reden, gehalten bei der Inauguration der Zürcherischen Hochschule am 29. April 1833. Zürich.

Anonymus (1854): Ludwig Horner, med. doctor. geb. in Zürich den 1. März 1811; gest. zu Padang in Sumatra (Nachruf). In: *Neujahrsblatt auf das Jahr ... zum Besten des Waisenhauses in Zürich* 17 (76), S. 1–14.

Augar, Kurt (1925): Das preussische Pensionsreglement für die Zivilstaatsdiener vom 30. April 1825, seiner Entstehungsgeschichte nach betrachtet, nebst einem Überblick üb. d. Entwickel. eines Beamtenpensionswesens in Deutschland. Königsberg.

Bach, Christoph Ernst (1864): Joh. Lucas Schönlein: ein Nekrolog. Vorgetragen in der Frühlingssitzung der Medicinisch-Chirurgischen Gesellschaft des Kantons Zürich (April 1864) von Dr. Bach. Zürich.

Bandelow, Wiebke (2004): Zwischen Heimatgeschichte und Kulturgeschichte – Maria Belli-Gontard. Leben und Werk unter besonderer Berücksichtigung ihrer Sammlung "Leben in Frankfurt am Main". Hamburg.

Bedoire, Fredric (2004): The Jewish contribution to modern architecture, 1830–1930. Jersey City, NJ [u.a.].

Besel, Ludwig Rudolph (1821): Ueber den Missfall. Würzburg.

Bleker, Johanna (1981): Die naturhistorische Schule 1825–1845. Ein Beitrag zur Geschichte der klinischen Medizin in Deutschland. Stuttgart.

Bleker, Johanna (1982): Eine bisher unbeachtete Erklärung Schönleins. In: *Sudhoffs Archiv für Geschichte der Medizin* 66, S. 186–187.

Bleker, Johanna (1987): Johann Lukas Schönlein. In: Wolfgang Ribbe und Wilhelm Treue (Hg.): Berlinische Lebensbilder. Bd. 2: Mediziner. Berlin, S. 51–69.

Bleker, Johanna; Brinkschulte, Eva; Grosse, Pascal (Hg.) (1995): Kranke und Krankheiten im Juliusspital zu Würzburg 1819–1829. Zur frühen Geschichte des Allgemeinen Krankenhauses in Deutschland (Abhandlungen zur Geschichte der Medizin und der Naturwissenschaften, H. 72) Husum.

Brinkschulte, Eva (1998): Krankenhaus und Krankenkassen: soziale und ökonomische Faktoren der Entstehung des modernen Krankenhauses im frühen 19. Jahrhundert – die Beispiele Würzburg und Bamberg. Husum.

Brinkschulte, Eva; Teichfischer, Philipp (2012): „Nachlassgeschichten" – über den Schönlein-Biographen Erich Ebstein (1880–1931) und die Wiederentdeckung eines Teils des Schönlein-Nachlasses. In: *Medizinhistorisches Journal* 47, S. 1–30.

Callisen, Adolph Carl Peter (1830): Medicinisches Schriftsteller-Lexicon der jetzt lebenden Aerzte, Wundärzte, Geburtshelfer, Apotheker und. Bd. 1. Kopenhagen.

Callisen, Adolph Carl Peter (1831 a): Medicinisches Schriftsteller-Lexicon der jetzt lebenden Aerzte, Wundärzte, Geburtshelfer, Apotheker und. Bd. 6. Kopenhagen.

Callisen, Adolph Carl Peter (1831 b): Medicinisches Schriftsteller-Lexicon der jetzt lebenden Aerzte, Wundärzte, Geburtshelfer, Apotheker und Naturforscher aller gebildeten Völker. Bd. 8. Kopenhagen.

Callisen, Adolph Carl Peter (1833): Medicinisches Schriftsteller-Lexicon der jetzt lebenden Aerzte, Wundärzte, Geburtshelfer, Apotheker und Naturforscher aller gebildeten Völker. Bd. 16. Kopenhagen.

Caspary, Dorothea (1972): Johann Lukas Schönlein in seiner Würzburger Zeit (1813–1833). Quellen- und Literaturstudie. Würzburg.

Clara, Fernando (2008): Deutsche Wissenschaft – Portugiesische Natur. Die Entstehung einer "Flore Portugaise". In: Regina Dauser (Hg.): Wissen im Netz: Botanik und Pflanzentransfer in europäischen Korrespondenznetzen des 18. Jahrhunderts. Berlin, S. 65–78.

Cuvier, George (1817): Le règne animal distribué d'après son organisation. Pour servir de base a l'histoire naturelle des animaux et d'introduction a l'anatomie comparée. Paris.

Cuvier, Georges; Temminck, Coenraad Jacob (1827): Monographies de mammalogie ou description de quelques genres de Mammifères, dont les espèces ont été observées dans les différens musées de l'Europe. Ouvrage accompagne de planches d'ostèologie, puvant servir de suite et de complément aux notices sur les animaux vivans, publiées par G. Cuvier dans ses recherches sur les ossements fossiles. Bd. 1. Paris.

Darmstaedter, Ludwig (1908): Geschichte der Naturwissenschaften und der Technik. in chronologischer Darstellung. Berlin.

Demme, Hermann (1831): Ueber ungleiche Größe beider Hirnhälften. Würzburg.

Döllner, Gertrud (2013): Dr. Andreas Haupt. "Zweiter Schöpfer der Naturforschenden Gesellschaft". Bamberg.

Ebstein, Erich (1910): Johann Lucas Schönlein als Reformator der Medizinischen Klinik. In: *Deutsche Medizinische Wochenschrift* 36 (44), S. 2053–2054.

Ebstein, Erich (1912 a): Ein Brief aus Schönleins Studentenzeit. In: *Süddeutsche Monatshefte* 9, S. 496–498.

Ebstein, Erich (1912 b): Über einige verschollene Schriften Joh. L. Schönleins. In: *Archiv für Geschichte der Medizin* 5 (6), S. 449–452.

Ebstein, Erich (1913): Johannes Müller und Schönlein im Briefwechsel. In: *Archiv für die Geschichte der Naturwissenschaften und der Technik* 5 (1), S. 68–77.

Ebstein, Erich (1916): Joh. Lukas Schönlein in Brüssel. Nach Gesprächen mit dem Kliniker Canstatt. In: *Archiv für Geschichte der Medizin* 9, S. 209–220.

Ebstein, Erich (Hg.) (1920): Ärzte-Briefe aus vier Jahrhunderten. Berlin.

Ecker, Alexander (1857): Untersuchungen zur Ichthyologie. angestellt in der physiologischen und vergleichend-anatomischen Anstalt der Universität Freiburg; nebst einer Geschichte und Beschreibung dieser Institute; Zur vierhundertjährigen Jubelfeier der Albert-Ludwigs-Universität; Mit 2 Tafeln. Freiburg i. B.

Ecker, Alexander (1880): Lorenz Oken. eine biographische Skizze; Gedächtnißrede zu dessen hundertjähriger Geburtstagsfeier gesprochen in der zweiten öffentlichen Sitzung der 52. Versammlung deutscher Naturforscher und Aerzte zu Baden-Baden am 20. September 1879; durch erläuternde Zusätze und Mittheilungen aus Oken. Stuttgart.

Ehrenberg, Christian Gottfried (1842): Das unsichtbar wirkende organische Leben. Eine Vorlesung ...; Im Vereine für wissenschaftliche Vorträge gehalten zu Berlin am 12. Februar 1842; Nebst einer colorirten Kupfertafel. Leipzig.

Engel, Carola (1983): Leben und Werk des Bonner Frauenarztes Gustav von Veit. Bonn.

Erdmann, Jürgen (1972): Katalog der Sammlung (Johann Lucas) Schoenlein. Boston, Mass.

Escher, Alfred (2008): Briefe. Ein Editions- und Forschungsprojekt der Alfred-Escher-Stiftung. Zürich.

Frankl, Joseph Adam (1836): Aerztliche Winke für Brunnen- und Badegäste. Berlin.

Frankl, Joseph Adam (1837): Marienbad, seine Heilquellen und Umgebungen. Prag.

Güterbock, Ludwig; Schönlein, Johann Lukas (1842): Schoenlein's klinische Vorträge in dem Charité-Krankenhause zu Berlin. Redigirt und herausgegeben von Dr. L. Güterbock. Berlin.

Guth, Klaus (1994): Johann Lukas Schönlein (1793–1864). Zur Bedeutung von Herkunft, Bildung und Ausbildung im Leben des jungen Arztes. In: *BHVB (Berichte Historischer Verein Bamberg)* 130, S. 165–179.

Händel, Frank Bernhard (1997): Die erste Bamberger Kleinkinderbewahranstalt unter Trägerschaft eines Privatvereins (1839–1952). eine regionalspezifische Einzelfallstudie unter be-

sonderer Berücksichtigung der Aspekte Finanzierung und Ernährungsfürsorge. Frankfurt a. M. [u.a.].
Hasse, Karl Ewald (1841): Specielle pathologische Anatomie. Bd. 1: Anatomische Beschreibung der Krankheiten der Circulations- und Respirations-Organe. Leipzig.
Hasse, Karl Ewald (1902): Erinnerungen aus meinem Leben. Leipzig.
Haupt, Andreas (1893): Vermehrung des Kgl. Naturalienkabinets in Bamberg seit 50 Jahren. Bamberg.
Herd, Rudolf (1964): Dr. Johann Lukas Schönleins (1793–1864) fränkische Vorfahren und Verwandte. Ein kleines Gedenkblatt zu seinem 100. Todestag am 23.1.1964. In: *BHVB (Berichte Historischer Verein Bamberg)* 100, S. 551–557.
Heß, Wilhelm (1930): P. Dionysius Linder. In: Anton Chroust (Hg.): Lebensläufe aus Franken. Bd. 4. München, S. 267–275.
Inauen, Josef (2008): Brennpunkt Schweiz. Die süddeutschen Staaten Baden, Württemberg und Bayern und die Eidgenossenschaft 1815–1840 (Religion – Politik – Gesellschaft in der Schweiz, Bd. 47) Freiburg (CH).
Jagella, Eva Caroline (2004): Ignaz Schwörer (1800–1860). Freiburger Geburtshelfer zwischen Romantik und Positivismus; ein Beitrag zur Geschichte der medizinischen Ethik im 19. Jahrhundert. Frankfurt a. M. [u.a.].
Jäger, Friedrich Wilhelm (1833): De Holothuriis. Zürich.
Jäggi, Michèle (2004): in primo loco. Geschichte der Medizinischen Fakultät Zürich 1833–2003. Zürich.
Kienzl, Florian (1952): Kaiser von Brasilien. Herrschaft und Sturz Pedros I. und Pedros II. Berlin.
Killiches, Ignaz (1829): Über das Püllnaer Bitterwasser, dessen äusserlichen und innerlichen Gebrauch. Prag.
Knorr, Maximilian (1938): Johann Lukas Schönlein, Familie, Leben, Persönlichkeit. In: *Berichte der Phys.-Med. Gesellschaft zu Würzburg* 62, S. 108–129.
Koelbing, Huldrych M. (1970): Julius Sichel aus Frankfurt (1802–1868), ein Pionier der modernen französischen Augenheilkunde. In: *Ophthalmologica* 161, S. 83–89.
Koerting, Walter (1964): Johann Lukas Schönlein als Paläontologe. In: *Bayerisches Ärzteblatt* (2), S. 152–153.
Körber, Ramona (2002): Wellness als eine neue Ausprägungsform des Gesundheitstourismus in traditionellen Heilbädern und Kurorten. Eine Angebotsuntersuchung der Heilbäder Badenweiler, Bad Homburg, Bad Krozingen und Bad Saarow. Trier.
Kruis, Konrad (2012): Licht aus Franken im Vormärz. der Rechtsgelehrte und Politiker Johann Adam Seuffert; ein Porträt. Regensburg.
Lenz, Max (1910): Geschichte der königlichen Friedrich-Wilhelms Universität zu Berlin. Bd. 4: Urkunden, Akten und Briefe. Halle.
Lüdicke, Reinhard (1918): Die Preußischen Kultusminister und ihre Beamten im ersten Jahrhundert des Ministeriums 1817–1917. im amtlichen Auftrage bearb. Stuttgart & Berlin.
Mälzer, Gottfried (1994): Johann Lukas Schönlein (1793–1864) und die Bibliotheca Schoenleiniana. [Begleitheft zur Johann-Lukas-Schönlein-Ausstellung der Universitätsbibliothek Würzburg, 3.3–21.5.1994]. Würzburg.
Medicinalordnung (1837): Medicinalordnung für den Canton Zürich. Enth. eine Samml. der ... Gesetze u. Verordnungen. Zürich.
Müller, Johannes; Troschel, Franz Herrmann (1842): System der Asteriden; mit zwölf Kupfertafeln. Braunschweig.
Müller, Johannes von (1936): Schönlein, Johann Lukas, Professor der Medizin, 1793–1864. In: Anton Chroust (Hg.): Lebensläufe aus Franken. Bd. 5. München [u. a.].
Nickelsen, Kärin (2008): Korrespondenzen und andere Netze: Die Konstruktion von Pflanzenbildem im 18. Jahrhundert. In: Regina Dauser (Hg.): Wissen im Netz: Botanik und Pflanzentransfer in europäischen Korrespondenznetzen des 18. Jahrhunderts. Berlin, S. 113–133.

Nowicki, Alexander (1987): Darstellung der Beziehung R. Remak – J. L. Schönlein anhand überlieferten Schrifttums. Erste Schritte auf dem Gebiet der medizinischen Mykologie. Würzburg.

Pagel, Julius Leopold (1898): Einführung in die Geschichte der Medicin. fünfundzwanzig akademische Vorlesungen. Berlin.

Paracelsus (1535): Vonn dem Bad Pfeffers in Oberschwytz gelegen. Zürich.

Rokitansky, Karl von (1841): Handbuch der speciellen pathologischen Anatomie. Wien.

Röser, Bernhard; Urban, Aloys (1832): Berichte bayerischer Aerzte über Cholera morbus. München.

Ruland, Anton (1859): Die in der Schrift des Herrn Oberbibliothekars und Directors Dr. Karl Halm "Erläuterungen zu den Verhandlungen der bayerischen Kammer der Abgeordneten vom 10. März 1859, die k. Hof- und Staatsbibliothek in München betreffend" gegen die Kammerverhandlungen vom selben Tage gemachten Angriffe. Zurückgewiesen von Anton Ruland. Würzburg.

Rumphius, Georgius Everhardus (1705): D'Amboinsche Rariteitkamer, Behelzende eene Beschryvinge van allerhande zoo weeke als harde Schaalvisschen, te weeten raare Krabben, Kreeften, en diergelyke Zeedieren, als mede allerhande Hoorntjes en Schulpen, die men in d'Amboinsche Zee vindt. Daar beneven zommige Mineraalen, Gesteenten, en soorten van Aarde, die in d'Amboinsche, en zommige omleggende Eilanden gevonden worden; Verdeelt in drie Boeken, En met nodige Printverbeeldingen, alle naar't leven getekent, voorzien. Amsterdam.

Schemmel, Bernhard (1993): Johann Lukas Schönlein (1793–1864). Arzt und Mäzen; "... und ewig erklingen wird sein Ruhm ..."; Ausstellung der Staatsbibliothek Bamberg. Bamberg.

Schemmel, Bernhard (1995): Johann Lukas Schönlein (1793–1864) als Büchersammler. In: *Librarium: Zeitschrift d. Schweizerischen Bibliophilen-Gesellschaft* 38 (3), S. 183–198.

Schmidt, Eva (1993): Jüdische Familien im Weimar der Klassik und Nachklassik. In memoriam Else Behrend-Rosenfeld. Weimar.

Schmiedebach, Heinz-Peter (1995): Robert Remak (1815–1865): ein jüdischer Arzt im Spannungsfeld von Wissenschaft und Politik. Stuttgart [u.a.]

Schönlein, Johann Lukas (1816): Von der Hirnmetamorphose. Inauguralabhandlung. Würzburg.

Schönlein, Johann Lukas (1833): Erklärung. In: *Wochenblatt für Buchhändler, Musikhändler, Buchdrucker und Antiquare* 14 (21, 22), S. 164–170.

Schönlein, Johann Lukas (1834): Allgemeine und specielle Pathologie und Therapie: Nach J. L. Schönlein's Vorlesungen. Niedergeschrieben und herausgegeben von einem seiner Zuhörer. Herisau.

Schönlein, Johann Lukas (1836): Über Crystalle im Darmcanal bei Typhus abdominalis. In: *Archiv für Anatomie, Physiologie und wissenschaftliche Medicin*, S. 258–261.

Schönlein, Johann Lukas (1839a): Allgemeine und specielle Pathologie und Therapie. Nach dessen Vorlesungen niedergeschrieben und herausgegeben von einigen seiner Zuhörer. Vierte, sorgfältig- und vielverbesserte Auflage. 4 Bde. St. Gallen.

Schönlein, Johann Lukas (1839b): Zur Pathogenie der Impetigines. In: *Archiv für Anatomie, Physiologie und wissenschaftliche Medicin*, S. 82.

Schönlein, Johann Lukas (1865): Abbildungen von fossilen Pflanzen aus dem Keuper Frankens. Wiesbaden.

Schoos, Jean (1990): Das Orden und Ehrenzeichen des Grossherzogtums Luxemburg und des ehemaligen Herzogtums Nassau. In Vergangenheit und Gegenwart. Luxemburg.

Schrödl, Paul (1964): Unveröffentlichte Briefe von Johann Lucas Schönlein aus den Jahren 1818–1821. In: *Bayerisches Ärzteblatt* 19, S. 145–153, 227–230, 307–314, 521–525.

Schrödl, Paul (1965): Unveröffentlichter Briefwechsel Friedrich Wilhelms IV. mit Johann Lukas Schönlein. In: *Berliner Medizin* 16, S. 134–141.

Schultz, August Wilhelm Ferdinand (1837): Die Heilquellen bei Neapel, Castellamare, Torre del Annunziata, Ischia etc. in med. Beziehung. Berlin.

Siebert, August (1843): Schönlein's Klinik und deren Gegner, die H. H. Conradi, Scharlau und Lehrs: eine Reclamation der practischen Medicin. Erlangen.

Steinmetz, Hans (Hg.) (1971): Handwörterbuch des Postwesens. Bd. 1: A–F. 3. Aufl. Berlin.

Sternberg, Kaspar (1820–1838): Versuch einer geognostisch-botanischen Darstellung der Flora der Vorwelt. 8 Bde. Leipzig, Regensburg.

Strohl, Jean (1938): Naturwissenschaften, Medizin, Mathematik. In: Erziehungsrat des Kantons Zürich (Hg.): Die Universität Zürich, 1833–1933, und ihre Vorläufer. Festschrift zur Jahrhundertfeier. Unter Mitarbeit von Hans Nabholz, Ernst Gagliardi und Jean Strohl. Zürich, S. 259–316.

Virchow, Rudolf (1865): Gedächtnisrede auf Joh. Lucas Schönlein. gehalten am 23. Januar 1865, dem ersten Jahrestage seines Todes in der Aula der Berliner Universität. Berlin.

Wetzler, Johann Evangelist (1833): Meine wunderbare Heilung von beispielloser Hautschwäche und Geneigtheit zu Erkältungen durch eine Somnambule mittelst Waschungen mit einer Campherseife. Augsburg.

Wigand's Conversations-Lexikon: für alle Stände (1851): Bd. 12: Roman – Seebäder. Leipzig.

Winkler Prins, Antony (1884): Geillustreerde encyclopaedie: woordenboek voor wetenschap en kunst, beschaving en nijverheid. Onder hoofredactie van A. Winkler Prins met medewerking van vele specialiteiten. Bd. 9. 2. Aufl. 15 Bde. Rotterdam.